国家社科基金项目（13BZX035）研究成果

宋元明清医学哲学思想史

谷建军　著

科学出版社
北　京

内 容 简 介

宋元明清历史阶段是医学快速发展的时期，也是医学模式发生重大改变的时期，医学理论体系开始进行重构，中国哲学是这一重构的基础。本书从宋元明清医学14位代表人物的学说入手，与中国哲学主要代表如老庄、周敦颐、程朱陆王等思想，以及佛教思想相互印证，进行个案的深入挖掘与剖析，予以全新的诠释，并从史学角度对这一时期医学哲学理论体系进行梳理与总结，展现了一个历史的、客观的、较为完整的医学哲学思想面貌。本书主要明确了中医哲学的两大知识体系，也即中医学的两个元范式，一是宇宙生成论体系，由《黄帝内经》所建构；二是本体论体系，由宋以后医学家共同建构，体现中医哲学元范式的基本模型分别是阴阳五行–五脏模型和命门本体模型。宋金元是医学范式转换的重要转型期，宋以后医学在哲学影响下，从理论到实践均呈现哲学化、形上化、去实体化路向。

本书适合中医研究者、中医院校师生使用，也可供中医爱好者参考。

图书在版编目（CIP）数据

宋元明清医学哲学思想史 / 谷建军著. — 北京：科学出版社，2023.3

ISBN 978-7-03-074122-6

Ⅰ.①宋…　Ⅱ.①谷…　Ⅲ.①医学哲学–研究–中国–宋元时期 ②医学哲学–研究–中国–明清时代　Ⅳ.①R-02

中国版本图书馆CIP数据核字（2022）第243631号

责任编辑：鲍　燕 / 责任校对：刘　芳
责任印制：徐晓晨 / 封面设计：陈　敬

科学出版社 出版
北京东黄城根北街16号
邮政编码：100717
http://www.sciencep.com

北京虎彩文化传播有限公司 印刷

科学出版社发行　各地新华书店经销

*

2023年3月第　一　版　开本：787 × 1092　1/16
2023年3月第一次印刷　印张：12
字数：282 000

定价：79.00元

（如有印装质量问题，我社负责调换）

序

该书是谷建军博士承担国家社科基金项目关于中医哲学思想研究的成果，初稿就曾打印与我，感觉很有特色。今书稿将要付梓，建军希我作书序。怎奈吾素本愚钝，加之笔拙，强勉啰唆几句，难免露怯。

人类医疗活动的起源远早于哲学，但医学从起源到形成基本理论框架，都离不开“爱智”哲学思想的支持。这一点西方医学与中医学类似，如果说有所不同，那就是西方医学自从与哲学有了联结之后其关系一直很紧密，以至于20世纪形成了一个分支学科——医学哲学。而中医学从两汉时与哲学结合后一直互为体用，联结紧密，但却至今没有正式建立中医的医学哲学学科，而在实际的学习与应用中，传统的哲学思想与中医理论一直互为诠释，从未分离。

这样看来，关于中医学的医学哲学是一个具有学科意义的领域，中医医学哲学的研究就更有意义，一方面可以从一般的意义上概括中医的生命观、疾病观、思维方式、认知逻辑及中医学方法论；另一方面又可从理性的高度对中医学学科性质及其本质属性进行界定。

然而说起哲学，西方哲学是源起于“being”的爱智、思辨、反思的学问，核心是对存在与意识的终极追问，而中国传统哲学则倾向于经世致用，倾向于实用地教人们如何做事，如何行事，以及治国平天下。如中国哲学的核心范畴“阴阳”就是源于对世界万物的概括与抽象，而基于阴阳衍生出来的诸多概念——上而太极、无极；下而太少、五行、八卦，即置绘了一种经世致用的框架模型。

中国传统哲学虽然没能像西方哲学那样在爱智、反思中对哲学的终极概念进行反思、争辩与追问，在抽象、智思中孕育出近代科学，但是它自汉代就构建出关乎哲学、社会、医学、农学等生产生活方面的阴阳五行的理论构架，这个构架在中国古代科学文化发展中发挥着示范引领作用，尤其在中医药学基本理论构建与临证应用的实践中成绩卓然。

建军博士在文中引用库恩“科学范式”思想，认为这种阴阳五行的理论构架属于库恩定义的“范式”，两汉到宋是一种范式，宋元明清又是一种范式。

这个见解很有意义，这种认识首先突破了“范式”的哲学含义，从社会学，从类比、构造的人工范式方面来定义问题，这样就更接近库恩关于范式也是“图像”“模型”的诠释。

实际上，宋金时期新医学范式的出现主要源于北宋刘温舒将阴阳五行的构架理论结合五运六气形成的“运气图”，这个“运气图”就是基于自然年的气运周期变化，对阴阳、五行、六气之间在60年周期的生克、叠加、循环变化关系与数据进行图示。

这种“图像”“模型”的图示，在“人与天地相应”命题的前提下，把“天气”变化的模型类比到人体的“小天地”，使当时的医学工作者得到很大启发，以至于有“不知五运六气，检遍方书何济”的说法，因此新的医学范式应“运气”而生。

这种“范式”的认知今天看来还有更深刻的理性意义。范式从本质上讲是一种理论体系、理论框架，新范式是对旧范式的迭代，是学术的进步与发展，那么对具有几千年学术发展史的中医学来说，在不同的历史时期有各式的医学成就，但是从应用的角度看，那些在原有旧范式中形成的应用放在新范式中，就会出现系统与逻辑的问题。如近现代的社会已经没有了两汉时期那种纯阴阳五行理论体系的学术环境和社会文化环境，因此像《伤寒论》《金匮要略》这些经典在现代的学术范式中，无论是学习、应用及学科建设，都应该考虑学术传承与范式的融洽问题。就是说，对这些经典中的学术精华，在观念上不能像某清代学者那样“一字不可移易”，而是要在现有范式下，在实践中进行归纳和精练，不能局限于文本，而是要面向实践，还要面向发展，要用更好的方法把经典中的精华在现行范式下进行学术提炼。这就是范式思想引起我们的深层思考，且只是之一。

中医学可能是世界历史上唯一延续几千年且有自己独特理论体系的传统医学，但是自从民国时期动议“废止中医”起，中医学就一直彷徨。中华人民共和国成立后境遇虽然好了，但在前进的道路上仍然是彷徨。为什么在近现代社会各项事业都获得高速发展，中医却一直彷徨呢？根本原因是中医学的基础研究太弱，不能为其他的应用研究提供理论依据。建军博士的《宋元明清医学哲学思想史》研究是一种十分基础的研究，提出的“范式”也引起了中医自身的反躬，冀希更多的学者关心中医的发展，热心中医基础知识与理论的哲学研究。

刘庚祥
2021年6月26日

目　录

导　言

中国医学是哲学的医学。

中国古代哲学是中国医学理论体系形成与发展的思想基础，哲学思想始终贯穿于中国医学的整体历史发展过程之中。中医哲学的建构虽然以中国哲学为基础，但其发展过程中始终未离开医学本身，以解说生命运动的基本规律为目标和主旨，事实上已经形成了具备自身特征的系统完整的医学哲学。

古代中医哲学的传续，从体系化的角度而言，基本可以分为两个阶段、两大体系，一是以两汉隋唐时期《黄帝内经》为代表的，以汉代哲学宇宙生成论为基础的阴阳五行–五脏体系框架；二是宋以后直至明末逐渐形成的命门本体论体系框架，以理学太极本体论为基础。

医学哲学体系最早形成于《黄帝内经》，与汉代经学哲学基本一致，学术核心是源于阴阳家思想的宇宙生成论体系，冯友兰先生在《中国哲学史·经学时代》中对汉代经学的哲学基础有系统论述，称为“宇宙间架”，并绘制了图示：“阴阳家以五行、四方、四时、五音、十二月、十二律、天干、地支及数目等互相配合，以立一宇宙间架。又以阴阳流行于其间，使此间架活动变化，而生万物”[①]。《黄帝内经》同样“采阴阳家之言以说经”，以这一体系与五脏相配，衍生出与五脏相关的五腑、五官、五体、五志、五色、五音、五味等，将这些生命的自然现象统一到宇宙生成论体系之中，建立了医学哲学宇宙生成论体系。所不同者，经学所关注的是人的社会属性，关心的是人的伦理道德；医学所关注的是人的自然属性，关心的是人本身、生命的自然现象。如《白虎通》以五脏配仁义礼智信，即肝仁、肺义、心礼、肾智、脾信，《黄帝内经》则完全不涉及这类关系。

《黄帝内经》以降，魏晋隋唐时期，虽然有《难经》、皇甫谧《针灸甲乙经》、杨上善《太

①冯友兰：《中国哲学史》下册，重庆出版社，2009，第7页。

素》、全元起《注黄帝素问》、王冰次注《黄帝内经素问》等对该书理论的注释发挥，在医学哲学的一些思想观点上也有所建树，如《难经》命门系元气说、杨上善阴阳一分为二思想等，但在医学理论体系上仍然局限于以阴阳五行为核心的宇宙生成论体系，并没有新的发展。综观这一时期的临床医学，处于经验极大丰富的时期，如隋代巢元方《诸病源候论》，全书67门，对临床各科病证予以系统分类，载列各种疾病证候1700余条；孙思邈《千金方》，包括《备急千金要方》和《千金翼方》，二书载方合计6500余首；唐代王焘《外台秘要》，全书40卷，收录大量唐以前医学文献，载方6000余首。这些著作较少涉及医学理论，方药运用更多依赖经验，采用方证相应的诊疗模式。《黄帝内经》理论与这些经验的切合度并不高，临证时也未能充分发挥理论上的指导作用，现有理论已经远不能满足临证需要，医学理论的滞后已经成为制约医学发展的一个瓶颈。

宋元明清医学哲学发展概况

宋以后哲学思潮的巨变，道学、新儒学本体论哲学的出现，在哲学思想方法上为医学提供了新的发展契机。医学家受当时儒学学风的影响，穷究天人关系、医学原理，开始有意识地、成体系地进行医学理论的探讨，并因此形成了百家争鸣、百花齐放的学说与学派。宋代开始儒释道三教融合、三教合一，医学也逐步融通三教，发展出了不同于《黄帝内经》时代的全新思想体系，极大地提升了医学理论层次，完成了从重“术”向重“道”的历史转型，形成了完整的具有自身特征的生命哲学，最终达到超越自我、与三教合一的境界。宋以后儒者入医，从“老安少怀”的仁本思想出发，以“令六合咸宁，万世攸赖”（李杲《兰室秘藏》罗天益序）的医道传承为宗旨，表现了与儒家一致的共同价值追求。医学家以哲学思想如气本论、心本论、太极学说等解析医学，糅合儒释道三教思想，以哲学思想为基础、为内核，医学为表现形式，建构了一套全新的医学哲学体系。这一时期医学理论与临床实践充分结合，开创了医学以理论指导实践的新方法，医学诊疗模式因而发生了重大变革，医学进入一个极为重要的理论快速发展时期。医学哲学从《内经》的宇宙生成论转型为本体论体系，从而使医学在宋元明清这一历史阶段的发展，从理论到临证均呈现出鲜明的哲学化、形上化、去实体化路向。冯友兰先生说：“哪一个时代思潮的哲学中心问题讲清楚了，这个时代思潮的来龙去脉也就清楚了”[①]。宋金元是医学学说纷纷涌现、学派蜂起、诸家争鸣的时代，明清时期亦承其余绪，宋金元明清

①冯友兰：《中国哲学史新编》，人民出版社，2007，下卷，自序，第4页。

的医学发展问题，归根结底是哲学问题，医学站在哲学的思潮之上而前行，想要说明这一时期医学理论的来龙去脉，就必须从哲学的视角，辅之以哲学的方法，印证于哲学思想。在儒学发展中，宋以后以程朱理学为代表的儒学称为“新儒家”，同样，宋以后诸医学家为代表的医学模式亦可以称为“新医学”。

理学家以太极作为哲学的最高范畴，讨论世界的本原问题，形成了气本论、理本论、心本论等哲学思想。宋以后医学家以此为依据，围绕太极、气、心等哲学范畴阐述人体生命的本原问题，对医学哲学的探讨从宇宙生成论转向本体论，开始了基于哲学本体论的医学哲学本体论体系建构，这一建构源起于宋徽宗《圣济经》。宋徽宗在医学上造诣甚深，应视为医学家而列入医学史，清代陆心源在《刻圣济经叙》中评价其“于岐黄家言，实能深造自得”[①]。宋徽宗兼融儒道二家哲学，对《内经》学理进行了系统阐述，《圣济经》是继《内经》之后又一部较为纯粹的成体系的医学哲学理论著作，可谓宋以后医学哲学体系建构的发端，在医学史上具有极为重要的地位与价值。其医学哲学以张载的气本论为核心，结合《易经》坎离交济思想，建构了一套气本论基础上的心肾相交、水火既济的气机运行机制。“太虚无形，气之本体，其聚其散，变化之客形尔”（张载《正蒙·太和篇》）。人与万物均形成于气化之中，宋徽宗认为气散而成形，经过一番蕃育，最终象变，而成人之形。气是维系人身生命的根本，气与形两者之间互相依存，气以形载，形以气充，气与形两者之间互相依存，形体与精神在气的层面获得统一。离为南方之卦，为神之舍，应心。坎为北方之卦，为精之府，应肾。人心上肾下，心肾在人体解剖位置上也合于后天八卦坎离之位，合成未济之卦，明代医学家孙一奎称之为“水火不相射”，故“拟之于象”，心肾二脏之间即形成了坎离相交、水火既济的关系，阴阳二气流行于其中，循环不已。宋徽宗气本论描述了人体气机运行的基本机制，为后世医学哲学发展奠定了基础。

金代医学家刘完素在医学哲学方法论上，根据哲学言、象、意相互关系，在《周易》“立象以尽意”、王弼“由象尽意”的基础上，发明“比物立象”之法。医学与哲学之间，医道寓于易道，寓于哲学，当“法象天地，理合自然”，以物象比附易象，以人体脏腑之象、疾病之象比附哲学之象，比物立象是医学哲学体系建构的根本方法。刘完素运用比物立象之法，以《内经》运气学说与临床实践相结合，将临证医学发展方向从宋以前以《伤寒论》为代表的侧重于术，修正为以道明理，以理制法，以法御术，使临床医学由以经验为主的经方医学体系一变而为以《黄帝内经》所蕴含法理为核心的时方医学体系。后张元素、李杲又将宇宙生成论体系与运气结合，把脏腑、疾病、药性、治则、制方皆统一于这一体系中，建构了运气时相次序上的阴阳–四象–五行体系，使《内经》医学原理与临证运用结合更为细致、紧密。金元以后医学发展在医理、医法的讲求上越发深刻与复杂。

太极是宋以后哲学极为关注的一个范畴，哲学家以之探讨宇宙本原、本体。元代医学家朱震亨（即朱丹溪）将太极引入医学，用以探讨生命本原问题。朱震亨本为金华朱学一脉，理学学养深厚，在周敦颐《太极图说》基础上参以程朱理学思想，以相火为天生物、生人的原动力，为生命运动的本原，用君火、相火代替心的作用，通过太极阴阳、体用、动静等哲学范畴探讨君相二火的关系，为生命本原的医学哲学讨论之发端。朱震亨以一“心”统君相二火，充

---

①赵佶：《宋徽宗圣济经》，吴禔注，李顺保、程玫校注，学苑出版社，2014，序，第2~3页。

分说明了相火的生理作用、病理变化，提出了相火为病的治疗思想，即著名的“相火论”，形成了一套完整的内伤火热病的辨证论治体系。

《黄帝内经》时期，脏腑的功能作用涵盖形上学与形下学两个层面，如心主神志，属于形上学层面；主血脉的作用则基于解剖学。宋以后大量哲学思想的引入，使脏腑功能在解剖学方面更加弱化，而明显呈现形上化的趋势。朱震亨的“相火论”以君火、相火代替心的作用，使医学之“心”概念彻底形上化，不再具备实体心脏的功能，并引入理学心性之学思想，其论相火妄动，谓此火暴悍酷烈，如何进行制约，则须以“人心听命于道心”，又“主之以静”，将医学的“心”转化为伦理之心——“人心”与“道心”的伦理道德层面，使生理学的“心”形上化为伦理学的“心”和本体论的“心”。陈来先生《元明理学的“去实体化”转向及其理论后果——重回“哲学史”诠释的一个例子》一文言道，理学在元明时期经历了“理”的“去实体化”转向[①]，在理学影响下，医学哲学亦开始了有意识的，从有形有象的形而下到无形无象的形而上“去实体化”路向的发展。

明代理学的兴盛仍然为医学理论的发展提供了良好的哲学基础。明清医学哲学的发展接续于宋金元，完成了基于气本论、心本论的医学哲学本体论体系建构，其学术集中反映在以太极为哲学基础的命门太极学说的建立。命门太极学说的体系构架由孙一奎、赵献可、张介宾合力完成，三家均以朱熹“理一分殊”思想为哲学指归，物物一太极，人人一太极，在人与宇宙本体的统一性之下，人体生命具有太极之理的“分殊”性。谋求太极与人体的对应，即心为太极、命门为太极。其建构依据人体结构和功能，以道教命门、真气理论为构架，填充了理学太极本体论的哲学内核，形成了以太极为中心，集理气、阴阳、水火、动静、体用、心肾、精神、道器、先后天等哲学范畴为一体的，综合了气本论与心本论的医学哲学本体论体系。

孙一奎命门太极说首次在医学上明确使用了“本体”概念，并绘制了命门太极图，由命门与两肾共同组成，将肾的功能转移到无形命门之中。太极之“本体”是命门原气，又称真气、动气，三气其用不同，其实则一，实质为道教内丹学的“先天一气”。原气为太极本体，动则为阳，名动气，为太极之用，原气与动气一体一用，即体即用，体用一源。太极是形而上的，故无方所，无形状，无声色臭味，不属于有。命门是无极而太极，故亦无声无臭，无方所，无形状，不可有形质，不可属水、属火，不可属脏、属腑，根于五脏而高于五脏，贯通全体，无所不在。孙一奎命门太极说深入拓展了心肾相交、水火既济的内涵，补充了以命门动气、坎水中之阳填补心离火之阴的取坎填离法，为临床医学虚证的治疗提供了新理论、新方法。

心为君主之官，为十二官之一，赵献可提出心君当与十二官平等，而不是真正的君主，君主应当“无形与无物”，从儒道释三家对“心”的解读，如邵雍“心为太极”的心本体论、希运禅师 “心即是佛”、《性命圭旨》心性本体“虚空无朕”等思想，进而提出君主无形无相，不是肉团心，而是真如心，故将君主置换为命门小心，将“心”概念的范畴扩展为心与命门的集合，心与命门一心二相，合而为一大心。赵献可参照《性命圭旨》反照图构建了命门太极图，将两肾、真水、真火统一其中，较孙一奎命门太极图更为精致。命门为元神，相火为元气，真水为元精，元神统率元气、元精，命门统领真水、相火，并以先天水火统御后天百骸，

---

①陈来：《元明理学的“去实体化”转向及其理论后果——重回“哲学史”诠释的一个例子》，《中国文化研究》，2003，第2期，第1~17页。

真水、相火流行在命门小窍中，昼夜不息，潜行于周身，使真水与相火之间形成了以命门太极为整体的水火既济关系。心肾的功能与相互关系为相火、真水所替代，相火、真水从心脏与肾脏的有形实体中移除，置换为命门无形水火，从理论上完成了医学哲学从形下学到形上学的去实体化体系的建构。命门为“先天之太极”，医学上即形成了先天与后天两个范畴。命门藏精化气，兼具水火，五行范畴随即扩展为先天水火与后天五行的集合。先天主宰后天，先天水火代替了作为后天的心火、肾水，进入五行生克制化的关系网络，使五脏原有的五行关系发生了重大变化，出现了水养火、水生金、水补土、木培土、真火生脾土、乾金生真水等新的五行关系，形成了两套五行关系体系。

从朱震亨“相火论”到孙一奎、赵献可“命门太极说”，医学对人体生命本原的探讨是一个层次逐渐提升的过程，生命的动力从相火升华为命门动气，再到命门元神、元气、元精三位一体，所在位置从有形有象的肾脱离出来，转化为无形无象的命门太极，使医学从有形有象的形而下到无形无象的形而上“去实体化”路向的发展逐步深入。这些哲学思想的变化也进一步影响了相关疾病的辨证论治，在重大疾病、危重病证的论治上皆从先天入手，为虚证、重大疾病的辨治带来了新途径、新方法。

张载气本论主张气即是道，气以无形生有形，是道器之间转化的中间状态，是形上与形下的统一、道与器的统一。张介宾在这一哲学思想基础上，根据人体生命特点，提出了以形体为器，以气为道的人体生命道器论。万物之有形者皆是器，器中蕴含神机气立，是气升降出入的承载物。人身形躯体即是器，是阴阳二气升降出入的载体，形体存神寓气，先天之气充盈并支配后天形体，精气神三位一体，在气化运行中道器相合，体用一源，显微无间，人体是道器合一的完美体现。清代郑寿全又在气一元论的基础上提出万病一气说，将疾病总病机归根于真气的盛衰。邪气所伤，伤在先天真气而非后天形体，伤在道而非器，论治则从道而非从器，将辨证论治也随之去实体化，纳入医学哲学理论体系的范畴，使医学哲学化路向的归属更为彻底。

宋元明清医学哲学的主要贡献与价值

宋元明清的历史阶段是医学快速发展的时期，也是医学模式发生重大改变的时期，医学理论体系开始进行重构，中国古代哲学是这一重构的基础。中国医学理论体系是以人体生命构造为基础的哲学延伸，人体组织器官的生理功能是基于哲学体系基本原理推演的结果。随着医学哲学形而上理论的深入发展，组织器官本身的实体意义已经逐渐弱化，医学也不再从解剖学出发关注实体脏器的形态与功能，中医学从理论到实践均表现出与西方医学完全不同的哲学属性与特征。医学理论的建构以哲学为基础，同时也体现了医学以人为本、以生命为本的自身特点，其医学哲学思想自成体系，是中国古代哲学的重要组成部分，使中国古代哲学不仅具有社会属性，同时也具备了自然属性，极大地丰富了中国哲学的内容。

依据美国著名科学哲学家托马斯·库恩《科学革命的结构》一书对“范式”的阐述，医学哲学本体论与生成论相比较，应属于一种科学范式转换，是医学学术基本范式，或可称为医学“元范式”的转换。范式概念是库恩科学革命理论的核心，指科学赖以运作的理论基础和实践规范，元范式则属于形而上的思辨，是一个科学领域的最根本依据，是一门科学的最高哲学范式。范式本质上是一种理论体系，“按照其已确定的用法，范式就是一个公认的模型或模式”①。模型是范式提供的工具，也是对范式本质的最简洁直观的表现形式，“是建立自然世界的科学解释的核心”②，库恩甚至说范式就是模型。能够体现中医学元范式的基本模型，张其成教授在《中医哲学基础》中提出了中医学的基本思维“气-阴阳-五行模型”③，这一模型可以作为冯友兰先生汉代“宇宙间架”的现代赋名，也确然是中医思维的基础。但这一模型是传统哲学思维的通用模型，缺乏医学特征，依据中医学天人合一的整体观念，其元范式应为“在天人关系基础上对人体生命运动基本规律的描述”，因而笔者更倾向于使用“阴阳五行-五脏模型”，在具备哲学特征的同时可以兼顾并显示其医学属性，以之表现《黄帝内经》时代的医学“元范式”。

科学革命的本质是范式转换，“科学革命就是科学家据以观察世界的概念网络的变更”④，最终破坏旧范式，创造新范式。新范式代替旧范式，也同时建构了新的模型，形成了与旧模型不同的概念和关系网络，在范式转换中，“即便是同样的用词，它们的真实含义也已改变”⑤。在上文所述中，我们已经勾勒出代表宋以后医学哲学元范式模型的基本构架，可称为“命门本体模型”⑥。如果从概念和关系出发，可以清楚地看到命门本体模型与阴阳五行-五脏模型的区别，并最终判定这个本体模型确然已经成为一种全新的医学哲学基本模型，昭示了新范式的形成，表明了在医学科学本质上发生的革命。

作为思想革命的范式变革，根本上是“一种世界观的转变”⑦。两个模型引据的哲学基础不同，命门本体模型脱胎于周子太极图，集太极、阴阳、五行、八卦等于一体，体现了对宇宙

---

①〔美〕托马斯·库恩：《科学革命的结构》，第2版，金吾伦、胡新和译，北京大学出版社，2012，第19页。

②〔美〕Ronald N. Giere的论文《用模型描述实在》，收录于〔意〕马格乃尼等主编《科学发现中的模型化推理》，于祺明译，中国科学技术出版社，2001，第45页。

③张其成：《中医哲学基础》，中国中医药出版社，2004，第230页。

④〔美〕托马斯·库恩：《科学革命的结构》，第2版，金吾伦、胡新和译，北京大学出版社，2012，第88页。

⑤〔美〕托马斯·库恩：《科学革命的结构》，第2版，金吾伦、胡新和译，北京大学出版社，2012，导读第5页。

⑥谷建军：《论命门本体模型的科学推理与本体辨证模式形成》，北京中医药大学学报，2022，第45卷，第3期，第15—20页。

⑦〔美〕托马斯·库恩：《科学革命的结构》，第2版，金吾伦、胡新和译，北京大学出版社，2012，导读第5页。

生成与存在的多向度认识，较汉代阴阳五行观更为复杂与深刻。从表现人体生命运动规律的目标而言，命门本体模型首先体现的是基本医学概念数量与意义的变革。模型的核心概念无疑是本体，围绕本体构成的概念可分为两组，即先天范畴、后天范畴，先天包括元气（元阳）、元精（元阴）、元神；真水、真火（相火），统一在命门本体中。后天包括五行及其对应的五脏，但五脏主要体现心、脾、肾三脏，肝、肺二脏被虚化了，肝与肾合一，肾又与命门合一，肺概念在模型中基本未能体现。可见构成本体模型的概念与《内经》所建构的模型相较已经出现很大差异，不仅数量上有所增减，且相同概念的含义也有很多变化。库恩在《必要的张力：科学的传统和变革论文选》一书中说：革命是"某些科学术语发生意义变革的事件"[①]。因而不能简单地使用《黄帝内经》模型中的概念去理解本体模型，这也充分体现了库恩提出的新旧范式的不可通约性[②]。本书各章节也尽力从医学与哲学双重角度，对不同时代学说的主要概念予以解释，以便读者能充分理解这些概念的意义与变迁，并进而看到这些学说的真实面貌和演化进程。

其次，表现为模型概念关系的变革。与《黄帝内经》模型相较，本体模型概念之间形成了极为复杂的多维立体时空关系网络。本体包括三个关系层面：元气本体、命门本体、心本体，均以太极为运动的基本形式，三者间亦建立了层级关系。元气本体是生命本原之气，元气、元精、元神三位一体，相互化生，形成阴阳相济关系，是为模型的最核心单元；元气、元精在五行层面表现为真水、相火，二者构成水火既济关系，统一于命门，先天概念间的关系网络构成命门本体。真水、相火代替了原五行中的水火，又使《内经》模型的五行关系被打破并予以重建。先天元气（包括真水、相火）在后天形体中流行，先天统摄后天，在心脾肾（命门）三者作用下形成心肾相交、坎离互济的生命运动基本模式（即今所称之气化，在宇宙观上理学称为"大化流行"，赵献可将之用于描述生命运动的基本特征），即赵献可所述心本体关系网络。在本体模型的网络中，五脏的地位与作用也表现出与《内经》模型的明显区别。

第三，模型构型的变革。阴阳五行–五脏模型采用哲学的绝对抽象方法，五脏与解剖学的五脏基本无关，是对哲学模型的简单比附与套用。而本体模型从先天本原与后天形体出发，模型建构属于形上、形下相结合的方式，充分考虑了人体生命活动的基本特点。从孙一奎、赵献可的命门模拟图可以看出，命门本体模型是对哲学太极图的一种主动改良，并未忽视人体的真实存在，也更直观地体现了医学天人相应的整体生命观。

在本体模型代表的元范式形成之前，另有如四象八卦、九宫、五运六气等模型，也属于医学哲学范式，在辨证论治中发挥各自的作用。这些模型从构成特点而论，事实上并未超出冯友兰先生所定义的汉代宇宙间架（见《中国哲学史》第二篇第三章《八卦方位》所绘"八卦配入四方四时等之宇宙间架"），不同模型形式是对宇宙间架的不同划分方法，故而可以认为这些模型所代表的范式与阴阳五行–五脏模型代表的元范式应属于同一范式系统。

"中国哲学史工作者的一个任务，就是从过去的哲学家们的没有形式上的系统的资料中，

---

① 〔美〕托马斯·库恩：《必要的张力：科学的传统和变革论文选》，纪树立等译，福建人民出版社，1981，序，末页。

② 〔美〕托马斯·库恩：《科学革命的结构》，第2版，金吾伦、胡新和译，北京大学出版社，2012，导读第5页。

找出其实质的系统，找出他的思想体系"[①]。本书即致力于呈现一个系统、完整、清晰的宋元明清医学哲学思想体系。在本书的写作过程中，除参考古代哲学思想以外，也充分借鉴了现代哲学家的思想方法，如冯友兰先生《中国哲学史》《中国哲学史新编》《中国哲学简史》，葛荣晋先生《中国哲学范畴通论》，张岱年先生《中国哲学大纲》《中国古典哲学概念范畴要论》，侯外庐、邱汉生、张岂之先生《宋明理学史》，陈来先生《有无之境——王阳明哲学的精神》《元明理学的"去实体化"转向及其理论后果——重回"哲学史"诠释的一个例子》，方立天先生《中国佛教哲学要义》《佛教哲学》等，所引用思想观点已在文中标明，尚有未能体现者，在此一并谨致谢忱。

①冯友兰：《中国哲学史新编》，人民出版社，2007，上卷，全书绪论，第35页。

上编　宋金元医学哲学

宋金元时期是我国古代社会经济、科技文化快速发展的时期，医学亦随之进入一个全新的发展时代。北宋时期政府多次组织对医学书籍的整理与编纂，出版了大量医学典籍，如《太平圣惠方》、《圣济总录》、《太平惠民和剂局方》（简称《和剂局方》）、《开宝本草》、《本草图经》等。1057年，宋仁宗又下诏成立校正医书局，集中了一批当时的著名学者和医学家，如掌禹锡、林亿、高保衡、孙兆等，有计划地对历代重要典籍进行校勘整理，历时10余年，陆续刊行了《素问》《伤寒论》《金匮要略》《备急千金要方》《千金翼方》《脉经》《针灸甲乙经》《诸病源候论》《外台秘要》等隋唐以前典籍，为医学文献的保存与传播做出了重大贡献，这些书籍的广泛传播为医学普及和医学理论研究提供了丰富资料。

北宋时期政府在医学上的种种举措，使医学的地位得以大大提升，宋代文人多通医理，很多读书人因科举不第而习医，使医学队伍的人才结构发生了巨大变化，开始有了“儒医”之称，“儒而知医”成为当时一个突出的文化现象。宋朝皇帝大都爱好医学，宋徽宗赵佶更亲自撰写医书《圣济经》，称之为医学家亦不为过，宋徽宗甚而将《黄帝内经》列为科举考试的必考书目，为儒医的成长开风气之先。清代徐松在《宋会要辑稿》中言：“政和七年……朝廷兴建医学，教养士类，使习儒术者通黄素，明诊疗，而施与疾病，谓之儒医。”儒而知医成为一种时尚，以至于“无儒不通医，凡医皆能述儒”，造就了宋以后儒医队伍历代传承，绵绵不绝。

儒学传至宋代，理学逐渐兴起，理学家主张格物致知，穷理尽性，不再重视汉唐时期训诂注疏之学，转而提倡义理之学，由“我注六经”，进而“六经注我”，学者崇尚思想的自由发挥，形成了新的儒学传统，称为新儒学。理学家通过“对自然界和人本身观察，注重对客观事物一般规律的探讨，从而参悟出天地人之间的道理。在这一学术思潮下，不少文人士大夫也把研讨医学作为格物致知的内容，穷究天人关系，穷究医学原理”①。医学家也纷纷以理学哲学思想解析医学，从而建构了一套全新的医学哲学体系。宋金元时期是一个极为重要的医学转型期，其医学哲学特点可以概括为以下两点：

其一，医学发展模式上的道术合流。

道即医学理论，术为医学经验。先秦两汉时期医学流派有医经家与经方家，医经家论医学原理，即“道”，如《黄帝内经》；经方家讲治疗用药用方，如《五十二病方》，是谓“术”。道与术在隋唐以前一直未能很好地融合，可以说是处于分立状态，自北宋时期开始，医学家有意识地融会道、术，试图将医学原理与临证实践相互会通，是谓道术合流。

道术合流在宋金元时期主要表现为两个方向，一是《黄帝内经》与《伤寒杂病论》的合流。《伤寒杂病论》将病证和条文一一对应，有是证便用是方，是为方证辨证，主要体现经验。宋金元儒医开始对该书进行大规模的注释发挥，用《黄帝内经》（主要是《素问》）之理解析条文，使条文理论化，使其逐渐摆脱术的范畴，渐近于道，这个合流形式为“以道明术”。二是《黄帝内经》与临证医学的合流。由于《黄帝内经》一书及运气学说的普及，金元医学家以是书原理为依据论病机，创立了根据病机辨证论治的全新临证模式。医学家创立新的学说，创制新的方剂（即时方），传世名方迭出，引发了金元医学的中兴，这个合流形式为“以道御术”。

其二，医学哲学体系从宇宙生成论向本体论转型。

医学哲学体系形成于《黄帝内经》，其体系与汉代经学哲学体系相同，学术核心源于阴阳家思想中之“宇宙间架”（见冯友兰先生《中国哲学史·经学时代》），即宇宙生成论体系，将这一宇宙间架与五脏相配，“以阴阳流行于其间”，衍生出与五脏相关的五腑、五官、五体、五志、五色、五音、五味等，将这些生命的自然现象统一到宇宙生成论体系之中，建立了医学哲学宇宙生成论体系。至宋明理学，理学家以太极作为哲学的最高范畴，讨论世界的本原问题，形成了气本论、理本论、心本论等哲学思想。医学家以此为依据，围绕太极、气、心等哲学范畴阐述人体生命的本原问题，对医学哲学的探讨从宇宙生成论转向本体论，开始了基于哲学本体论的医学哲学本体论体系建构。这一建构在宋金元时期主要表现为：一则明确了气本论基础上的气机运行机制；二则确立了医学哲学体系建构的基本方法，即比物立象法；三则在太极基础上心本论的形成，推动了医学藏象学去实体化发展进程。

医学哲学本体论体系建构源于宋徽宗《圣济经》。《圣济经》遵循《素问》之义而阐释其要，是北宋时期较为纯粹的医学理论性著作，其医学哲学以张载气本论为核心，结合《易经》坎离交济思想，建构了一套气本论基础上的心肾相交、水火既济的气机运行机制，这一机制为后世医学哲学发展奠定了基础。金代医学家刘完素在医易关系上提出医源于伏羲的医易思想，在医学哲学方法论上，根据哲学言、象、意相互关系，在《周易》“立象以尽意”、王弼“由象尽意”的基础上，发明“比物立象”之法。医学与哲学之间，医道寓于易道，寓于哲学，当“法象天地，理合自然”，以物象比附易象，以人体脏腑之象、疾病之象比附哲学之象，比物立象是医学哲学的根本方法论。其后张元素、李杲又将宇宙生成论体系与运气结合，将脏腑、疾病、药性、治则、制方皆统一于这一体系中，建构了运气时相次序上的阴阳–四象–五行体

①薛芳芸：《宋代“儒而知医”社会现象探析》，《医学与哲学》，2011，第4期，第77~78页。

系，使《黄帝内经》医学原理与临证运用结合更为紧密。元代医学家朱震亨将太极引入医学，是医学心本论的创立者。朱震亨以君火、相火代替心的作用，通过体用、动静等哲学范畴探讨君火、相火，使医学之“心”概念形上化，不再具备实体心脏的功能作用，并将医学的“心”转化为伦理之心——“人心”与“道心”的伦理道德层面。朱震亨心本论医学哲学理论的建构，极大地推动了医学藏象学去实体化发展进程。

第一节 宋徽宗

宋徽宗赵佶作为皇帝，在历史上名声不佳，但他在书法、诗词、绘画及医学方面都有很深的造诣，元代脱脱修《宋史》时说其“诸事皆能，独不能为君耳”。宋徽宗在位25年，对医学发展做出了重大贡献。其改革医官制度，兴办官药局，重视医学教育，编撰医书，主持编纂了《太平惠民和剂局方》《圣济总录》等医著，而且还亲自撰写医学理论著作《圣济经》，并与《黄帝内经》一同作为医学教材颁行全国，使医学发展由以方治为主体的术转换为以医理为主体的道，为金元医学转型、发展奠定了基础。清代著名藏书家陆心源在《刻圣济经叙》中云：“徽宗以天下为儿戏，自取败亡。然于岐黄家言，实能深造自得，其敕定之《证类本草》《圣济总录》至今亦奉为圭臬。苟使身为医士，与同时诸人较长絜短，岂在朱肱、许叔微下乎”[①]。

宋徽宗笃信道教，自称教主道君皇帝，奉老子为“混元皇帝”，封庄子为“微妙元通真君”，列子为“致虚观妙真君”，曾多次下诏搜访道书，设立经局，整理校勘道籍，发行了第一部《道藏》，还亲自作《御注道德经》《御注冲虚至德真经》《南华真经逍遥游指归》等书，其医学著作《圣济经》运用大量道家思想阐释医学原理。《圣济经》十卷四十二章，主要论述阴阳五行、五运六气、胎孕养生、察色按脉、脏腑经络、病因病机、药性治法等，大旨遵循《素问》之义而阐释其要，是北宋时期不可多得的较为纯粹的医学理论性著作。《古今医统大全》卷三《翼医通考·圣济经》云：是书“大要祖述内素而引援六经，旁及老氏之言，以阐轩岐遗旨。政和间颁是经于两学，辟雍生吴禔为之解义，若《达道》《正纪》等篇，皆足以裨益治道，启迪众工者也”[②]。

关于《圣济经》和《圣济总录》的关系，《圣济总录》宋徽宗序说《圣济经》发明《内经》之妙，以说理为主旨，所关注者为其意、其旨、其理，不涉及疾病的具体治疗，而《圣济总录》主要收载诸病方治。

万机之余，著书四十二章，发明《内经》之妙，曰《圣济经》。其意精微，其旨迈远，其所言在理，所以探天下之至赜……卷凡二百，方几二万，以病分门，门各有论，而叙统附焉。首之以风疾之变动，终之以神仙之服饵，详至于俞穴经络、祝由符禁，无不悉备，名之曰《政

---

①赵佶：《宋徽宗圣济经》，吴禔注，李顺保、程玫校注，学苑出版社，2014，第2~3页。

②徐春甫：《古今医统大全》，崔仲平，王耀廷主校，人民卫生出版社，1991，第201~202页。

和圣济总录》。其所载在事，所以祐天下之至神。盖圣人之驭世，本在于上，末在于下，无见于上则治之道不立，无见于下则治之具不行。经之所言者道也，医得之而穷神；《总录》之所载者具也，医用之而已病。汉张仲景作《伤寒论》而杂之以方；唐孙思邈作《千金方》而继之以《翼》，以谓不如是则世莫能用其术。然之二人者，游于方术之内者也。彼超然独见于方术之外，下顾岐伯之流而与之议，始可谓知道。朕作《总录》于以急世用，而救民疾，亦斯道之筌蹄云耳[①]。

《翼》，指孙思邈《千金翼方》。具即器，形而上者谓之道，形而下者谓之器，程颐说："经所以载道也，器所以适用也"[②]。《圣济经》和《圣济总录》是道与器的关系，也可以说是形而上和形而下的关系。宋徽宗评价汉唐医学，认为这一时期医学应归于"器"的范畴，将其代表张仲景《伤寒论》、孙思邈《千金方》称为"方术"，方术用于治疾，二人是"游于方术之内者"，而《内经》则超然于方术之外，可谓之"道"。《圣济经》言治之"道"，以"立道"为主旨，《圣济总录》载治之"具"，以治疗为内容，有关医学理论主要载录于第三卷《叙例》和第四卷《治法》，尤其《治法》一卷，主要篇章有治神、治宜、平治、逆从、奇偶、本标、通类、轻重、补益、汤醴等，其相关法则皆源于《圣济经》，二书相辅相成，相得益彰。

宋徽宗的医学理论主要载于《圣济经》中，本篇关于宋徽宗的医学哲学思想也主要来自《圣济经》。

一、阐扬《内经》学理，以三才论运气学说

北宋皇帝多对《内经》评价较高，曾先后四次校正颁行《素问》，使该书得以广泛流传，并迅速扩大了学术影响。《内经》一书在北宋盛行，应与赵氏奉黄帝为祖先有关。宋真宗在大中祥符五年（1012年）追尊赵玄朗（即文财神赵公明）为上灵高道九天司命保生天尊大帝，庙号圣祖，并称其曾转世为轩辕黄帝。宋徽宗亲自研读《内经》，指令将其作为太学、辟雍（太学之预备学校）学生必读经典著作之一，并设博士进行教导。是否掌握《内经》理论，在评定贡士时也是一个重要标准，宋徽宗往往亲自阅卷，擢升能深通《内经》者。这些措施不仅提高了《内经》一书的学术地位，也为其学术的传播提供了良好的外部环境。《圣济经》于政和八年（1118年）颁行天下学宫，和《内经》《道德经》一起成为学生必读经书。《郡斋读书志》载："《圣济经》十卷，上徽宗皇帝所制也。政和八年五月十一日，诏颁之天下学校。九月二十四日，大司成李邦彦等言，乃者从侍臣之请，令内外学校课试于《圣济经》出题。臣等窃谓《内经》《道德经》既已选博士训说，乞更以《圣济经》兼讲，从之。"[③]重和元年（1118年，是年十月，年号由政和改为重和）十一月十五日，徽宗诏曰："朕阅《内经》，考建天地，把握阴阳，其理至矣。然相生相克，相刑相制，周流六虚，变动不居，非常理所能究者，唯《天元玉册》[王冰所著关于运气之书]尽之。可令颁政府与校正所，以《内经》考其常，以《玉册》极其变。庶几财[裁]成其化，辅相其宜，以诏天下后世"[④]。

---

①赵佶：《圣济总录》，人民卫生出版社，1962，宋徽宗序，第3~4页。

②程颢，程颐：《二程集》，王孝鱼点校，中华书局，1981，第95页。

③赵佶：《宋徽宗圣济经》跋，吴禔注，李顺保、程玫校注，学苑出版社，2014，第177页。

④徐松：《宋会要辑稿》，刘琳，刁忠民，舒大刚，尹波等校点，上海古籍出版社，2014，第五册，《崇儒四》，第2821页。

宋徽宗有感于《内经》历年既久，精义不传，“有病名而莫之究，有治法而莫之习，极其妙至于通仙而莫之悟”，以致“大道之郁滞，流俗之积习，斯民之沉痼，庸医之妄作”[①]。故亲自撰写《圣济经》，主要目的在于明道，他在序言中说：“一阴一阳之谓道，偏阴偏阳之谓疾。不明乎道，未有能已人之疾者。”若明此道，“可以养生，可以立命，可以跻一世之民于仁寿之域。”而《内经》即为载道之书。

昔者黄帝氏，盖体神而明乎道者也。问道于广成，见大隗于具茨，而自亲事于法宫之中，垂衣裳，作书契，造甲子，定律历，所以成天下之亹亹者。虽若风后力牧，常先大鸿，奉令承教之不暇，而不可跂及。然且叹世德之下衰，悯斯民之散朴。上悖日月之明，下铄山川之精，中堕四时之施。至于逐妄耗真，曾不终其天年，而中道以夭。乃询岐伯，作为《内经》，通神明之德，类万物之情，其言与典坟相为表里，而世莫得其传[②]。

广成子传为黄帝时人，道家创始人，居崆峒山石室中，一千二百岁不曾衰老。《庄子·在宥》记载有黄帝向广成子问道之事，黄帝问以修身之道，广成子告以“至道”，曰：“至道之精，窈窈冥冥；至道之极，昏昏默默。无视无听，抱神以静，形将自正。必静必清，无劳汝形，无摇汝精，乃可以长生”[③]。后又有广成子向黄帝授书、授药故事，如葛洪谓黄帝“过崆峒，从广成子受《自然之经》”[④]（《抱朴子内篇》卷十八《地真》），又称：“昔圆丘多大蛇，又生好药，黄帝将登焉，广成子教之佩雄黄，而众蛇皆去”[⑤]（《抱朴子内篇》卷十七《登涉》）。大隗，神名。《庄子·徐无鬼》记有黄帝前往具茨之山拜见大隗，欲请教治国之道：“黄帝将见大隗乎具茨之山”[⑥]。黄帝因悲悯百姓违背天地四时而耗损真元，不能“终其天年”而著《内经》，该书可与三坟五典相为表里。

宋徽宗叙昔日黄帝问道之事，隐隐有效法与自比圣祖黄帝之意。黄帝“成天下之亹亹”，《诗·大雅·文王》曰：“亹亹文王，令闻不已。”[⑦]亹亹，勤勉不倦。黄帝垂拱而治，“造甲子，定律历”，既可以治国，又可以解民之疾苦。徽宗慕黄帝之文治武功，在《圣济经》序中说：“自继述以来，兢兢业业，夙夜不敢康（逸乐）”“抽绎访问，务法上古，探天人之赜，原性命之理，明荣卫之清浊，究七八之盛衰。辨逆顺，鉴盈虚，为书十篇，凡四十二章，名之曰《圣济经》。使上士闻之，意契而道存。中士考之，自华而摭实”[⑧]。由此可以窥见宋徽宗如此重视《内经》，精研并推广之，甚至亲自著书阐述《黄帝内经》之道理，其中之微细心思。

宋徽宗阐述《内经》，不同于王冰、杨上善等的通盘整理注释，而是以宋代己意解经的思想方法，将是书有关条文思想融汇于篇章之中，为我所用，反映了鲜明的时代学术特点。《圣济经》十卷，分别为体真、原化、慈幼、达道、正纪、食颐、守机、卫生、药理、审剂。其中，第一卷《体真篇》从天地生成出发，从阴阳、精神、形气、饮食、四季养生等角度综述

---

①赵佶：《圣济总录》，人民卫生出版社，1962，宋徽宗序，第3~4页。

②赵佶：《宋徽宗圣济经》自序，吴禔注，李顺保、程玫校注，学苑出版社，2014，第4页。

③郭庆藩：《庄子集释》，王孝鱼点校，中华书局，1961，第381页。

④葛洪：《抱朴子内篇，肘后备急方今译》，梅全喜等编译，中国中医药出版社，1997，第170页。

⑤葛洪：《抱朴子内篇，肘后备急方今译》，梅全喜等编译，中国中医药出版社，1997，第159页。

⑥郭庆藩：《庄子集释》，王孝鱼点校，中华书局，1961，第830页。

⑦杨任之：《诗经今译今注》，天津古籍出版社，1986，第390页。

⑧赵佶：《宋徽宗圣济经》，吴禔注，李顺保、程玫校注，学苑出版社，2014，第5页。

天人合一思想。第二卷《原化篇》论人之胎孕生成。《慈幼篇》论述小儿生长发育与疾病特点。《达道篇》主述诊病之察色持脉、候气守经等方法。《正纪篇》论运气。《食颐篇》详述食物气味对人体的影响。《守机篇》从治病求本、治未病等角度提出治病的各种注意事项。《卫生篇》所论为守真祛邪、存神驭气等养生修炼方法。《药理篇》从性味的角度说明药物作用原理，并由当时药物名称混乱的状况提出药物名实辨。最后一卷《审剂篇》，主述药物制剂、调剂之法。全书以函述医道为出发点，论述人体生理、病理的基本原理，在疾病的诊断治疗上将《素问》论病、证、治的基本法则贯穿其中，形成了一套较为精练的医学理论体系。陆心源序说"文浅而意深，言近而旨远，可为读《素问》之阶梯""十篇之中固皆言之成理，无邪说存乎其间也"[①]。《圣济经》在医学史上较少受到关注，未能充分体现其医学价值，是《内经》学术发展史的一个缺憾，也是医学发展史的一个缺憾。宋徽宗在医学发展上的贡献应予以更多关注，使其获得应有地位。

北宋时期，五运六气学说受到宋徽宗的大力提倡和推广而普及。运气学说是以五运六气理论预测疾病发生发展和轻重预后的一种学说。这一学说两汉时期已能见其踪迹，到王冰注《素问》补入运气七篇后，开始较为系统完整，但是在宋以前并未引起重视。宋仁宗嘉祐年间，由校正医书局重新编次的二十四卷本《黄帝内经素问》收录了运气七篇，并刊行全国，扩大了运气学说的影响。《圣济经》第五卷《正纪篇》分《理贯三才》《循常施化》《形精孚应》《政治权衡》《生气资治》五章，分述运气原理，篇首云："纪小而网［网，当作纲］大，纪随而纲举，阴阳者天之纲，则五运六气之出于阴阳者，皆其纪也"[②]，提纲挈领地总述了运气的作用。宋徽宗主持编纂的鸿篇巨制《圣济总录》二百卷，开卷即首列"运气"，而且用了两卷的篇幅。同时，徽宗推行"天运政治"，自政和七年（1117年）十月开始逐月公布月令，诏令"布告中外，咸使闻知"，以"示民预防疾病""其令诸路监司郡守行讫以闻"。这一措施使全民皆习运气，甚至有"不读五运六气，检遍方书何济"的说法流传，运气学说的影响空前兴盛。

为了提高运气在医学中的地位，《圣济经》用三才思想阐述运气的作用，称为"理贯三才"。第五卷《正纪篇》通篇论述运气，篇名"正纪"应来源于《素问·六元正纪大论》，是运气七篇中的一篇。《正纪篇》篇首小序云五运六气出于阴阳，是谓之纪，第一章即《理贯三才》，谓天、地、运贯三为一，反映的都是阴阳之道。

天以清轻辟乎上，地以重浊辟乎下，运以回薄而应乎中。拟诸三才，其用各有所达。拟诸三极，其中各有所会。拟诸三元，其气各有所统。贯三为一，则道无二致，而理亦同归[③]。

三极、三元，皆指三才。《宋徽宗御解道德真经·天长地久章第七》云："天运乎上，地处乎下，圣人者位乎天地之中。达而为三才者，有相通之用。辩而为三极者，有各立之体。交而为三灵者，有无不妙之神。然则天地之与圣人，咸得乎道，而圣人之所以治其身，亦天地已"[④]。阴阳二气相互交感而生天地，气之清轻者上升为天，气之重浊者下降为地，而五运居于其中，上下回旋，"相薄乎两间"，以交通天地。风、寒、暑、湿、燥、火六气为在天之气，

①赵佶：《宋徽宗圣济经》，吴禔注，李顺保、程玫校注，学苑出版社，2014，第2页。
②赵佶：《宋徽宗圣济经》，吴禔注，李顺保、程玫校注，学苑出版社，2014，第78页。
③赵佶：《宋徽宗圣济经》，吴禔注，李顺保、程玫校注，学苑出版社，2014，第78页。
④唐玄宗，宋徽宗，明太祖，清世祖：《〈道德经〉四帝注》，朱俊红整理，海南出版社，2012，第37页。

气有化生万物的作用，但“气不独用，必待于形，然后为之生化”①。木、火、土、金、水五运为在地之形，气必得形，“而后生化之道有所托”而万物蕃秀豢育。运气必须与天地相参相应，“有天之阴阳，有地之阴阳，有运之阴阳，相参相应，然后能成岁之功”②。运气之理，即阴阳二气升降往来自然之理，反映了道的规律变化，是“道之太常”。

运气学说涉及医学、天文、气象、历法、地理、物候等多方面知识，亦可算作“造甲子，定律历”，是徽宗效法黄帝的最好工具，其如此热衷就不言而喻了。徽宗这一心思自有明白之臣子予以达成，辟雍学生吴禔为该书作注云，“皇帝陛下以天下为心思，济之以道”③，《难经》之五脏六腑、荣卫气血，“惟皇帝陛下有以明之”；《素问·上古天真论》之七八之盛衰（《内经》以七年、八年为女子、男子之生长周期。女子七岁肾气盛，七七四十九岁任脉虚。男子八岁肾气实，八八六十四岁肾气衰），生化之妙理，“惟皇帝陛下有以究之”；《素问·六元正纪大论》之天地之盈虚，“惟皇帝陛下有以鉴之”。《圣济经》一书博施济众，“圣乎昔尧舜之难者”“昔伏羲画卦，文王重之，无以过此”。皇帝陛下之圣功过于尧舜，直追伏羲、文王，这一番歌功颂德应足以令徽宗之五脏六腑熨帖不已。

二、合同天人的气本体论思想

宋徽宗号称道君皇帝，对道家极为推崇，北宋时期三教合一，徽宗《御解道德真经》即体现了儒道融合的特点。是书于重和元年刻石于京城神霄玉清万寿宫，并颁行天下，诏曰：

道无乎不在，在儒以治国，在士以修身，未始有异，殊途同归，前圣后圣，若合符节。由汉以来，析而异之，黄老之学遂与尧舜周孔之道不同，故世流于末俗，不见大全，道由是以隐，千有余岁矣。朕作新之，究其本始，使黄帝老子尧舜周孔之教偕行于今日④。

所谓“前圣后圣”，应指老子与孔子。徽宗认为，儒道两家的思想殊途同归，汉代后世学者人为地割裂使之有异，道也由此隐而不明。只有将二者相结合，才能见道之大全，明确地表达了儒道合一的思想，并令天下学校诸生习经，以《内经》《道德经》《周易》为大经，《庄子》《列子》《孟子》为小经，“兼通儒书，俾合为一道”。其医学思想也往往儒道参释，较多体现了儒家学理。《圣济经》通篇极为重视“气”这一概念，主要借用了张载的气本论思想。《圣济经》中包含大量吴禔注，儒家学理多体现在注中。吴禔在《圣济经解义进表》中说：“《春秋》之作，得《左氏》《公羊》《谷梁》之传，而后可以因传而明经”⑤，故效法之，为此“圣经”作注，为徽宗所肯定。故而对其思想的梳理不再分原文与注文，均称为《圣济经》，引文部分吴注特别标出。

张载气本论认为，宇宙的本原是气。“太虚无形，气之本体。其聚其散，变化之客形尔。”“气之为物，散入无形，适得吾体；聚为有象，不失吾常。太虚不能无气，气不能不聚而为万物，万物不能不散而为太虚。循是出入，是不得已而然也。”“气之聚散于太虚，犹冰凝释于水。知太虚即气，则无无。”“太和所谓道，中涵浮沉、升降、动静相感之性，是生细缊、

①赵佶：《宋徽宗圣济经》，吴禔注，李顺保、程玫校注，学苑出版社，2014，第79页。
②赵佶：《宋徽宗圣济经》，吴禔注，李顺保、程玫校注，学苑出版社，2014，第79页。
③赵佶：《宋徽宗圣济经》，吴禔注，李顺保、程玫校注，学苑出版社，2014，第9页。
④黄以周：《续资治通鉴长编拾补》，卷三十七，影印本11册，文物出版社，1987，第15页。
⑤赵佶：《宋徽宗圣济经》序，吴禔注，李顺保、程玫校注，学苑出版社，2014，第14页。

相荡、胜负、屈伸之始"[①]（《正蒙·太和篇》）。此太虚、太和思想《圣济经》用来阐述天人关系。《阴阳适平章第一》说：

天地设位，妙功用于乾坤；日月著明，托精神于离坎。一降一升，相推而成寒暑；一显一晦，相荡而成昼夜。性有燥湿，材有刚柔，形有强弱，数有奇偶。肃肃出乎天，赫赫发乎地。两者交通，变化以兆。浮游于太虚之中，孰能遁其橐籥乎……（吴注：）肃肃之阴出乎天，赫赫之阳发乎地，两者交通，合为太和。相因而为氤，相显而为氲，以此施生化之功，此变化之所以兆也。变化既兆，则自有形以至于无形，自有心以至于无心，莫不由此矣。则浮游于太虚之中，又孰能遁其气之橐籥乎[②]。

《道德经》曰："天地之间，其犹橐籥乎？虚而不屈，动而愈出"（第五章）。《易经》曰："一阴一阳之谓道"（《系辞上》第五章）。《宋徽宗御解道德真经·视之不见章》第十四云："太易未见，气是已"[③]。《圣济经》以气为天地之橐籥，太虚之中，阴阳二气交感变化。"肃肃出乎天，赫赫发乎地"，出自《庄子·田子方》："至阴肃肃，至阳赫赫。肃肃出乎天，赫赫发乎地，两者交通成和而物生焉"[④]。阴气由上向下运动，所以"出乎天"，阳气由下向上运动，反而"发乎地"，阴由天下降，阳由地上升，二者运动变化，相互交通，相合为太和，即冲和之气氤氲推荡，以成昼夜寒暑，"消息满虚，一晦一明，日改月化，日有所为，而莫见其功"[⑤]，万物之生化皆出于其中，无所逃遁，人自然也是如此。关于冲和之气，《宋徽宗御解道德真经》道冲章第四释"道冲而用之或不盈"云：

道有情有信，故有用；无为无形，故不盈。经曰：万物负阴而抱阳，冲气以为和。万物之理，偏乎阳则强，或失之过。偏乎阴则弱，或失之不及。无过不及，是谓冲气。冲者，中也，是谓大和。高者抑之，下者举之，有余者取之，不足者予之，道之用，无适而不得其中也[⑥]。

冲即是中，称为大和，天地之气中之最平和者，不偏阳，不偏阴，不强不弱，无过无不及，故曰"中""和"。"物咸橐籥于天地，而人独得其正，得于所性而无所不备焉故也"[⑦]。人之俯仰、喜怒、呼吸，皆得之于天地阴阳之气，"气有吹嘘，清浊以分"，气的性质不同，人之所得不同，故有强弱之别。对于人之始生，《原化篇》小序说："氤氲孕气，化之出乎天也。胚浑兆象，化之在于人也。"其中《孕元立本章第一》又说："浑沦一判，即见气矣……天之德，地之气，阴阳之至和，相与流薄于一体"[⑧]，乃生而为人。

张载说："天下凡谓之性者，如言金性刚，火性热，牛之性，马之性也，莫非固有。凡物莫不有是性，由通蔽开塞，所以有人物之别，由蔽有厚薄，故有智愚之别"[⑨]。"气质之性"是万物和人在气化过程中所得的气禀清浊之性。人的气禀有偏正、清浊不同，因此"人之气质美

①张载：《张子全书·正蒙》，林乐昌编校，西北大学出版社，2015，第1~2页。
②赵佶：《宋徽宗圣济经》，吴褆注，李顺保、程玫校注，学苑出版社，2014，第1~2页。
③唐玄宗，宋徽宗，明太祖，清世祖：《〈道德经〉四帝注》，朱俊红整理，海南出版社，2012，第68页。
④郭庆藩：《庄子集释》，王孝鱼点校，中华书局，1961，第712页。
⑤郭庆藩：《庄子集释》，王孝鱼点校，中华书局，1961，第712页。
⑥唐玄宗，宋徽宗，明太祖，清世祖：《〈道德经〉四帝注》，朱俊红整理，海南出版社，2012，第22页。
⑦赵佶：《宋徽宗圣济经》，吴褆注，李顺保、程玫校注，学苑出版社，2014，第2页。
⑧赵佶：《宋徽宗圣济经》，吴褆注，李顺保、程玫校注，学苑出版社，2014，第25~26页。
⑨张载：《张子全书·性理拾遗》，林乐昌编校，西北大学出版社，2015，第300页。

恶与贵贱夭寿之理，皆是所受定分”[①]（《经学理窟·气质》）。《圣济经》论及人之禀赋，观点极为相似，“其禀赋也，体有刚柔，脉有强弱，气有多寡，血有盛衰，皆一定而不易也”[②]。禀赋为受胎之时禀受天地之气的多寡而定，阳盛为男，阴盛则为女。而禀赋在受胎三个月以前不定，《圣济经》载有胎化之法，谓可转女为男，认为此术为“理之自然”，如食牡鸡，带雄黄，配弓矢、斧斤，等等。此法疑脱胎于《诸病源候论》，卷四十一《妊娠候》载有关于胎教的事项：“妊娠三月，名始胎。当此之时，血不流，形像始化，未有定仪，见物而变。欲令见贵盛公主，好人端正庄严，不欲令见伛偻侏儒，丑恶形人，及猿猴之类。无食姜兔，无怀刀绳。欲得男者，操弓矢，射雄鸡，乘肥马于田野，观虎豹及走犬。其欲得女者，则着簪珂环佩，弄珠玑”[③]。

人禀受天地之气而成形，“阴阳平均，气形圆备”，大多数如此，为正常人。但也有一些禀质异常者，“然而奇偶异数，有衍有耗；刚柔异用，或强或羸。血荣气卫，不能逃乎消息虚盈之理”，禀气过多过少或可使形体强健、羸弱，又或可导致残障、疾病，“附赘垂疣，骈拇枝指，侏儒跛躄”，以及“疮疡痈肿，聋盲瘖哑，瘦瘠疲瘵”[④]，不一而足。前数种称为形气之病，主要是形体有缺陷，或增或减，后数种称为气形之病，主要是功能有缺陷。《圣济经》认为，在胚胎形成之时注意保养，戒食物，调气血，调喜怒，寡嗜欲，寝兴以时，可以避免出现此类情形，亦可以算作当时的优生之法。

气于人的作用可以划分为两个方面，分别是形体和精神，形体为气散而成，精神同样如此，形体与精神在气的层面获得统一。《气形充符章第三》云：

气兆芒芴，形分浑沌，物则具而冲和委者，无非天地之机缄橐籥也。气始而生化，散而有形，布而蕃育，终而象变。气以形载，形以气充。惟气与形，两者相待[⑤]。

《道德经》说：“吾所以有大患者，为吾有身，及吾无身，吾有何患”（第十三章）。人之生老病死皆由此形体而致，形体于人至关重要。然而形体之五脏六腑、四肢百骸能够正常运转，全赖气之运行。天地之间万物皆由气化产生，《圣济经》认为气散而成形，经过一番蕃育，最终象变，量变到质变，而成人之形。气与形两者之间互相依存，“气以形载者，有形而气有所托，形以气充者，有气而形有所运”[⑥]。故而维系人身生命的根本就是气，并引《素问·平人气象论》说明脏真（脏腑真气）的作用。脏真散布于五脏六腑，荣养周身，散于肝，即为肝所藏筋膜之气；通于心，则为心所藏血脉之气；上于肺，而为荣卫之气；下于肾，便为骨髓之气。呼吸时气环行于周身，“阴阳升降，呼吸以时。气里形表，相为内外，充实无馁，环周不休，归于权衡，而平正得矣”[⑦]。

形体由气化而成，形体所产生的疾病也皆归结于气。《圣济经》说“凡病皆生于气”，围绕着气概念，提出了以气本论为基础的在疾病病因病机、病证、治法上的一个理论体系。《圣济

---

①张载：《张子全书·经学理窟》，林乐昌编校，西北大学出版社，2015，第74页。
②赵佶：《宋徽宗圣济经》，吴褆注，李顺保、程玫校注，学苑出版社，2014，第30页。
③丁光迪：《诸病源候论校注》，人民卫生出版社，2013，第786页。
④赵佶：《宋徽宗圣济经》，吴褆注，李顺保、程玫校注，学苑出版社，2014，第31~32页。
⑤赵佶：《宋徽宗圣济经》，吴褆注，李顺保、程玫校注，学苑出版社，2014，第10页。
⑥赵佶：《宋徽宗圣济经》，吴褆注，李顺保、程玫校注，学苑出版社，2014，第10页。
⑦赵佶：《宋徽宗圣济经》，吴褆注，李顺保、程玫校注，学苑出版社，2014，第11页。

总录》卷四《治法·治宜》论气之受病：

人生天地中，随气受病，医之治病，从气所宜。统论之，阴阳殊化，有东南西北之异气，《内经》所谓地有高下，气有温凉，高者气寒，下者气热。故曰：气寒气凉，治以寒凉，气温气热，治以温热。又曰：东方之民治宜砭石，西方之民治宜毒药，北方之民治宜灸焫，南方之民治宜微针，中央之民治宜导引按跷，然则从气所宜而治之，固可知也。至如岭南多瘴，江湖多湿，山阴水野沙石之气，生病悉异，为治之方，安可一概？又况《内经》论一州之气，生化寿夭各不同，则知地有小大，小者小异，大者大异。唯圣人能杂合以治，各得其所宜[①]。

人之病皆因气而受，其治亦根据所受之气而定。《素问·异法方宜论》论及东、南、西、北、中央五方的地理环境、气候差异使生活习惯不同，对人的疾病和治疗均产生较大影响。"故东方之域，天地之所始生也。鱼盐之地，海滨傍水，其民食鱼而嗜咸，皆安其处，美其食。鱼者使人热中，盐者胜血，故其民皆黑色疏理。其病皆为痈疡，其治宜砭石。故砭石者，亦从东方来"[②]。东方感受天地始生之气，气候温和，地处海滨，多产鱼盐，人多吃鱼类而嗜咸。鱼性属火，会使人积热，咸能走血，多食盐则会耗伤血液，故而东方之人大都皮肤色黑，肌理疏松，多发痈疡之类的疾病。治疗上宜用砭石刺法，是以砭石治病之法即传自于东方。西方多风，又多金玉沙石，水土刚强，饮食以酥酪肉类为主，因而形体肥壮，不易受外邪而多内伤病，其治宜用毒药（指药物）。北方为天地所闭藏之处，地高多山陵，风寒冰冽，游牧之民多乳食，内脏受寒，易生胀满，治宜艾灸。南方阳气偏盛，地势低下，多雾露，人们喜食酸腐，皮肤腠理致密，易生筋脉拘急、麻木不仁等疾病，治宜针刺之法。而中央之地平坦潮湿，物产丰富，食物种类很多，生活比较安逸，多痿弱、厥逆、寒热等病，宜用导引按跷之法。无论何方、何病，皆为气失于冲和，出现寒热温凉之偏颇所导致，无论何法，皆针对气之偏颇，纠正气之偏颇，使之归结于平，所以说"从气所宜"。

疾病的病因上《圣济经》归纳了三个大类，即天邪、地邪、水谷之邪："有感天之邪气而害五脏者，感水谷之寒热而害六腑者，感地之湿气而害皮肉筋脉"[③]（卷四《达道篇·候气守经章第四》）。天邪伤五脏，地邪伤六腑，水谷之邪则伤皮肉筋脉。寒疾、热疾、末疾、腹疾、惑疾、心疾为因于天气而得之，痈疡、挛痹、痿、脏寒、内疾皆因于地气而得之，在致病部位上，在头、在脏、在肩背、在四肢则是因于四时之气而得之。天邪、地邪、水谷之邪这一病因观蕴含有三才思想，对金元医学影响很大，为张从正著名的三邪论之滥觞。张从正将病因分为三类，即天邪、地邪、人邪，天之六气为风、暑、火、湿、燥、寒，地之六气为雾、露、雨、雹、冰、泥，人之六味为酸、苦、甘、辛、咸、淡。天邪发病多在上，地邪发病多在下，人邪发病多在中，故以汗、吐、下三法祛除三邪。在病机上，"结为积聚，气不舒也。逆为癫狂，气不降也。宜通而塞则为痛，气不达也。宜消而息则为痟，气不散也。婴之为瘿，留之为瘤，亦气之凝尔"。诸病皆为气之不舒、不降、不适、不散所致，若"气流而不息，则形和而不乖"，以此"止疾于未萌"。[④]《宋徽宗御解道德真经·其安易持章第六十四》注《道德经》：

---

①王振国，杨金萍：《圣济总录校注》，上海科学技术出版社，2016，第99页。

②《黄帝内经素问校释》上册，山东中医学院、河北医学院校释，人民卫生出版社，1982，第168页。

③赵佶：《宋徽宗圣济经》，吴禔注，李顺保、程玫校注，学苑出版社，2014，第75页。

④赵佶：《宋徽宗圣济经》，吴禔注，李顺保、程玫校注，学苑出版社，2014，第13页。

“其安易持，其未兆易谋，其脆易泮，其微易散。为之于未有，治之于未乱”，云：“安者危之对，未兆者已形之对，脆者坚之对，微者著之对。持之于安则无危，谋之于未兆则不形。圣人之知几也，脆者泮之则不至于坚冰，微者散之则不著。贤人之殆庶几也。奔垒之车，沉流之航，圣人无所用智，焉用智于未奔沉，所谓为之于未有，治之于未乱也”[①]。居安思危，见微知著，防患于未然，这也是较早的治未病思想。

疾病皆因气之偏颇所致，天地邪气使五脏之气流于偏颇，或太过，或不及，“气流形和”则可以“止疾”。那么如何使“气流形和”，《圣济经》采用了“有余泻之，不足补之”的治疗思想。

盖有余泻之，不足补之。五脏所以致疾者，不失之过则失之不及……（吴注：）五脏之气，有余则失之太过，不足则失之不及。太过则泻，不及则补。或补或泻，使适其平，则病无自而作[②]（卷四《达道篇・候气守经章第四》）。

这一思想来源于《内经》，本为针刺补泻之法则。《素问・调经论》云：“余闻《刺法》言，有余泻之，不足补之”[③]。《素问・疟论》亦云：“有余者泻之，不足者补之”[④]。《道德经》第七十七章亦云：“天之道，损有余而补不足”[⑤]。《素问・调经论》所论之有余不足分别有五种，即神、气、血、形、志之有余不足。此处《圣济经》将有余不足定位于五脏之气，五脏之气有余即为太过，五脏之气不足则为不及，太过则予泻法，不及则予补法，无论补泻，最终目的都是要“使适其平”。《宋徽宗御解道德真经・道冲章第四》曰：“高者抑之，下者举之，有余者取之，不足者予之，道之用，无适而不得其中也”[⑥]。适平即可得中，中即归于冲和、太和，即为道。在补法上，《圣济经》也充分运用了形气关系，以形气互补：

有生之大，形精为本。地产养形，形不足者温之以气。天产养精，精不足者补之以味。形精交养，华实不亏，虽有苛疾，勿能为害……（吴注：）地产养形，形食味，若形不足者，则以天产之气温之。天产养精，精食气，若气不足者，则以地产之味补之。以养精者温形，以养形者补精，则华实不亏而气体充，虽有苛疾，曾何得以为害乎[⑦]（卷六《食颐篇・固本全冲章第二》）。

关于形、精、神、气、味之间的关系，《圣济经》说：“天地者，形之大也。阴阳者，气之大也。惟形与气相资而立，未始偏废。男女媾精，万物化生，天地阴阳之形气寓焉”[⑧]（卷二《原化篇・凝形殊禀章第二》）。天地、阴阳赋予人之形气，此形此气皆以先天之精为物质基础。又说：“天地散精，动植均赋，气味滋荣，无器不有。气为阳，其生本乎天。味为阴，其成本乎地”[⑨]（卷一《体真篇・饮和食德章第四》）。人之形气精神皆需饮食以为养，而养的根本在于气味。饮食之气味，五气分别为臊、焦、香、臭、腐，五味为酸、苦、甘、辛、咸。五

---

①唐玄宗，宋徽宗，明太祖，清世祖：《〈道德经〉四帝注》，朱俊红整理，海南出版社，2012，第331页。
②赵佶：《宋徽宗圣济经》，吴禔注，李顺保、程玫校注，学苑出版社，2014，第75页。
③《黄帝内经素问校释》下册，山东中医学院、河北医学院校释，人民卫生出版社，1982，第766页。
④《黄帝内经素问校释》上册，山东中医学院、河北医学院校释，人民卫生出版社，1982，第459页。
⑤朱谦之：《老子校释》，中华书局，1984，第299页。
⑥唐玄宗，宋徽宗，明太祖，清世祖：《〈道德经〉四帝注》，朱俊红整理，海南出版社，2012，第22页。
⑦赵佶：《宋徽宗圣济经》，吴禔注，李顺保、程玫校注，学苑出版社，2014，第110页。
⑧赵佶：《宋徽宗圣济经》，吴禔注，李顺保、程玫校注，学苑出版社，2014，第28页。
⑨赵佶：《宋徽宗圣济经》，吴禔注，李顺保、程玫校注，学苑出版社，2014，第13页。

气、五味按五行之配属分别入于五脏。五气，臊凑肝，焦凑心，香凑脾，臭凑肺，腐凑肾；五味，酸入肝，苦入心，甘入脾，辛入肺，咸入肾。五脏得五气、五味之所养，可使津液流通而神气生。“气也，味也，食饮之常然，保生之至要者”，“形精之养，于是乎在”。食物之气味如此，药物之气味也是如此。

《圣济经》在疾病的治疗上更重视食养，然后才是药治。“谷者，养真之物，冲和寓焉。药者，攻邪之物，慓悍出焉”[①]（卷六《食颐篇·固本全冲章第二》）。药物为攻邪之品，其性慓悍峻利，容易伤人，而病人体质较弱，恐难以承受药力，故需先以食养。谷味为甘，甘为土之气，坤土长养万物，故谷禀“太和滋育”之气，在食物之中冲和之气最为充足，亦最为养人。且谷首先入胃，胃五行也属土，《内经》以胃气为人身之根本，称为“水谷之海”，谷与胃同气相求，故以谷气为本。先正本，后清源，以食养调和营卫，再以峻药祛疾。遵循这一法则，可使委和，以合太和，充分体现了先扶正后祛邪的治疗理念。

治病之法，必以谷气为先。正其卒伍，然后可以语兵革。备其土木，然后可以语堤防。调其荣卫，然后可以语汤剂。荣卫衰微，则何以御悍毒之药。是以或养或益，或助或充，禀贷有多寡，治养有先后，举皆百物委和，以合天地之太和[②]（卷六《食颐篇·固本全冲章第二》）。

先以食养，后以药治，先扶正，后祛邪，这一思想对金元以后医学影响很大，如张元素提出“养正积自除”，以补养正气为主，祛邪为辅，注重脾胃之气的养护，李杲发挥为脾胃学说，朱震亨也持同样观点，以至明代温补之道大行。食物不仅可以养人，其中所含之气在治疗疾病上同样可以起到重要作用，《圣济经》提出了气相同则相求、气相克则相制、气有余则补不足、气相感则以意使的治疗思想。如“麻，木谷而治风；豆，水谷而治水”，麻在五行属木，故称木谷。风亦属木，同气相求，故而麻可治风病。豆在五行属水，故称水谷，而能够治水病。气相克则相制，“牛，土畜，乳可以止渴疾；豕，水畜，心可以镇恍惚”，牛五行属土，故称土畜，渴疾为肾病，肾属水，土能克水，牛乳可以止渴疾；猪五行属水，恍惚为心神不安所致，心为火脏，水能克火，故猪心可以镇恍惚。气有余则补不足，“熊强毅而有所堪能，而肉能振羸；兔感明望月而生，而肝能明视”，熊强悍有力，故熊肉可以补虚；目为肝之窍，故兔肝可以明目。“鲤生于水也，而于水肿能有所治；鹜习于水也，而于水道能有所利”，鲤鱼、鸭子治疗水肿，均属气相感则以意使。“盖万化同原，出乎一气，假彼治此，各有理焉”[③]。

对药物的分类，北齐徐之才《药对》按药物功效分成十剂，十剂即宣剂、通剂、补剂、泄剂、轻剂、重剂、滑剂、涩剂、燥剂、湿剂，《圣济经》对十剂也以气的失常为标准阐述其作用原理。如宣剂，徐之才云“宣可去壅”，《圣济经》说：“五脏之气，欲通而不闭也，故郁而不散则为壅。”如痞满不通之类疾病，其腹满是由于“其气无自而升降”，气不能通畅所致，宣剂可以散气，则“壅得宣而发”。又如通剂，“通可去滞”，通剂主治水病、痰癖之类疾病。水病、痰癖皆由水气潴留，不能流通所致，根本上是五脏之气不能流转，通剂可开窍行水，水行则气行。十剂的作用在于解除气之升降不平，“抑过而扬不及，损有余而益不足”，根本目的是“致中和之用”[④]。

---

①赵佶：《宋徽宗圣济经》，吴禔注，李顺保、程玫校注，学苑出版社，2014，第110页。

②赵佶：《宋徽宗圣济经》，吴禔注，李顺保、程玫校注，学苑出版社，2014，第111页。

③赵佶：《宋徽宗圣济经》，吴禔注，李顺保、程玫校注，学苑出版社，2014，第111~112页。

④赵佶：《宋徽宗圣济经》，吴禔注，李顺保、程玫校注，学苑出版社，2014，第173~175页。

在养生上，道家追求却老全形，寿蔽天地，而独阳不生，独阴不成，便须“保其委和，合彼大和”。委和，自然所赋予的和气。《庄子·知北游》云：“生非汝有，是天地之委和也”[①]。《圣济经》将天地间冲和之气分为两类，一为太和，又称大和，《易·乾》曰：“保合大和，乃利贞”，指天地自然冲和之气；一为委和，指天地自然赋予人的冲和之气，或可以称为元气。《圣济经》提出“寿蔽天地，无有终时”，所需遵循的宗旨就是“合同天人，使之无间”“保其委和，合彼大和”。要达到这一目的，则需遵照《素问·四气调神大论》所言，饮食有节，起居有常，以丰其元，固其本（元、本应指委和），并辅以道家修炼法调气御神，“吸新吐故以炼藏，专意积精以适神”[②]。

三、坎离致用，水火既济，啬精守神的肾本元思想

《圣济经》第一卷第一章为《阴阳适平章》，第二章即《精神内守章》。《阴阳适平章》论述天地之生成，天地万物由阴阳二气的升降推荡而生成，二气不虚不实，归于适平，方为太和，而氤氲以“施生化之功”。《精神内守章》则论人身之精神。《圣济经》虽然以气本论构建了一个医学理论体系，但在人身仍以精神为形而上，气形为形而下，按该书结构，《气形充符章》排在第三章即可以推论之。《素问·上古天真论》云：“恬惔虚无，真气从之，精神内守，病安从来”[③]。《精神内守章》之名即来自这一条文。

道家将精、气、神称为人身三宝，往往三者并提。《素问·上古天真论》的这段文字则清晰地表明了三者的关系，“真气从之”之后“精神内守”，“真气从之”是“精神内守”的前提条件。《圣济经》又根据卦象精、神并讲，而“气”则剥离开来另成体系。《圣济经》对精、气、神的这种演绎方式使这三个范畴都能够与以脏腑为核心的人体物质生命紧密结合，脱离道家三宝的比较玄幻的理论形式，将其具象化，更符合医学理论构建的需要。《阴阳适平章第一》说：

天地设位，妙功用于乾坤；日月著明，托精神于离坎。一降一升，相推而成寒暑；一显一晦，相荡而成昼夜[④]。

精神之由来，《圣济经》认为“精神生于道”，是天地间“阴阳造化之机”。天地之精神原本为日月之精神，与气同在天地之间，天地之精神“弥满六合”，天人相感，日月之精神合于人，“人之性命于是乎在”，方成为完整的人。《宋徽宗御解道德真经·载营魄章第十》即云“精神生于道”，注释“载营魄抱一能无离乎”云：

天一生水，于物为精。地二生火，于物为神。精神生于道，形本生于精，守而勿失，与神为一，则精与神合而不离。以精集神，以神使形，以形存神，精全而不亏，神用而不竭，形生而不弊，如日月之丽乎天，如草木之丽乎土，未尝离也。窃尝申之，人之生也，因精集神，体象斯具，四达并流，无所不极，上际于天，下蟠于地，化育万物，不可为象，其名为同帝[⑤]。

其中“四达并流，无所不极，上际于天，下蟠于地，化育万物，不可为象，其名为同帝”

①郭庆藩：《庄子集释》，王孝鱼点校，中华书局，1961，第739页。
②赵佶：《宋徽宗圣济经》，吴禔注，李顺保、程玫校注，学苑出版社，2014，第3页。
③《黄帝内经素问校释》上册，山东中医学院、河北医学院校释，人民卫生出版社，1982，第5页。
④赵佶：《宋徽宗圣济经》，吴禔注，李顺保、程玫校注，学苑出版社，2014，第1页。
⑤唐玄宗，宋徽宗，明太祖，清世祖：《〈道德经〉四帝注》，朱俊红整理，海南出版社，2012，第48页。

句引自《庄子·刻意》[①]，意为精神可以通达四方，并流无滞，上近苍天，下及大地，化育万物，却又无形无象，名为同于天帝。《庄子》此篇论贵精养神，宋徽宗引其文也表达了同样的意思，而吴禔在注释“精神生于道者也，阴阳造化之机在是矣”时，也引用了这段文字。卷七《守机篇》说：“万物皆出于机，入于机，是机者，万物之本原也”[②]。人身由阴阳二气化生而成，“精神”为其“机”，即为人身性命之根本。精神之所在，在卦象上，“离坎致用，而日月之精神在焉”。日月合于乾坤，精神合于坎离。“离，南方之卦，神之舍也。坎，北方之卦，精之府也。”离为神之舍，坎为精之府。精神属于形而上，本为虚，《圣济经》通过拟象将精神化虚为实，以八卦、五行、河图之数为纽带，建构了精神–坎离–水火–心肾的关系。《精神内守章第二》云：

天一而地二，北辨而南交，精神之运已行矣。拟之于象，则水火也。画之于卦，则坎离也。两者相须，弥满六合，物物得之，况于人乎……（吴注：）方其一二相推，南北相通，水火相济，坎离相感，致其功用于六合之内。凡有形、有色、有智、有力、有消、有息者无不得之，而况于人乎。故水寓于肾，在人为精。火寓于心，在人为神。精神既合，而人之性命于是乎在矣[③]。

精神在卦合于坎离，坎离分别代表水火，河图之数天一生水，地二生火，五脏合五行，肾属水，心属火，于是精神于人便寓于肾、心二脏之中，贵精养神也由虚转实，落实到如何调养心肾二脏。精神皆生于道，二者的关系也是阴阳化生的关系，相依不相离。精属阴，神属阳，“火缘薪而炽，薪尽则火亦灭”，《圣济经》以薪火比喻精神，精是神的物质基础。“神缘精而寓之，精拱神而止之，故精全则神旺，精耗则神衰”“故以精集神，则神于是乎可保”。

精是神的物质基础，在人之始生，精在神之先。“男女媾精，万物化生，天地阴阳之形气寓焉”。《圣济经》持肾本元论思想，第七卷《守机篇·通用时数章第一》说：

天一在脏，守元气以立始也。天五在腑，围冲气以成终也……人非五行不生，非冲气不成，虽有金木水火之气，必得土数以成之，然后尽生成之终始。（吴注：）肾藏天一，元气属焉。人非天一，无以立本。而金木火土皆得此一以生，此守元气以立始也。胃为天五，冲气属焉。人非天五，无以立命。而金木水火皆得此五以成，此围冲气以成终也[④]。

天一生水，肾为水脏，肾藏精，故云“肾藏天一”。“道生一”，“一”为天之本，“天一”为人之本，故肾中元气为人之本，金、木、火、土四脏皆赖肾中元气以生。《河图》中五为土数，又为中央数，万物由坤土所养成，金、木、水、火诸脏皆赖胃气所养，故人以胃气立命。《圣济经》在脏腑独重水土，即肾与胃，一先天之始，一立命之终，至金元以后逐步发展为先后天根本论，重胃气也逐步演化为脾胃学说。

精藏于肾，过用则竭，“专以啬之可也”。神藏于心，太用则劳，“静以养之可也”。保养精神的关键在于静专，“唯静能有所啬，唯专能有所养”，然后可以内守。《宋徽宗御解道德真经·治人事天章第五十九》注释“治人事天莫若啬”云：

---

①郭庆藩：《庄子集释》，王孝鱼点校，中华书局，1961，第544页。
②赵佶：《宋徽宗圣济经》，吴禔注，李顺保、程玫校注，学苑出版社，2014，第118页。
③赵佶：《宋徽宗圣济经》，吴禔注，李顺保、程玫校注，学苑出版社，2014，第5~6页。
④赵佶：《宋徽宗圣济经》，吴禔注，李顺保、程玫校注，学苑出版社，2014，第118~119页。

聪明智识，天也。动静思虑，人也。适动静之节，省思虑之累，所以治人。不极聪明之力，不尽智识之任，所以事天，此之谓啬。天一在脏，以肾为事，立于不贷之圃，丰智原而啬出，则人事治而天理得[①]。

《道德经》以“啬”治人事天，以“啬”为长生久视之道，徽宗在治人上以“适动静”“省思虑”为啬，在脏腑则“以肾为事”，“啬肾”为啬之关键，啬肾则可以立于不贷之圃。“立于不贷之圃”出自《庄子·天运》[②]，原论上古至人养生之法，至人游于逍遥之墟，食于苟简之田，立于不贷之圃，逍遥无为，苟简易养，不贷无出，知止知足。不贷，不损耗自己之物，自给自足，在“啬肾”上可以理解为保养肾所藏之精不外泄，亦不需借助外物之助力，也就是无须服食药饵。“肾以悭为事”，啬肾是徽宗在养生上无为思想的体现，这一思想对后世影响深远。钱乙主张肾主虚无实，肾病只有虚证，没有实证，徽宗的啬肾思想很好地补充了钱乙理论上的空白，金元以后医学继承了徽宗这一思想，并深刻地影响到肾命学说的形成。如明代李梴《医学入门》论肾脏：“肾有两枚，左属水而右属火”“坎北离南，水火相感者也。左右气常相通，静养极者，左右相合，则精不泄矣”。李梴将原心的属性、功能转移到右肾，右肾为离卦属火，左肾为坎卦属水，左右肾分属坎离二卦，水火相感而既济，左右肾之间形成一个小太极。“以左言其概，位北水惟悭”，后注云：“此条专言左肾天一生水，专一以悭为事，所以五脏俱有补泻，惟肾有补无泻。”[③]以“肾以悭为事”的啬肾思想支持了“肾有补无泻”的治疗法则，明末张介宾更强调肾纯补无泻，并据此创制补肾中水火的左右归，即左归丸、左归饮、右归丸、右归饮，成为传世名方。

如何保精养神，《圣济经》注重交遘坎离、水火既济：“交遘坎离，济用水火”“要其功用之所归，则相逮而为既济”。天地之阴阳升降，阳中有阴，下降极而生阳，阴中有阳，上升极而生阴，二者循环往复。心肾之间的关系也是如此：

（吴注：）以人之一身，肾藏精而处下，心藏神而处上，心肾相去八寸四分，八万四千里之比也。因肾而升气，因心而降液。阳发于地，阴出于天之比也……盖肾之属水也，心之属火也。水不逮火，则心何以能降液，即心降液，则若阳升极而后肃肃者出焉也。火不逮水，则肾何以能升气，即肾升气，则若阴降极而后赫赫者发焉也。心降液，液中有真气。肾升气，气中有真水……明乎此，然后知精神之所以传，诚与天地相为流通也。然则天地也，阴阳也，心肾也，气液也，无非精神之所寓。其象为水火，其卦为坎离，皆欲其相逮而已。唯能交遘济用，则天地之所以能长且久者，在此而不在彼[④]（卷一《体真篇·精神内守章第二》）。

地气升为云，天气降为雨，比之于心肾，肾属阴而其中有阳，心属阳而其中有阴，心肾中含有气液，肾升气，气中有真水，心降液，液中有真气，气液相交，真水、真气相互交遘济用。精神寓于心肾，心肾相交，水火既济，即精神得以保养，而却老全形，寿敝天地。《圣济经》对心肾关系的讨论基本依据钟离权著作《灵宝毕法》，《灵宝毕法》说天地上下相去八万四千里，“人同天地，以心比天，以肾比地，肝为阳位，肺为阴位。心肾相去八寸四分，

①唐玄宗，宋徽宗，明太祖，清世祖：《〈道德经〉四帝注》，朱俊红整理，海南出版社，2012，第306页。
②郭庆藩：《庄子集释》，王孝鱼点校，中华书局，1961，第519页。
③李梴：《医学入门》，金嫣莉等校注，中国中医药出版社，1995，第68页。
④赵佶：《宋徽宗圣济经》，吴禔注，李顺保、程玫校注，学苑出版社，2014，第8~9页。

其天地覆载之间比也"[①]（上卷《匹配阴阳第一》）。天地之间的距离是八万四千里，人心肾之间的距离是八寸四分，这里的八寸四分指拇指同身寸，以自身拇指末节的横纹宽度为一寸，进行度量。《灵宝毕法》在心肾关系上用到"气液"的概念：

子时乃曰坎卦，肾中气生；午时乃曰离卦，心中液生。肾气到心，肾气与心气相合，而太极生液，所以生液者，以气自肾中来，气中有真水，其水无形，离卦到心，接著心气，则太极而生液者如此；心液到肾，心液与肾水相合，而太极复生于气，所以生气者，以液自心中来，液中有真气，其气无形，坎卦到肾，接著肾水，则太极而生气者如此。可比阳升阴降，至太极而相生，所生之阴阳，阳中藏水，阴中藏气也。《真诀》曰：肾中生气，气中有真水；心中生液，液中有真气。真水真气，乃真龙真虎也[②]（上卷《交媾龙虎第三》）。

此处气指元气，为肾所生，钟离权说"肾为气海"。液在内丹修炼中是一个重要概念，钟离权又说"五脏各有液""心是液之源"。液还包括了金液、玉液，是成就内丹的重要因素。从文中可以推演气液的关系如下：肾中元气含有真水，元气上济于心，心承其中之真水而生液，心液中又含有真气，心液再下降于肾，心肾相交，气液往复相生，循环不已。《圣济经》以气液关系演绎精神关系，为二者奠定了物质基础，使精神的保养能够归于人身实质。而道教"液"的概念在医学中并没有发挥作用，医学有"津液"的概念，津与液往往并用，指全身的水样物质，包括了血液、阴精等。而道教的"液"在医学中则基本归属于"精"的范畴。

在精神的养护上，养精与养神各得其法。养精须从食禁入手，卷六《食颐篇·明庶慎微章第三》说："物化生精而成于味，人味得形而复于化"[③]。《圣济经》将肾气称为"衡气"，引《素问·生气通天论》"味过于甘""肾气不衡"[④]，阐述气味的偏嗜对肾造成的危害。食物气味养人之精、形，气味若有偏嗜则会伤肾：

衡气者，肾气也。肾藏天一，气之元也。一失其平，则阴之五宫俱受其害。此阴之五宫，伤在五味也[⑤]。

阴之五宫指五脏，脏腑阴阳属性的划分，脏属阴，腑属阳，五脏皆有神居其中，故称为"宫"。"形立气布，斡旋于中谓之神"，《圣济经》以五志为五脏神，心藏神，在心神所统之下，肝藏魂，肺藏魄，脾藏意与智，肾藏精与志，神、魂、魄、意、志即为五脏神。五脏受食物气味所养，若气味失于阴阳之平衡，则使五脏受伤，肾气失衡，称为"衡气不守"。"气味所禁，尤为治病之要者，五气于脏各有所凑，五味于脏各有所入"。如酸涩之味有收敛之性，多食酸涩可导致膀胱不利而患癃闭（小便不利）。过食辛辣之物可伤及肺，多食咸则导致渴病，甘味食用过多可患中满。《圣济经》告诫说"饮食不可忽"，虽"五味之爽口"，亦须慎戒之。

在养神上，《圣济经》强调抱神守静，《宋徽宗御解道德真经·载营魄章第十》说圣人"载魄以通，抱一以守，体神以静"[⑥]，抱神守静之中反复告诫勿要情动于中，静者神之本，情者心之妄，情动则神伤，神伤则可导致形伤，注重情志内伤对人体的影响。《圣济经》详细阐述

---

①钟离权：《灵宝毕法》，吕洞宾传，曹志清等点校，山西人民出版社，1990，第3页。

②钟离权：《灵宝毕法》，吕洞宾传，曹志清等点校，山西人民出版社，1990，第7页。

③赵佶：《宋徽宗圣济经》，吴禔注，李顺保、程玫校注，学苑出版社，2014，第113页。

④《黄帝内经素问校释》上册，山东中医学院、河北医学院校释，人民卫生出版社，1982，第47页。

⑤赵佶：《宋徽宗圣济经》，吴禔注，李顺保、程玫校注，学苑出版社，2014，第114页。

⑥唐玄宗，宋徽宗，明太祖，清世祖：《〈道德经〉四帝注》，朱俊红整理，海南出版社，2012，第49页。

了情志内伤所导致的疾病[1]（见卷七《守机篇・知极守一章第二》），如思虑过度则伤神，神在心属火，思为脾之神，属土，土盛而火废，易患肉脱，即肌肉消瘦。忧愁过度则伤意，意在脾属土，忧愁在肺属金，金盛而土废，其病为肢废。悲哀过度则伤魂，悲哀在肺属金，肝藏魂，金气过盛则克伐肝木，肝主筋，则患筋挛，即拘挛抽搐之类。喜乐无极则伤魄，喜在心属火，肺藏魄，火盛克金，肺又主皮毛，故病皮槁，即皮肤枯槁。盛怒不止则伤志，志在肾属水，怒在肝属木，水生木，木气过盛，子盗母气，是以水废，而患腰脊不可俯仰。另外，七情过度还可使气的运行受阻，升降失常，怒则气上，喜则气缓，悲则气消，恐则气下，思则气结。故而《圣济经》极其重视情志内伤，"情动于中，非若外邪之轻且缓也"，认为情志之病伤及心神，动摇了人身之根本，比外感邪气所致者更加严重。因此，在诊病上要求医者"必观其态，必问其情，以察存亡得失之意"，关注病人情绪、心理对疾病的影响，治疗上"告之以其败，语之以其善，导之以其所便，开之以其所苦"，注重心理疏导，使病人从心理上接受、配合治疗，"神受则意诚，意诚则功倍"，可收事半功倍之效，是以"治神为先"。这也是较早的心理治疗思想。

宋徽宗在修真一道上主张内修，并不支持外丹法，历代帝王往往热衷于服食丹药，宋徽宗作为帝王在这一事上难得如此清醒。他说："彼修真者蔽于补养，轻饵药石，阳剂刚胜，积若燎原……阴剂柔胜，积若凝冰"[2]（卷一《体真篇・精神内守章第二》）。阳剂即热性药，热性药具阳刚之性，过服则火热偏旺，使人患消渴、癫狂、痈疽之病。热药伤阴，阴精亏耗，可使天癸竭绝，阴血枯涸。阴剂即寒性药，寒性药具阴柔之性，过服则阴寒内盛，导致洞泄寒中、厥冷之疾，使人真火衰微，卫气耗散。《圣济总录》卷第一百八十三、一百八十四为《乳石发动门》，统论云："世之服乳石者，至于轻生伤性，恃毫发所得，不戒夫毒烈之过，夭于中道，十有七八。"服之用以去病，"欲资是以祛沉痾痼疾可也"，不可随意用于常人，"当气体调和，营卫流通，亦何必区区于炼饵哉"[3]。《乳石发动门》记载因服石所致诸病，如寒热、发渴、吐血、痈肿疮疡、下痢、霍乱转筋等近二十种，并收录相应方治。如乳石发渴，因石性沉重趋下，服之其药性归走于肾，发则导致腑脏生热，津液枯燥，"肾燥则渴而引饮，不可为量，久则变为三消之证"，发为消渴。《圣济总录・乳石发渴》收录了相关论治方剂生地黄汤、葛根煎、葱白饮方、竹叶汤方等计十六首。《圣济总录》对补益之法更重视平补，卷第一百八十五《补益门》载有平补、峻补诸方，峻补方中有金液丹方，只硫黄一味，可峻补一切虚冷。篇首论曰："阴阳之气本自和平，过则生患。峻补之药施于仓卒，缘阳气暴衰，真气暴脱。或伤寒阴证诸疾急于救疗者，不可缓也"[4]。说明此方作用峻猛，只可用于阳气暴衰、真气暴脱、伤寒阴证等急症，"助阳气以扶衰弱"，余则不可轻试。平补之法可用以调适阴阳，"论平补之法，欲阴阳适平而已"，载平补方二十余首，"平补诸虚，久服轻身延年"，其中地黄煎、无比山药丸、六神丸等方一直沿用至今。宋徽宗内修注重精神内守，"至阴内景，自然清净，至阳外景，自然昭融"，使"精之又精，神之又神"，精神之修养达到一定境界，则上可以相天，下可

---

①赵佶：《宋徽宗圣济经》，吴禔注，李顺保、程玫校注，学苑出版社，2014，第123~127页。

②赵佶：《宋徽宗圣济经》，吴禔注，李顺保、程玫校注，学苑出版社，2014，第9页。

③赵佶：《圣济总录》下册，人民卫生出版社，1962，第2972页。

④赵佶：《圣济总录》下册，人民卫生出版社，1962，第3015页。

以命物，化育万物，“变化云为”[①]，成为至人。《庄子》载有真人、神人、至人、圣人等，皆为道教修炼有成之人，《素问·上古天真论》亦记载有合同于道者，有真人、至人、圣人、贤人，如云：“中古之时，有至人者，淳德全道，和于阴阳，调于四时，去世离俗，积精全神，游行天地之间，视听八达之外，此盖益其寿命而强者也”[②]。

水火既济思想在疾病治疗法则上也得到充分运用，“阴阳之气，不可一于太盛，亦不可一于太衰。盛衰既甚，无以济之，非所以全岁功也”（卷五《正纪篇·政治权衡章第四》）[③]。阴阳之太盛太衰，如《圣济总录》卷第四《治法·通类》云：

治寒以热，治热以寒，工所共知也。治寒以热而寒弥甚，治热以寒而热弥炽，殆未察五藏有阴阳之性，各因其类而取之耳。经不云乎，寒之而热者取之阴，热之而寒者取之阳。假有病热，施以寒剂，其热甚者，当益其肾，肾水既滋，热将自除。人有病寒，施以热剂，其寒甚者，当益其心，心火既壮，寒将自已。此所谓察阴阳之性，因其类而取之也[④]。

阳盛则热，阴盛则寒，常规治法是用寒性药治热病，热性药治寒病。然而病状万变，亦有治之无效者，用寒性药治热病而热不退，热性药治寒病而寒不除。似此类病证，《圣济经》提出应转而应用水火既济之法，寒之而热者取之阴，热之而寒者取之阳，并举例说明之，如用寒性药治热病而热更甚，则以水济火，肾属水，滋肾水以除热。如用热性药治寒病而寒更甚，则以火制水，心属火，益心火以祛寒。《圣济经》这一思想直接影响到金代医家刘完素，刘完素治疗火热病大量使用以水济火之法，滋肾水，降心火，至明代张介宾将这一方法用于治疗肾虚，并进一步完善为阴阳相济法，为其肾命学说的核心法则。

四、以象数穷理尽性论药理

《易经·说卦》曰：“穷理尽性，以至于命”[⑤]。穷理尽性这一对世界的认知方式对儒道二家都有很大影响。《宋徽宗御解道德真经·绝学无忧章第二十》注释“绝学无忧”云：

学以穷理，方其务学以穷理，思虑善否，参稽治乱，能勿忧乎？学以政［政，当作致］道，见道而绝学，损之又损之，以至于无为而无不为，则任其性命之情，无适而不乐，故无忧[⑥]。

为学须穷理，穷理以致道，程颐曾说：“凡眼前无非是物，物物皆有理”[⑦]（《程氏遗书》卷第十九）。《圣济经》多处提到“穷理尽性”“一物具一妙理”“一物具一性，一性具一理”。伏羲观象画卦，“推阴阳之赜，究物性之宜”大者及于牛马，小者及于果蓏，潜藏于水中者及于龟蟹，世间万物皆“禀气而生，不离阴阳”“故无一不协于理”[⑧]（卷九《药理篇·考经试训章第一》）。

---

①赵佶：《宋徽宗圣济经》，吴禔注，李顺保、程玫校注，学苑出版社，2014，第9页。
②《黄帝内经素问校释》上册，山东中医学院、河北医学院校释，人民卫生出版社，1982，第12页。
③赵佶：《宋徽宗圣济经》，吴禔注，李顺保、程玫校注，学苑出版社，2014，第98页。
④赵佶：《圣济总录》上册，人民卫生出版社，1962，第178页。
⑤朱熹：《周易本义》，廖名春点校，中华书局，2009，第261页。
⑥唐玄宗，宋徽宗，明太祖，清世祖：《〈道德经〉四帝注》，朱俊红整理，海南出版社，2012，第103页。
⑦程颢，程颐：《二程集》上册，王孝鱼点校，中华书局，1981，第247页。
⑧赵佶：《宋徽宗圣济经》，吴禔注，李顺保、程玫校注，学苑出版社，2014，第148~150页。

与脾在五脏中的特殊性。

除气味而外，物又有性，“物各有性，性各有材，材各有用”[①]（卷九《药理篇·权通意使章第四》）。天地生物，皆有气、性、味。物性分寒、热、温、凉四性，此四性法四时之气：

物生之初，气基形立，而后性味出焉……（吴注：）天以阳降其气，地以阴成其形。物之生，无不囿于形气也。然气基形立，必有温热凉寒之性，咸酸甘苦之味出焉[②]（卷十《审剂篇·致用协宜章第三》）。

故春夏温热，秋冬凉寒，气之常也。法四时之气以为治，则治寒以热，治热以寒，逆之以治其微。寒因热用，热因寒用，从之以导其甚。上焉以远六气之犯，中焉以察岁运之化，下焉以审南北之宜，合气之机不可失也[③]（卷十《审剂篇·气味委和章第一》）。

春夏温热，秋冬凉寒，为四季之常气。季节不同则气不同，所患疾病也因之各异。在治疗上要求法四时之气以为治，“治寒以热，治热以寒”，即以相对应的药性进行治疗，因气寒而患之病用热性药治疗，因气热而患之病用寒性药治疗。“逆之以治其微”“从之以导其甚”，指逆治、从治，又称正治、反治，《素问·至真要大论》云：“微者逆之，甚者从之”[④]。是针对病情轻重提出的治疗原则，“微”即病势较轻，“甚”即病势较重。病微则予逆治之法，即前所云：“治寒以热，治热以寒。”病甚则予从治之法，“寒因热用，热因寒用”，亦出自《素问·至真要大论》[⑤]，若因感寒而患病，病重之时可出现寒气过盛，格热于外，反见发高热，服热药常见格拒而吐出，故佐以少量寒药，称为“寒因热用”；反之，若因感热而患病，病重之时可出现热气过盛，格阴于外，反见恶寒，服热药而佐以少量寒药，称为“热因寒用”，是从治之法。各种治法皆依据药物之“理”，即气、性、味，“物有气臭，有性味，合之则一，离之则异，交取互用，以为虚实补泻之法”[⑥]（卷十《审剂篇·气味委和章第一》）。

五、以理对药物定名辨实

“天之所赋，不离阴阳。形色自然，皆有法象”“触类长之，莫不有自然之理”[⑦]（卷九《药理篇·名定实辨章第三》）。圣人“制字命物”，事物的命名也都反映了自然之理。如桂，以木为形，以圭为声。周制，天子纳后，以圭为聘，《周礼·考工记·玉人》曰：“谷圭七寸，天子以聘女”[⑧]。以圭为聘，以示信用，《圣济经》说：“圭而后聘，所以申其信也。”《名医别录》谓桂的作用可以“坚骨节，通血脉，理疏不足，宣导百药”[⑨]，《埤雅》云：“桂犹圭也。……宣道诸药，谓之先聘，若执以使”[⑩]（卷十四）。桂如圭之意，《圣济经》说：“桂能宣

---

①赵佶：《宋徽宗圣济经》，吴禔注，李顺保、程玫校注，学苑出版社，2014，第162页。
②赵佶：《宋徽宗圣济经》，吴禔注，李顺保、程玫校注，学苑出版社，2014，第173页。
③赵佶：《宋徽宗圣济经》，吴禔注，李顺保、程玫校注，学苑出版社，2014，第167页。
④《黄帝内经素问校释》下册，山东中医学院、河北医学院校释，人民卫生出版社，1982，第1222页。
⑤《黄帝内经素问校释》下册，山东中医学院、河北医学院校释，人民卫生出版社，1982，第1223页。
⑥赵佶：《宋徽宗圣济经》，吴禔注，李顺保、程玫校注，学苑出版社，2014，第166页。
⑦赵佶：《宋徽宗圣济经》，吴禔注，李顺保、程玫校注，学苑出版社，2014，第158页。
⑧郑玄注，贾公彦疏：《十三经注疏·周礼注疏》影印本第三册，卢宣旬校，艺文印书馆，1956，第633页。
⑨陶弘景：《名医别录》，尚志钧辑校，人民卫生出版社，1986，第36页。
⑩陆佃：《埤雅》影印本，中华书局，1985，第365页。

导诸药，为之先聘者如之，是以桂犹圭也”[①]。桂可宣导诸药以至病所，有如圭之信用、通使的作用，故而其名从“圭”。又如梅，梅、媒声同，梅以媒为声，是由于梅能够调和异味。“梅可作羹，能和异味而合者如之，是以梅犹媒也。”又如芎藭，即今之川芎，又写作穹䓖，芎藭之气上达巅顶，《神农本草经》用以主治中风入脑头痛，故以穹䓖为名。《圣济经》对萆薢、藙（茱萸）、薏苡仁、甘遂、桃、楙（木瓜）、枸杞、菖蒲、礜石、蘘（蘘又称蘘荷，别名很多，疑为高良姜）、兰、芣苢（车前）、莨菪、芫花等十余味药均以其作用释名。“物囿于天地间”，虽然方位有东西南北，地理有山林川泽，物类各异，然“会而通之，皆有明理”。

药物之命名皆有理，然而往往“或质同而性异，或名异而实同”，药物名称混乱，用错的也屡见不鲜，有“以蟛蜞为蟹者”“服老芋为茯神者”，故需察其性，究其实，求其所禀，推其所附，考其本原，避其所忌，“循名而考实”，名正则实得。

或质同而性异，察其性可也。或名异而实同，究其实可也。或孕正气，则求其所禀。或托异类，则推其所附。或物化之未渝，于以考其本原。或物宜之相戾，于以避其所忌。因于物而辨其理之自然，因自然而用之适其宜，非烛理之士不能也。夫名者，实之所宾也。名之不正，则实将安辨。循名而考实，则名不可以不正，名正矣，则实可以因名而得[②]（卷九《药理篇·名定实辨章第三》）。

《圣济经》对药物性用的辨别分为六种，其一为同质异性，以芝、枸杞、菊花、牡蛎、蜂、麻为例。如芝，“芝禀五行之秀”，芝为方术家所说之神草，《神农本草经》载有六芝——赤芝、黄芝、白芝、黑芝、青芝、紫芝，谓服之可以轻身不老，延年而成神仙，是一芝有六个品种。“杞备四时之养”，枸杞春夏食其苗叶，秋冬用其根与果实，是四时所用部位不同。“菊花异种，因以别甘苦之味”。菊花茎紫色、气香者味甘，茎青色、气如蒿草者味苦，是一花异种而味有别。“蜜成于蜂，蜜温蜂寒；油本于麻，麻温油寒”。蜜蜂性寒，蜂蜜性温，麻油性寒，麻性温，是同体异性。这些都属于同质异性，需辨别清楚，不可混淆。其二为名异而质同性近，以硝、姜、乌喙（即乌头）、蜀漆、芎䓖为例。如硝与姜，“硝异名而其性近，姜异名而其质同”。芒硝、朴硝均是硝之异名，只是精制程度不同，朴硝是粗制的芒硝，二者性味基本相同。干姜、生姜皆是姜之异名，干姜是生姜的干品，作用也相近。其三，孕正气，以腊雪、忍冬、牛、豕、蟹为例。如腊雪与忍冬，“腊雪凝至阴之气可以治温，忍冬禀不凋之操可以益寿”。腊月所落之雪含至阴之气，可以用来治疗温热病，忍冬冬季不凋谢，其耐寒之性可以延年益寿。这些药物是禀自然之气而有相应自然之性。其四，托于异类，以车前、苁蓉、络石藤、蕈、垣衣（苔藓）为例。如络石与蕈，“络石络于石，可以却老；蕈生于槐，可以治风”。络石藤缠绕于石上，故“具石之性”，可以延缓衰老。蕈生长在槐树上，槐可去风（槐子主治头风），蕈具槐之性，亦可以治风。其五，物化未渝，以石蟹、鲫、丹药、蚕沙、败席、蓝布为例。如石蟹，“石蟹之疗漆疮则与蟹同”，石蟹是蟹的化石，蟹可以解漆疮之毒，漆疮是接触漆引起的皮炎，石蟹也有同样作用。“蚕砂以其桑性之未变，故可治风”。桑叶可疏散风热，常用来治疗感冒、目赤、头痛等风疾，蚕食桑叶，排出的蚕砂也随之与桑叶作用相同，可以祛风止痛。其六，物宜之相戾，以矾石、菴䕡、杜衡、钩吻、原蚕（晚蚕）、踯躅（杜鹃花）为

---

①赵佶：《宋徽宗圣济经》，吴禔注，李顺保、程玫校注，学苑出版社，2014，第157页。

②赵佶：《宋徽宗圣济经》，吴禔注，李顺保、程玫校注，学苑出版社，2014，第161页。

例。戾，恶，不同药物对不同物种作用有异，有适宜者，有不宜者。如“杜衡、钩吻，非补益之良也，马得杜衡而健，羊食钩吻而肥”。杜衡与钩吻二药对人而言不属于补益之品，杜衡为祛风药，作用与桑叶相类，钩吻有大毒，别名断肠草。但杜衡可以健马，杜衡叶形似马蹄，俗名马蹄香，李时珍《本草纲目》云：“马得之而健走”①。钩吻可以肥羊，“人误食其叶者致死，而羊食其苗大肥”②。以上六种皆须详辨，循名考实，正名得实，“其理之自然，因自然而用之”“实名之不可忽如此”③。

①李时珍：《本草纲目》上册，人民卫生出版社，1982，第819页。
②李时珍：《本草纲目》上册，人民卫生出版社，1982，第1227页。
③赵佶：《宋徽宗圣济经》，吴禔注，李顺保、程玫校注，学苑出版社，2014，第160~161页。

第二节　刘完素

刘完素，字守真，自号通玄处士，河间（今河北河间）人，约生于北宋大观四年（1110年），卒于南宋庆元六年（1200年）。金代著名医学家（其时河间为金朝疆域），世人尊称为刘河间，河间学派创始人，金元四大家之一。

刘完素精研《黄帝内经》，以运气学说阐发人与自然的关系，认为人身之气皆随五运六气而有所兴衰变化，运气常变之规律为诊病之绳墨。又发挥《内经》"病机十九条"，以火热为外感病的主要致病因素，创著名的"六气化火说"，治病须从寒凉法入手，以降心火、益肾水为第一要旨，创制防风通圣散、双解散等名方，流传后世，并沿用至今，故其所创学派亦称为寒凉派。刘完素医名盛于金大定、明昌年间（1161~1195年），金章宗曾三次征召，皆坚辞不就，章宗爱其淳朴，特赐号"高尚先生"。刘完素一生致力于研究《内经》学理，相关著作有《内经运气要旨论》、《素问玄机原病式》（简称《原病式》）、《黄帝素问宣明论方》（简称《宣明论》）、《素问病机气宜保命集》（简称《保命集》），另有《伤寒直格》《三消论》等。随着他的医学思想广泛流传，师从者甚多，先后有荆山浮屠、马宗素、穆子昭、董系等传其学，私淑者如葛雍、镏洪、张从正等，最终形成鲜明的寒凉医风，开创了金元医学发展的新局面。

刘完素辞世后，河北保定、其故居河间十八里营、肃宁洋边村都建庙以为纪念，河间十八里营更名刘守村，肃宁洋边村更名师素村。明正德二年（1507年）敕封其为"刘守真君"，明万历年间（1600年前后），师素村刘守庙扩建为"刘守真君庙"。

有宋一朝是中国古代历史上经济文化与科技发展高度繁荣的时代，作为一代医学宗师，刘完素亦有着极为深厚的中华传统文化底蕴，其学术深受易学及道家哲学思想影响，易道对其医学思想体系的建立起到了重要作用。

《易经》被公认为中华文化之根本，《易经》认为世界万物是不断发展变化的，其变化的核心、根本就是阴阳，《周易·系辞》云："一阴一阳之谓道"，阴阳学说正是中国医学奠基之作《黄帝内经》理论体系的基石。一方面，易学的基本观念、思维方式已经深化为中医学自身的基本观念和认识方法；另一方面，《内经》以降，历代医者往往引用易理、卦理来阐释医学理论与临床实践中的有关问题。较早的医学家如隋代杨上善，唐代孙思邈、王冰，诸家皆以易言医，而后渐成风尚，历经宋金元，绵延数百年，直至明代，以太极为核心的命门学说形成，使以易理言医理达到一个巅峰期。

刘完素为金元四大家之首，他认为医源于易，医道合于易道，当“法象天地，理合自然”，故而阐述医理须“比物立象”，明大道方可明医道，“而行无枉错”，将易与医的关系紧密结合，并且提到了一个很高的层次。

一、医教源于伏羲

《素问玄机原病式》为刘完素的代表作之一。玄机，指深奥微妙的义理。原，推究。病式，疾病的法则与规律。《说文解字注》云：“式，法也”①。书名的字面含义即推究《素问》一书奥旨，从而得出诊病的法则与规律。该书主要针对《素问・至真要大论》中的“病机十九条”，归纳整理为五运主病（五运在五脏即肝木、心火、脾土、肺金、肾水）和六气为病（风、热、湿、火、燥、寒），并对《素问》原文逐条逐证进行注释阐发，提出相应治疗原则。该书是中医病机学的重要著作，书中以大量篇幅论述了热和火的病机，反映了刘完素学术上重视火热的思想。

《素问玄机原病式》书名含义极为深刻，表明了刘完素著书之意，从序言中可见一二。医学从《内经》传承至宋金时期，历代医书虽然不少，但在临证能够切于实用的，唯一部《伤寒杂病论》而已。

余之医教，自黄帝之后二千五百有余年，汉末之魏，有南阳太守张机仲景，恤于生民多被伤寒之疾，损害横夭，因而辄考古经，以述《伤寒卒病方论》一十六卷，使后之学者有可依据。然虽所论未备诸病，仍为道要，若能以意推之，则思过半矣。且所述者众，所习者多，故自仲景至今，甫仅千岁，凡著述医书，过往古者八九倍矣。夫三坟之书者，大圣人之教也，法象天地，理合自然，本乎大道。仲景者，亚圣也，虽仲景之书未备圣人之教，亦几于圣人，文亦玄奥，以致今之学者尚为难焉。故今人所习，皆近代方论而已，但究其末而不求其本②。

《伤寒卒病方论》即《伤寒杂病论》，文中所言，该书所论为医中至要之道，合乎三坟大道，虽未能完全反映大道之理，也相距不远，故刘完素称张仲景为亚圣，但是《伤寒杂病论》之流传也尚有不足之处。一者，《伤寒杂病论》“所论未备诸病”。《伤寒杂病论》宋以后分为两部著作，即《伤寒论》和《金匮要略》。《伤寒论》为外感病部分，记载了397条治病法，113方，《金匮要略》收录内伤杂病部分，收载方剂262首，列举病证60余种。除去重复，《伤寒杂病论》载方共计269首，被后世誉为“众方之祖”“方书之祖”，其方剂被尊为“经方”。《伤寒杂病论》虽然经典，但其所收载疾病、方剂毕竟有限，至刘完素生活的宋金时期，很多疾病早已超出《伤寒杂病论》的治疗范围。二者，此书条文文字极为简练，“文亦玄奥”，其理难寻，学习者大都仅能够习其方，以方索证，只得其术，未达其理，是舍本逐末。“认似作是，以阴为阳，失其意也”。

故而刘完素认为，寻找新的适应时代的有效治疗方法迫在眉睫。且道在术上，理在法先，“知其要者，一言而终，不知其要，流散无穷”，必须要建构一套新的医学理论体系。《素问玄机原病式》便是金元时期一个全新医学理论体系建构的开端，该书具有医学学术发展史上划时代的意义。刘完素极为重视医之道与理，并追根溯源，提出医源于伏羲的医易思想：

---

①许慎撰，段玉裁注：《说文解字注》，上海古籍出版社，1981，第201页。

②刘完素：《素问玄机原病式》，宋乃光点校，中国中医药出版社，2007，自序，第1~2页。

夫医教者，源自伏羲，流于神农，注于黄帝，行于万世，合于无穷，本乎大道，法乎自然之理……洎乎周代，老氏以精大道，专为道教，孔子以精常道，专为儒教，由是儒道二门之教著矣，归其祖，则三坟之教一焉。儒道二教之书比之三坟之经，则言象义理昭然可据，而各得其一意也。故诸子百家多为著述，所宗之者，庶博知焉①。

刘完素引孔安国《尚书序》所言三坟、五典之义，伏羲、神农、黄帝之书谓为三坟，三坟言大道；少昊、颛顼、高辛、唐、虞之书谓之五典，五典言常道。刘完素谓三坟是五典之本，五典为三坟之末，三坟虽然专言天地自然之大道，其中并非无常道；五典虽然专论治世之常道，其中亦非无大道。若能以大道为体，常道为用，“天下之能事毕矣”。伏羲、神农、黄帝之书为三坟，而医学典籍《神农本草经》与《黄帝内经》皆源自伏羲，医学为伏羲学之支流，从而尊伏羲为医学之始祖。刘完素此说应该是以《系辞传》的说法为根据的，《周易·系辞传》云伏羲氏仰观天象，俯察地理，近取诸身，远取诸物，而作八卦。后神农氏兴起，“斫木为耜，揉木为耒，耒耨之利，以教天下，盖取诸《益》”②。神农时农业、贸易的兴旺发展，取自于益卦、噬嗑卦之象。后“黄帝、尧、舜垂衣裳而天下治，盖取诸《乾》《坤》”（同上）。黄帝、尧、舜治理天下，同样取自于乾坤等卦象。三坟所言为大道，五典所言为常道，三坟大道为本为体，五典常道为末为用。老子之道教精于大道，孔子之儒教精于常道，“儒教、道教虽然旨趣不同，但都以三坟之教的大道为归依”③。此所云“大道”何谓？刘完素认为即是“法乎自然之理”。“医之妙用，尚在三坟”，医教同样也是以三坟之教“自然之理”为指归。

自古如祖圣伏羲画卦，非圣人孰能明其意。二万余言，至周文王方始立象演卦，而周公述爻，后五百余年，孔子以作《十翼》而《易》书方完。然后易为推究，所习者众而注说者多。其间或所见不同而互有得失者，未及于圣，窃窥道教故也。易教体乎五行八卦，儒教存乎三纲五常，医教要乎五运六气。其门三，其道一，故相须以用而无相失，盖本教一而已矣。若忘其根本而求其华实之茂者，未之有也④。

“无论儒教、道教还是医教都必须合乎圣人之道”⑤，“言本求其象，象本求其意，意必合其道”⑥，三教各自表现虽然分别为五行八卦、三纲五常、五运六气三个不同形式，但其根基则是以伏羲画卦为核心的同一个大道。医学与儒学、道教是发源于同一易学本源的不同支脉，三者之间有着非常密切的关系⑦。然而“玄机奥妙，圣意幽微，浩浩乎不可测，使之习者虽贤智明哲之士，亦非轻易可得而悟矣”，“故相须以用而无相失”⑧。医源于易，故医学之理同样玄妙幽微，学者当与儒、道、易互参为是。易之“自然之理”体现于五行八卦之中，医学之“自然之理”则包含在五运六气之内，阴阳五行八卦为医学必须遵循的基本原理，是医学之根本，故而刘完素以易论医，以易理为形而上之道，作为医学理论的基础与核心。

---

①刘完素：《素问玄机原病式》，宋乃光点校，中国中医药出版社，2007，自序，第1页。
②朱熹：《周易本义》，廖名春点校，中华书局，2009，第246页。
③姚春鹏：《刘完素医易思想初探》，《周易研究》，2011，第2期，第89页。
④刘完素：《素问玄机原病式》，宋乃光点校，中国中医药出版社，2007，自序，第2~3页。
⑤姚春鹏：《刘完素医易思想初探》，《周易研究》，2011，第2期，第90页。
⑥刘完素：《素问玄机原病式》，宋乃光点校，中国中医药出版社，2007，自序，第2页。
⑦姚春鹏：《刘完素医易思想初探》，《周易研究》，2011，第2期，第90页。
⑧刘完素：《素问玄机原病式》，宋乃光点校，中国中医药出版社，2007，自序，第1~3页。

二、提出医教之三坟

三坟究竟为哪几部书，孔安国在《尚书序》中以伏羲、神农、黄帝之书为三坟，并无具体所指。刘完素从医学角度出发，提出医教之三坟，医教三坟之书分别为伏羲《太始天元册文》、神农《神农本草经》、黄帝《黄帝内经》。

故有祖圣伏羲占天望气，及视龙马灵龟，察其形象而密解玄机，无不符其天理。乃以始为文字画卦，造六甲历纪，命曰《太始天元册文》，垂示之于后人也。以诮神农诏明其道，乃始令人食谷，以尝百药而制《本草》矣。然后黄帝命其岐伯及鬼臾区以发明太古灵文，宣陈造化之理，论其疾苦，以著《内经》焉①。

《太始天元册文》一书始见载于《素问》，如《天元纪大论》《五运行大论》《六微旨大论》中，所记内容均与运气学说有关，书今已失传。王冰称之为太古灵文，认为是太古之时占候之书，王冰注曰：

《天元册》所以记天真元气运行之纪也。自神农之世，鬼臾区十世祖始诵而行之。此太古占候灵文，洎乎伏羲之时已镌诸玉版，命曰《册文》。太古灵文，故命曰《太始天元册》也②（《素问·天元纪大论》）。

王冰说该书伏羲之时已经成书，至神农时期，鬼臾区十世祖奉行该书，故黄帝问五运如何主时，鬼臾区引《太始天元册文》以答之。因该书已亡佚，故唐代王冰又著《天元玉册》三十卷，结合奇门遁甲之学专论五运六气，至明清时期马莳、高士宗注释《黄帝内经》时亦提到该书。

帝曰：愿闻五运之主时也何如？……鬼臾区曰：臣积考《太始天元册文》曰：太虚廖廓，肇基化元，万物资始，五运终天，布气真灵，揔统坤元，九星悬朗，七曜周旋，曰阴曰阳，曰柔曰刚。幽显既位，寒暑弛张，生生化化，品物咸章③（《素问·天元纪大论》）。

太始指开天辟地前有形无质的原始宇宙状态。《易纬·乾凿度》曰："夫有形生于无形，乾坤安从生。故曰：有太易，有太初，有太始，有太素也。太易者，未见气也；太初者，气之始也；太始者，形之始也；太素者，质之始也。"④天元谓岁时运行之理。《太始天元册文》这段文字描述了宇宙形成的过程，辽阔宇宙，初始为太虚，太虚元气汇聚而生成万事万物。木、火、土、金、水五星运行在太空之中，其运动变化周而复始。五星之运行称为五运，五运之气敷布周流，成为大地上万物生化的主宰。九星（据王冰注，九星指天蓬、天芮、天冲、天辅、天禽、天心、天柱、天任、天英）悬照于太空，日月五星（即七曜）的循环运行，使自然界有了四时变迁、昼夜交替。正因为如此，万物不断生长收藏，所谓生生不息，化化无穷，才表现出了各种各样的生态变化。这段文字从天象变化深刻地反映出宇宙的生成过程，太虚即无极，无极而太极，太极生两仪，两仪即阴阳，两仪又生四象，"刚柔相摩，八卦相荡"，刚柔，朱熹谓"卦爻阴阳之称也"⑤，即阴爻、阳爻。寒来暑往，四季更迭，万物生生化化，繁衍不息。

---

①刘完素：《刘完素医学全书·素问要旨论》，宋乃光主编，中国中医药出版社，2006，自序，第195页。
②《黄帝内经素问》，王冰注，《中国医学大成续集》影印本，上海科学技术出版社，2000，第871~872页。
③《黄帝内经素问校释》下册，山东中医学院、河北医学院校释，人民卫生出版社，1982，第845页。
④林忠军：《易纬导读》，齐鲁书社，2002，第81页。
⑤朱熹：《周易本义》，廖名春点校，中华书局，2009，第221~222页。

《太始天元册文》又见于《素问·五运行大论》。黄帝问天地阴阳之所始：

岐伯曰：昭乎哉问也！臣览《太始天元册文》，丹天之气经于牛女戊分，黅天之气经于心尾己分，苍天之气经于危室柳鬼，素天之气经于亢氐昴毕，玄天之气经于张翼娄胃。所谓戊己分者，奎壁角轸，则天地之门户也。夫候之所始，道之所生，不可不通也[①]。

这段文字论述的是五气经天的布局。丹天之气、黅天之气、素天之气、苍天之气、玄天之气为五天之气，明代医家张介宾注云："丹，赤色，火气也。黅，黄色，土气也。苍，青色，木气也。素，白色，金气也。玄，黑色，水气也"[②]（《类经》卷二十三《运气类》）。木、火、土、金、水五气横天。牛女、心尾、危室柳鬼、亢氐昴毕、张翼娄胃、奎壁角轸等指二十八星宿，二十八星宿分别位于四方，把天空分为二十八个区域。十天干中，甲乙居东方，丙丁居南方，戊己居中央，庚辛居西方，壬癸居北方。子午分为北南，卯酉分居东西。五气经天，按十天干方位而化五运五行，周流敷布，进而使自然界之万物"生生化化，品物咸章"。如此，星象、干支、卦象、气候、历法统一在一个体系中，天人相应、天人相参，表明天地阴阳变化规律产生于实际天象的观测，运气理论即来源于此。

《太始天元册文》既为伏羲太古之书，其内容又阐述宇宙天地自然生成之奥义，如《周易·系辞上》所说："仰以观于天文，俯以察于地理，是故知幽明之故"[③]，符合伏羲之书"占天望气""密解玄机"的条件，"然五行经彰，以五行配合之道，因纪之始，出《太始天元》之册文……后因圣帝命天师推究太古灵文，乃著《内经》而已"[④]（《内经运气要旨论》卷一。是书今排印本名《素问要旨论》，文中脚注皆用今名）。《素问》数引《太始天元册文》以阐述运气原理，《太始天元册文》无疑为《内经》成书的主要参考书，刘完素以《太始天元册文》为源，《内经》为其流，亦可谓有所依据。且更进一步将王冰注释引而伸之，直接将此书定为伏羲画卦之经，并《神农本草经》《黄帝内经》二书为医教三坟，以《太始天元册文》为三坟之首：

凡此三皇三经，命曰三坟，通为教之本始，为万法宗源，诚为天之候也。若论愈病疾，济苦保命防危，非斯圣典，则安得致之矣[⑤]（《内经运气要旨论》序）。

三坟为言大道，医教之三坟，言医学之大道，三书即为医学之本源，为医学万法之根本。

三、比物立象，以运气学说涵述医道

刘完素在《素问玄机原病式》序言中数度言及圣人之书玄奥而不能明，如三坟五典"玄机奥妙，圣意幽微，浩浩乎不可测"，《伤寒杂病论》"文亦玄奥"，《素问》"以其玄奥而俗莫能明"。不仅世人学之为难，"虽贤智明哲之士，亦非轻易可得而悟矣"。尤其《素问》一书为医学理论基石，然而该书之流传，经世间之离乱，传写之舛错，"重重误差，不可胜举"，虽有林亿为之校改，亦多有失处。虽有王冰为其注释，亦未尝"备圣贤之意，故其注或有失者也"。故

---

①《黄帝内经素问校释》下册，山东中医学院、河北医学院校释，人民卫生出版社，1982，第864页。

②张介宾：《张景岳医学全书·类经》，李志庸主编，中国医药出版社，1999，第445页。

③朱熹：《周易本义》，廖名春点校，中华书局，2009，第226页。

④刘完素：《刘完素医学全书·素问要旨论》，宋乃光主编，中国中医药出版社，2006，第198页。

⑤刘完素：《刘完素医学全书·素问要旨论》，宋乃光主编，中国中医药出版社，2006，第195页。

而该书传至金时，刘完素慨叹其“使智哲以理推之，终莫得其真意”[①]。

刘完素数十年深研《内经》，发明比物立象一法，以天地运气自然之理推究《素问》奥义。《素问玄机原病式》序言两次提到“比物立象”一词，《素问病机气宜保命集》序言也说：

今将余三十年间，信如心手，亲用若神，远取诸物，近取诸身，比物立象，重明真理，治法方论，裁成三卷三十二论，目之曰《素问病机气宜保命集》。此集非崖略之说，盖得轩岐要妙之旨，故用之可以济人命，舍之无以活人生[②]。

其著作又如《内经运气要旨论》《医方精要宣明论》亦均为以此法推究而得，“乃三集之文，开素病之铄钥，详为证明，指南龟鉴，识病证之模范，使世中无夭亡之苦也”[③]（《宣明论方》自序）。

言、象、意是中国哲学的三个重要范畴，“象”这一范畴较早见于《周易》，《周易》定义了“象”的含义，并讨论了言、象、意三者之间的关系。《易·系辞上》云：

子曰：书不尽言，言不尽意。然则圣人之意，其不可见乎？子曰：圣人立象以尽意，设卦以尽情伪，系辞焉以尽其言[④]。

“象”原指天象，《系辞上》曰：“在天成象，在地成形。”朱熹释云：“象者，日月星辰之属。”[⑤]伏羲画卦，以卦爻推测天象，以及于物之象，“圣人设卦观象，系辞焉而明吉凶”（《系辞上》）。朱熹释云：“象者，物之似也。”[⑥]“是故吉凶者，失得之象也；悔吝者，忧虞之象也；变化者，进退之象也；刚柔者，昼夜之象也。”（《系辞上》）吉凶悔吝、刚柔变化无不体现自然变化之象。《周易》将“象”定义为：“圣人有以见天下之赜，而拟诸其形容，象其物宜，是故谓之象。”[⑦]从中可知，《周易》所说的“象”是“物象”，表示方法是用卦爻符号的组合，这种“物象”可以用来进行比附、类推，故此易象可以“范围天地之化而不过，曲成万物而不遗”[⑧]。“书不尽言，言不尽意”，朱熹说：“言之所传者浅，象之所示者深”[⑨]。阴阳二爻的推演，所包含的变化无有穷尽，故而言不能尽意，惟有象才能尽意。

对言、象、意三者的关系，王弼曾进行了充分论述。王弼论“言不尽意”的原因，说：“名之不能当，称之不能既”[⑩]。言语名称对事物的描述不能尽合，皆必然有所局限，“言之者失其常，名之者离其真”（同上）。“语言只能从某一角度反映事物，它既不能反映事物的全貌，也不能穷尽事物的一切，因此言不尽意”[⑪]。既然言不能尽意，那么以何尽“意”呢？王弼提出“由象尽意”：

夫象者，出意者也。言者，明象者也。尽意莫若象，尽象莫若言。言生于象，故可寻言以

---

①刘完素：《素问玄机原病式》，宋乃光点校，中国中医药出版社，2007，序，第1~6页。
②刘完素：《刘完素医学全书·素问病机气宜保命集》，宋乃光主编，中国中医药出版社，2006，第111页。
③刘完素：《校正素问精要宣明论方》，柳长华、孙洪生校注，中国医药科技出版社，2012，自序。
④朱熹：《周易本义》，廖名春点校，中华书局，2009，第242页。
⑤朱熹：《周易本义》，廖名春点校，中华书局，2009，第221~222页。
⑥朱熹：《周易本义》，廖名春点校，中华书局，2009，第223~224页。
⑦朱熹：《周易本义》，廖名春点校，中华书局，2009，第243页。
⑧朱熹：《周易本义》，廖名春点校，中华书局，2009，第227页。
⑨朱熹：《周易本义》，廖名春点校，中华书局，2009，第242页。
⑩王弼：《王弼集校释·老子指略》，楼宇烈校释，中华书局，1980，第196页。
⑪陈道德：《言象意简论》，《哲学研究》，1997，第6期，第51页。

观象；象生于意，故可寻象以观意。意以象尽，象以言著。故言者所以明象，得象而忘言；象者所以存意，得意而忘象。犹蹄者所以在兔，得兔而忘蹄；筌者所以在鱼，得鱼而忘筌也。然则言者，象之蹄也；象者，意之筌也。是故存言者，非得象者也；存象者，非得意者也。象生于意而存象焉，则所存者乃非其象也；言生于象而存言焉，则所存者乃非其言也。然则忘象者乃得意者也，忘言者乃得象者也。得意在忘象，得象在忘言[①]（《周易略例·明象》）。

王弼认为象是表意的工具，只有象才能尽意。言是明象的工具，只有言才能尽象，而只有忘言、忘象，最终才能得意。言与象在传达意义中的作用极为重要，必须透过言、象把握其所表达的意义[②]。对言、象、意三者，刘完素极为重视“意”这一范畴，在《素问玄机原病式》序中反复申说三坟大道之意、圣人之意的重要性，“意”之一字在短短一篇序言中出现了几近二十次。由于前述之各种原因，流传下来的医学典籍如《内经》《伤寒论》，虽深含大道之奥义，却隐而不能明。如何彰显“古圣之意”，刘完素认为必须从言、象、意三者着手，“言本求其象，象本求其意，意必合其道”。《素问病机气宜保命集·原脉论》也说：

大道之浑沦，莫知其源。然至道无言，非立言无以明其理，大象无形，非立象无以测其奥。道象之妙，非言不明[③]。

于是借用《周易》“立象以尽意”思想，提出了“比物立象”以尽“古圣之意”的方法，通过立象以观测道之妙义，再通过立言以明象所反映之至理，比物立象法是其医学哲学的根本方法。明显可见，刘完素的思想受到王弼的很大启发，王弼说“尽意莫若象，尽象莫若言”，刘完素对言、象、意关系之阐述几乎是王弼的翻版。

“比物立象”，比，类比。比物，指连缀同类的事物，进行排比归纳。“比物”一词最早见于《韩非子·难言》：“多言繁称，连类比物，则见以为虚而无用。”[④]《周易·系辞下》提出“立象以尽意”的特点是：“其称名也小，其取类也大，其旨远，其辞文，其言曲而中，其事肆而隐。”孔颖达疏：“其旨远者，近道此事，远明彼事，是其旨意深远。若龙战于野，近言龙战，乃远明阴阳斗争，圣人变革，是其旨远也。”[⑤]刘完素为达到“立象以尽意”的目的，以“连类比物”之法予以立象，以小喻大，由此及彼，以反映医学大道深远之旨意。今《周易·系辞》“立象以尽意”的方法称为“观物取象”，刘完素之“比物立象”寓意似较之更为幽深，更为切合《周易》“立象以尽意”的原旨。

刘完素“比物立象”法，要用以反映医学大道深远之旨意，那么大道又在何处，如何可以明之？其所比之物为何物，所立之象又为何象呢？《素问玄机原病式》序引《仙经》云：

《仙经》曰：大道不可以筹算，道不在数故也。可以筹算者，天地之数也。若得天地之数，则大道在其中矣[⑥]。

老子说：“道，可道，非常道。名，可名，非常名。”[⑦]大道为天地自然最幽深的道理，

---

①王弼：《王弼集校释·周易略例》，楼宇烈校释，中华书局，1980，第609页。

②陈道德：《言象意简论》，《哲学研究》，1997，第6期，第51页。

③刘完素：《刘完素医学全书·素问病机气宜保命集》，宋乃光主编，中国中医药出版社，2006，第115页。

④王先慎：《韩非子集解》，钟哲点校，中华书局，1998，第21页。

⑤王弼注，孔颖达疏：《十三经注疏·周易正义》，李学勤主编，北京大学出版社，1999，第312页。

⑥刘完素：《素问玄机原病式》，宋乃光点校，中国中医药出版社，2007，序，第3页。

⑦朱谦之：《老子校释》，中华书局，1984，第3页。

是视之不见、听之不闻、抟之不得的。《仙经》指道家经典，并不是某一部书。考刘完素引《仙经》的这段话应化裁于正阳真人汉钟离《灵宝毕法》的一段话："大道无形，视听不可以见闻；大道无名，度数不可以筹算。资道生形，因形立名。名之大者，天地也。"[①]"即天地上下之位而知天地之高卑，即阴阳终始之期而知天道之前后"[②]（《小乘安乐延年法·匹配阴阳第一》）。大道无形无名，不可以见闻，不可以运算，但是天地则为大道形名之体现，老子说："人法地，地法天，天法道，道法自然"[③]（第二十五章）。孔子也说："天何言哉？四时行焉，百物生焉"（《论语·阳货》）。朱熹注云："四时行，百物生，莫非天理发见流行之实，不待言而可见"[④]。天地之道法于自然之道，天理蕴含于四时运行、万物化生之中，故而可以通过运算天地的法则以反映大道之至理。

天地的法则如何运算，《内经运气要旨论》序言曰：

天地之道，生一气而判清浊。清者轻而上升为天，浊者重而下降为地。天为阳，地为阴，乃为二仪。阴阳之气各分三品，多寡不同，故有三阴三阳之六气。然天非纯阳而亦有三阴，地非纯阴而亦有三阳，天地各有三阴三阳，总之一十二矣。然天之阴阳者，寒、暑、燥、湿、风、火也；地之阴阳者，木、火、土、金、水、火也。金火不同其运，是故五运彰矣。然天地之气运升降不以，阴阳相感，化生万物矣。其在天者，则气结成象，以为日月星辰也；在地则气化为形，以生人，为万物也。然人为万物之灵也，非天垂象而莫能测矣。其非机理，归自然也[⑤]。

这段文字说明了天地互通的原理，即所谓"天人相应"。天地虽为二物，然为一气所生，其气中之清轻者上升为天，气中之重浊者下降为地，以此天地判分为阴阳二仪。老子云："一生二，二生三，三生万物"[⑥]（第四十二章）。阴阳之再划分，按照老子三分法，可再分为三阴三阳，即厥阴、少阴、太阴，少阳、阳明、太阳。天之三阴三阳，对应之事物为寒、暑、燥、湿、风、火六气；地之三阴三阳，对应之事物为木、火、土、金、水、火五行。此处五行之"火"出现了两次，并不是误写，而是要将天地之三阴三阳互相对应，六气中暑与火为一气，但各分属六气之一，五行要与其一一对应，相互配属，故火之一行出现两次。三阴三阳、六气、五行之相互对应关系是：厥阴风木、少阴君火、太阴湿土、少阳相火、阳明燥金、太阳寒水，其中"少阳相火"之相火即为六气之"暑"气。

天之六气，地之五行，运动升降，循环不已，阴阳相互交感，是以化生万物。在天之气汇聚为日月星辰，以成天之形象；在地之气化生为人和万物，以成地之形象。若要明了人和万物的生命规律，则需通过"天之垂象"进行推测，这是回归自然的道理。由此可知，刘完素"比物立象"，所比之"物"是以地之人和万物与天之日月星辰相类比，所立之"象"是日月星辰所反映的"天之垂象"，即用"天象"之"意象" 类比人身之"意象"，以推演人体生命的基本规律，此即所谓"大道"，并由此归纳演绎，获得疾病与治疗的基本原理和方法。

---

①钟离权：《灵宝毕法》，吕洞宾传，曹志清等点校，山西人民出版社，1990，第1页。

②钟离权：《灵宝毕法》，吕洞宾传，曹志清等点校，山西人民出版社，1990，第4页。

③朱谦之：《老子校释》，中华书局，1984，第103页。

④朱熹：《四书章句集注》，中华书局，1983，第180页。

⑤刘完素：《刘完素医学全书·素问要旨论》，宋乃光主编，中国中医药出版社，2006，第195页。

⑥朱谦之：《老子校释》，中华书局，1984，第174页。

天地的法则如何运算，其具体算法是“比物立象”的关键处，也是核心处。“可以筹算者，天地之数也”。

故经曰：夫五运阴阳者，天地之道也，万物之纲纪，变化之父母，生杀之本始，神明之府也，可不通乎！……经曰：天地之至数，始于一而终于九。数之可十，推之可百，数之可千，推之可万。万之大，不可胜数，然其要一也……又云：不知年之所加，气之兴衰，虚实之所起，不可以为工矣。由是观之，则不知运气而求医无失者鲜矣①。

此处“经”指的是《黄帝内经》，以上经文主要出自《素问》的《天元纪大论》《三部九候论》和《六节藏象论》。阴阳五行反映的是天地大道，是世间万物发展变化所遵循的基本法则，这个法则如何进行推演，依靠的是天地之至数，即由一到九，九个数字。通过这些数字可以推演出十、百、千、万，直至“不可胜数”，但“其要一也”，其关键都在于一到九的“至数”。“至数”，张介宾《类经》注云：“天地虽大，万物虽多，莫有能出乎数者，数道大矣，故曰至数”②（卷五《三部九候》）。此数源于《洛书》的九宫数与《河图》的五行生成数，张介宾称为“天地自然之数”。至数的推演算法称为“运气”，此算法可运算“年之所加，气之兴衰，虚实之所起”，即明了每年气运之盛衰，据此探讨人体之虚实、疾病之特点和应对之方法。这一算法的重要意义不言而喻，故刘完素特别强调，不明运气，“不可以为工”，工即医者，不明运气，为医则必有所过失。故而他又引《内经》文反复申说：

又云：知其要者，一言而终，不知其要，流散无穷。又云：至数之机，迫迮而微，其来可见，其往可追，敬之者昌，慢之者亡，无道行私，必得天殃。又云：治不法天之纪、地之理，则灾害至矣③。

刘完素的几部主要著作都与运气相关，以“比物立象”之法，用“天地自然之理”探讨疾病。《素问玄机原病式》序中言到：

本乎三坟之圣经，兼以众贤之妙论，编集运气要妙之说，十万余言，九篇三部，勒成一部，命曰《内经运气要旨论》，备见圣贤之妙用。然妙则妙矣，以其妙道，乃为对病临时处方之法，犹恐后学未精贯者，或难施用。复宗仲景之书，率参圣贤之说，推夫运气造化自然之理，以集伤寒杂病脉证方论之文，一部三卷，十万余言，目曰《医方精要宣明论》。……谨率经之所言二百余字，兼以语辞，二百七十七言，绪归五运六气而已。……今特举二百七十七字，独为一本，名曰《素问玄机原病式》，遂以此［此，当作比］物立象，详论天地运气造化自然之理，二万余言，仍以改证世俗谬说。虽不备举其误，其意足可明矣；虽未备论诸疾，以此推之，则识病六气阴阳虚实，几于备矣。盖求运气言象之意，而得其自然神妙之情理④。

《内经运气要旨论》对运气学说予以详解，详细探讨了其各种算法，如主客五运太少、六化变用、六步气候变用等运气基本原理，并更加注重其医学实用性，如列举五邪生病、病之标本、五脏补泻、六气所胜用药等依据运气学说推演出的各种疾病相关理论。《医方精要宣明论》（今名为《黄帝素问宣明论方》）将《素问》一书中的61个病名逐条照原文细致分析，并制

---

①刘完素：《素问玄机原病式》，宋乃光点校，中国中医药出版社，2007，序，第3页。

②张介宾：《张景岳医学全书》，李志庸主编，中国中医药出版社，1999，第81页。

③刘完素：《素问玄机原病式》，宋乃光点校，中国中医药出版社，2007，序，第3页。

④刘完素：《素问玄机原病式》，宋乃光点校，中国中医药出版社，2007，序，第6~7页。

定相应处方，集《伤寒杂病论》方，并前代方书之经验方，以及自创方剂共300余首，补充了《素问》所记病候缺乏方药的不足。《素问玄机原病式》则以五运主病、六气为病为纲要，讨论了风、热、湿、火、燥、寒六大类疾病的致病原理和治疗方法。三书所共同体现者，即运气之“言象意”。如《素问玄机原病式》列《五运主病》纲要云：

诸风掉眩，皆属肝木。诸痛痒疮疡，皆属心火。诸湿肿满，皆属脾土。诸气膹郁病痿，皆属肺金。诸寒收引，皆属肾水①。

以上文字脱胎于《素问·至真要大论》，原文为诸风掉眩，皆属于肝；诸痛痒疮，皆属于心；诸湿肿满，皆属于脾；诸气膹郁，皆属于肺；诸寒收引，皆属于肾②。刘完素在原条文五脏之后皆加入相应的五行，即成五运主病，用以探讨诸病的病机。如“诸风掉眩，皆属肝木”一条，刘完素解析如下：

掉，摇也。眩，昏乱旋运也。风主动故也。所谓风气甚而头目眩运者，由风木旺，必是金衰不能制木，而木复生火，风火皆属阳，多为兼化，阳主乎动，两动相搏，则为之旋转。故火本动也，焰得风则自然旋转。如春分至小满为二之气，乃君火之位；自大寒至春分七十三日为初之气，乃风木之位，故春分之后，风火相搏，则多起飘风，俗谓之旋风是也。四时皆有之。由五运六气，千变万化，冲荡击搏，推之无穷，安得失时而便谓之无也？但有微甚而已。人或乘车跃马，登舟环舞，而眩晕者，其动不正而左右纡曲，故经曰：曲直动摇，风之用也。眩运而呕吐者，风热甚故也③（《五运主病》）。

掉眩指眩晕一类的疾病，这类疾病《内经》将其病因归为风邪。为何眩晕的病因是风邪呢？“曲直动摇，风之用也”。自然界风吹过时，树木枝叶自然随之摇动，人眩晕时身体会摇摆不稳，人骑马、乘车、坐船，做旋转之舞蹈，身体摇摆不定，也都会眩晕，此谓“掉”。这是以自然之象比拟人之象，推论出此病为感受风邪所致。这一疾病的病位为肝，则是由风与肝的五行属性都属于木，都有木之象，推导而来。仅将眩晕的病因归为风邪，刘完素认为还有不足之处，此病还有一个“昏乱旋运”的表现，故而用运气之中自然界气候变化规律解释这一病证。

运气学说按照自然界气候变化将一年分为六步，分别是初之气、二之气、三之气、四之气、五之气和终之气。第一步为初之气，时间是从大寒至春分日，正是冬去春来的时节，此时春季多风，风即为初之气的主时之气，人所患病也以风邪侵袭为主。第二步为二之气，时间是从春分至小满日，此时为春夏之交，天气渐热，主时之气由风转为火，常常可见风火二气相互交缠，风与火皆属阳动之气，因而容易产生飘风即旋风。人之“昏乱旋运”与旋风之旋转有相同之象，五行中木又可生火，故推断此掉眩的病理机制为风木生火。风与火的相互作用，刘完素称为“兼化”。

五行之间通过相互的生克关系保持平衡，每一行的失衡都会引起连锁反应，疾病表现只是这个反应结果最终呈现于人体的表象。如何通过表象推测到疾病本质，依据的就是这一套天人相应的体系。刘完素更进一步深究这一病证，认为此掉眩的病理机制不仅为木生火，风火兼

①刘完素：《素问玄机原病式》，宋乃光点校，中国中医药出版社，2007，第1页。
②《黄帝内经素问校释》下册，山东中医学院、河北医学院校释，人民卫生出版社，1982，第1215页。
③刘完素：《素问玄机原病式》，宋乃光点校，中国中医药出版社，2007，第3页。

化，同时还与克制木行的金行有关。“风木旺，必是金衰不能制木”，风木之气为何亢盛？其失衡的深层次原因是金行的衰弱，金能克木，二者如果平衡自然无事。但由于某种原因所致人肺金之气不足，不能克制肝木，就会导致木气过盛，出现一系列后续变化。由此，刘完素将掉眩的病理机制完整地分析出来，即为金衰不能制木，木生火，风火兼化，病位在肝。由此窥一斑而知全豹，刘完素以五运主病、六气为病为基本纲要，用比物立象之法充分阐述了疾病的病理机制，五运主病、六气为病即其所“原”之“病式”，极大地推动了《黄帝内经》学术的发展。

“五运六气”学说简称运气学说，所论者为“天地运气造化自然之理”。运气学说目前一般认为是古代医家探讨气象运动规律的一门科学，此学说以阴阳五行为基础，研究自然界四时气候变化规律及其对人体的影响。运气学说源于王冰整理《素问》时补入的七篇大论，包括《天元纪大论》《五运行大论》《六微旨大论》《气交变大论》《五常政大论》《六元正纪大论》《至真要大论》。内容上及天文，下涉地理，中傍人事，主要论述了天体运行规律及其对气候变化的影响，以及气候变化对人体的影响。

在疾病的治疗方面，七篇大论创立了诸多重要治则治法，目前中医学仍在使用。如“逆者正治，从者反治”（《素问・至真要大论》）原则，虚寒虚热的治疗法则“诸寒之而热者取之阴，热之而寒者取之阳，所谓求其属也”，此法王冰注释为“益火之源，以消阴翳，壮水之主，以制阳光”[①]，成为后世医家补益阴阳的至理名言。制定了方剂配伍的君臣佐使法则“主病之谓君，佐君之谓臣，应臣之谓使”（《素问・至真要大论》）。用药原则上，提出了“用寒远寒，用凉远凉，用温远温，用热远热，食宜同法”（《素问・六元正纪大论》）；“发表不远热，攻里不远寒”（同上）等法。

王冰对《素问》的增补使运气学说得以流传，至北宋以后，这一学说颇为盛行。七篇大论原文内容较为分散，不成体系，较难掌握。刘完素研究运气学说，一方面对其进行系统整理，对原文比较艰涩之处予以注释发挥，使整体上结构明确，条理清晰。另一方面，更着眼于实用，以解决临床实际问题为目的。尤其《内经运气要旨论》阐述了运气学说的基本原理、推演方法及其在医学中的运用。如刘完素弟子马宗素在该书序言中所说，《要旨》八卷：

入式运气，载设图轮，明五运六气、主客胜负、太过不及、淫邪反正，重释《天元玉册》《金匮灵文》《素问》《灵枢》，撮其隐奥运气之旨也。主药当其岁，味当其气，性用燥净，力化浅深，四时主用，制胜扶弱，客主须安。一气失所，余遁更作，脏腑淫并，危败消亡。君臣佐使，明病标本，安危胜衰[②]。

《内经运气要旨论》参考《天元玉册》[上古《太始天元册文》早已失传，刘完素所参考者为王冰所著之《天元玉册》。北宋重和元年（1118年）十一月十五日，宋徽宗下诏颁布《黄帝内经》与《天元玉册》为医学考试用书。宋徽宗曾对《内经》深加研读，谓其中所蕴含的天地之理极为深奥，欲推究其理，应以《天元玉册》辅助之。《内经》七篇大论本为王冰补入，刘完素以其所著《天元玉册》注释《内经》，其理可通]《素问》《灵枢》等对运气七篇大论予以详解，并更加注重其临证实用性，对自然天象变化如何为病，如何辨证，如何用药，甚而如

---

①《黄帝内经素问》，王冰注，《中国医学大成续集》影印本，上海科学技术出版社，2000，第1305页。

②刘完素：《刘完素医学全书・素问要旨论》，宋乃光主编，中国中医药出版社，2006，第193页。

何预防、养生等全面论及。自此以后，运气学说成为医学一个极为重要的学术理论体系，历代医家对其注释发挥的篇章极多，其影响一直延续到民国时期。在这一点上，刘完素可以说是将运气学说与临证应用较为完整结合的第一人，《内经运气要旨论》一书在中国医学学术发展史上亦有极为重要的开创性意义。

刘完素运用比物立象之法，依据运气学说，将临证医学发展方向从宋以前以《伤寒论》为代表的侧重于术，修正为以道明理，以理制法，以法御术，其著作名为"玄机""病式""病机""宣明论""要旨"，处处体现法理，"察病机之要理，施品味之性用"①（《素问病机气宜保命集·病机论》），以医之法理为处方用药之绳墨，使经方医学体系一变而为以《内经》所蕴含法理为核心的时方医学体系，后世医学发展在医理、医法的讲求上愈发深刻与复杂，历代医学家结合易学、理学等哲学思想形成了诸如脾胃学说、肾命学说等以哲学为基本构架的医学理论体系，使医学呈现了数百年的繁荣。刘完素创"六气化火说"，制大量新方以适应临证需要，以其突出的医学贡献而列"金元四大家"之首，他说：

余自制双解、通圣辛凉之剂，不遵仲景法桂枝、麻黄发表之药，非余自炫，理在其中矣。故此一时，彼一时，奈五运六气有所更，世态居民有所变，天以常火，人以常动，动则属阳，静则属阴，内外皆扰，故不可峻用辛温大热之剂，纵获一效，其祸数作……故善用药者，须知寒凉之味，况兼应三才造化通塞之理也②（《素问病机气宜保命集·伤寒论》）。

外感伤寒病，张仲景《伤寒论》主要用桂枝汤、麻黄汤发汗解表，二方使用的药物如桂枝、麻黄都是温热之性，作用于人体，可令人蒸蒸汗出，使寒邪随汗排出。而至金时，刘完素根据运气推演，认为天象有所变化，自然界的气候也随之而变化，与张仲景所处汉代较为寒冷的气候不同，气温逐渐热化，外感邪气由寒邪变为温热之邪，且"六气皆可化火"，即外感风、寒、湿、燥诸邪气都可以化火生热，"天以常火，人以常动"，人体内外皆热，"此一时，彼一时"，再使用热性的桂枝汤、麻黄汤已经不能适应疾病需要，故而转用寒凉药物治火热邪气所致病证，正是"应三才造化通塞之理"。其主方双解散、防风通圣散中所用如大黄、滑石等寒凉性药物较多，故刘完素所创立之河间学派又称为"寒凉派"。

四、以坎离水火为性命之本

除《易经》以外，刘完素为人与治学亦深受道家、道教的影响，刘完素本人便以道者自居，他的名、字、号体现有明显的道家风格特点。对其名"完素"、字"守真"、号"通玄处士"，程雅君在《中医哲学史》中有较为充分的考证。

如其名"完素"，"素"字是道家常用术语，《鹖冠子·学问》云："道德者，操行所以为素也。"陆佃注："道德，操行之本，故曰素也"③。《淮南子·俶真》云："是故虚无者道之舍，平易者道之素"④。可见，"完素"之名，表达的是"要求自己以道德为操行之本，抱朴守静，完善虚无、平易之道的意思。其道心可谓明显矣"⑤。再如其字"守真"，老子的弟子文子，在

---

①刘完素：《刘完素医学全书·素问病机气宜保命集》，宋乃光主编，中国中医药出版社，2006，第119页。
②刘完素：《刘完素医学全书·素问病机气宜保命集》，宋乃光主编，中国中医药出版社，2006，第119页。
③黄怀信：《鹖冠子汇校集注》，中华书局，2004，第322页。
④刘安：《淮南子》，沈雁冰选注，卢福咸校订，崇文书局，2014，第7页。
⑤程雅君：《中医哲学史》第二卷，巴蜀书社，2010，第718页。

其道教经典著作《文子》第三卷《九守》篇中谈到如何长生，需要的一个条件是“守内而不失外”①，围绕五脏血气精神的涵养而论之。五脏血气为人身精华，血气须涵养于内，即“守内”，不使血气外越，即“不失外”，要做到这一点，则须“嗜欲寡”，“嗜欲寡则耳目清而听视聪达”。正定其心，五脏不受邪，精神旺盛，气则不会耗散。“以听无不闻，以视无不见，以为无不成”。若沉溺于声色，便会使五脏动摇，血气涌动，精神不能内守而外散。若能慎加保养，清静而少嗜欲，使血气不外越，五脏宁静，精神内守，而可长生。“故圣人爱而不越。圣人诚使耳目精明玄达，无所诱慕，意气无失清静而少嗜欲，五脏便宁，精神内守形骸而不越，即观乎往世之外，来事之内，祸福之间何足见也”。为达到“守内而不失外”的目的，文子提出守虚、守无、守平、守易、守清、守真、守静、守法、守弱、守朴。其中“守真”为：

老子曰：夫所谓圣人者，适情而已，量腹而食，度形而衣，节乎己而贪污之心，无由生也。故能有天下者，必无以天下为也，能有名誉者，必不以越行求之。诚达性命之情，仁义因附也。若夫神无所掩，心无所载，通洞条达，澹然无事，势利不能诱，声色不能淫，辩者不能说，智者不能动，勇者不能恐，此真人之游也。夫生生者不生，化化者不化，不达此道者，虽知统天地，明照日月，辩解连环，辞润金石，犹无益于治天下也。故圣人不失所守②。

“守真”主张节俭，对生活的需求要适度，“量腹而食，度形而衣”，不可贪图享乐，不为势利所引诱，不为声色所迷惑，此为不求利；所谓善辩者与聪明者之游说不能动摇其意志，有勇力者之恐吓也在所不惧，此为不求名。若能做到此数者，可以称为真人。清静而少嗜欲，是保养人身之五脏气血不使外越，守住“真气”，从精神层面而言，即是守住无为之道，从而达到“神无所掩，心无所载，通洞条达”的“真人”境界。

再如其号“通玄处士”，“通玄”二字也是道教术语，文子被唐玄宗封为“通玄真人”，故其书《文子》又称《通玄真经》。关于“玄”字，《老子》云：“玄之又玄，众妙之门。”王弼在《老子指略》中说：“玄，谓之深者也”③。张衡《玄图》曰：“玄者，包含道德，构掩乾坤，橐龠元气，禀受无原”④（《太平御览》卷一《天部一·元气》）。又说：“玄者，无形之类，自然之根，作于太始，莫之于先”⑤（《太平御览》卷一《天部一·太始》）。“玄”即是“道”的另一种说法。“处士”指有学行而未出仕，或隐居者。《荀子·非十二子》论处士，云：“古之所谓处士者，德盛者也，能静者也，修正者也，知命者也，箸是者也”⑥。《梁书·列传第四十五》专列一章《处士》，道医陶弘景亦位列其中。

当时金章宗慕其名而数次征召，刘完素皆辞而不就。元代著名文学家苏天爵曾路过河间县，因病求医，遇见当地名医王彦泽，其父王府君为河间之医学教授，医术传自刘完素。其时王府君已经过世十余年，王彦泽请求苏天爵为其父撰写墓表，以示追思。苏天爵作《元故河间路医学教授王府君墓表》，其中写道：“昔金大定间，乡郡有良医刘氏完素，能起危疾，名倾

---

①王利器：《文子疏义》，中华书局，2000，第116~117页。
②王利器：《文子疏义》，中华书局，2000，第143~144页。
③王弼：《王弼集校释》，楼宇烈校释，中华书局，1980，第197页。
④李昉：《太平御览》第一册，中华书局，1985，第1页。
⑤李昉：《太平御览》第一册，中华书局，1985，第2~3页。
⑥王先谦：《荀子集解》，沈啸寰、王星贤点校，中华书局，1988，第63页。

朝野。累召不起，赐号高尚先生”[1]。一方面，既然要“守真”，自然不为名利所诱惑；另一方面，刘完素虽身处金地，为金朝百姓，但身为汉人，不愿做金朝女真人的官，故而效法古之隐者，也是很有可能的。

刘完素不仅其名、字、号充分反映了道家风范，本人也曾经有过遇仙的奇遇，《素问病机气宜保命集》自序云：

余二十有五，志在《内经》，日夜不辍，殆至六旬。得遇天人授饮美酒，若橡斗许，面赤若醉。一醒之后，目至心灵，大有开悟。衍其功疗，左右逢源，百发百中[2]。

刘完素此序为金大定丙午闰七月中元日所书，金大定丙午为金大定二十六年（1186年），中元日即中元节，农历七月十五，刘完素年逾六旬。是年忽遇神仙，授以美酒，大醉，醒了之后就开悟了，于是乎一部《内经》豁然贯通，无有滞碍。橡斗，是橡实的壳，形状像一个小酒杯，也可以入药，主要作用是涩肠止泻、健脾胃。

此事在《素问玄机原病式》程道济序中亦有记述。程道济，官拜安国军节度使开国侯。他曾经患腰脚疼痛之疾两年多，经当时的医生看过，服了很多生姜、干姜、附子、硫黄之类，而且还经常做艾灸，结果“终无一效”，不仅如此，反而“愈觉膝寒胃冷，少力多睡，饮食日少，精神日衰”。后经刘完素弟子董系以寒凉之法治愈，“数年之间，疾去热除，神清体健。以此知平昔将摄失宜，医药差错之过也”。后因董系而结识刘完素，得其《素问玄机原病式》一书。自此以后，程道济不论到哪里做官，都带着该书，介绍给当地的医者，宣讲《内经》的道理，“得验者亦不下百数”。《素问玄机原病式》一书出版时，程道济为其写了序。序中提到了刘完素遇仙的经过，说其披玩《素问》，手不释卷，朝思暮虑，参详其理，三五年间以至于废寝忘食。

一日于静室中澄神晏坐，沈然毕虑，探索难解之义，神识杳冥。似寤寐间，有二道士者自门而入，授先生美酒一小盏，若橡椀许。咽而复有，如此三二十次，咽不能尽。二道者笑曰：如厌饮，反吐于盏中。复授道者，倒于小葫中。道者出，恍然一醒，觉面赤酒香，杳无所据，急于内外追之不见。而后因至心灵大有开悟[3]。

这个记述和河间自述有点不同，主要是“天人”变成了“二道士”，这个故事的真实性实在不好说，其时刘完素六十岁，已经是很有名望了，似乎不必借这样的事来自高身份，而且这件事刘完素也并未随意告知他人，因为和程道济很熟，他又是个高级官员，才与他说起，就连刘完素自己也觉得很是荒诞，不易为人所信。在上面的记述里提到“似寤寐间”，也就是半睡半醒之间，故而也有可能是刘完素的一个梦，因为梦境显得太真实，他也是推崇道家之人，也就自己当真了吧。

此事被后人大肆渲染，在《金史·方伎·刘完素传》中，“天人”“二道士”又一变而为“异人陈先生”：

刘完素，字守真，河间人。尝遇异人陈先生，以酒饮，守真大醉，及寤，洞达医术，若有授之者。乃撰《运气要旨论》《精要宣明论》。虑庸医或出妄说，又著《素问玄机原病式》，特

①苏天爵：《滋溪文稿》，陈高华、孟繁清点校，中华书局，1997，第312页。
②刘完素：《刘完素医学全书·素问病机气宜保命集》，宋乃光主编，中国中医药出版社，2006，第111页。
③严世芸：《中国医籍通考》第一册，上海中医学院出版社，1990，第42~43页。

举二百八十八字，注二万余言。然好用凉剂，以降心火、益肾水为主，自号通元处士云[①]。

到明代正德二年敕封刘完素为刘守真君时，在《刘守真庙碑记》里这个“异人陈先生”又被记为“陈希夷”：

考之《金史》，刘氏守真讳完素，早遇陈希夷服仙酒，酒觉悟，遂得《原病式书》《宣明论》，大尽希夷子之术，以神医著名。

陈希夷，即陈抟老祖，宋初著名道家隐士，常被视为神仙，早于刘完素二百余年。大概是因为这篇碑记的影响，康熙二十一年《畿辅通志》直接将此事记载在《刘完素传》中：“刘完素，河间人，字守真，早遇陈希夷……”[②]。于是刘完素医术为仙人所授之事终于尘埃落定。

刘完素《素问玄机原病式》《素问病机气宜保命集》《内经运气要旨论》三部著作大量引用道家典籍阐述医学原理，计有《道德经》《阴符经》《西山记》《玉皇圣胎诀》《清静经》《庄子》《胎息论》《黄庭图》《仙经》等，提到的道家名人有元一真人、庚桑楚、老子、庄子、华阳真人、葛洪、孙思邈、张澄道、王悟真、西山上圣等。考刘完素所引《仙经》的有关内容，除前述《灵宝毕法》，还包括《西山群仙会真记》。

《西山群仙会真记》为唐代道士施肩吾所著。施肩吾，唐宪宗元和十五年（820年）进士，后隐于洪州西山（今江西南昌）修道，道号华阳真人。书中引《太上玄镜》《西山记》《灵宝内观经》《通玄经》等多种道教经典及葛仙翁、吕真人等语录，论说炼养内丹之法，是一部较为系统的道教内丹著作。刘完素引用之《西山记》《玉皇圣胎诀》《胎息论》《黄庭图》及葛洪、孙思邈、张澄道、王悟真、西山上圣等内容均出自《西山群仙会真记》，可见该书对刘完素影响很大。西山上圣为许逊的十二大弟子，称十二真君。许逊，即许旌阳（公元239~374年），字敬之，东晋时期道士，汝南（今属河南）人。曾经举孝廉，任旌阳县（今属湖北）令，后因有感于世事纷乱，故无意仕途，弃官归隐，于江西南昌修道，传说修道功成后举家飞升。许逊在宋代被封为神功妙济真君，又称许旌阳、许真君。施肩吾奉西山十二真君为上圣真人，其诗中有“若数西山得道者，连余便是十三人”之句。庚桑楚为老子的弟子，刘完素《内经运气要旨论》说元一真人传庚桑楚六衍之法，太上老君自号太上玄一真人，故元一真人应指老子。

刘完素认为《内经》一书义理极为深奥，“奥藏金丹宝典，深隐生化玄文”。此书不仅是一部医学著作，同时也是一部关于修道的著作，“为修行之径路，作达道之天梯”，指明了修行、达道之路径。其所蕴含的理法玄妙深远，“固非小智所能窥测也”。故用30年时间以比物立象之法精研深习，“信如心手，亲用若神”，将《内经》治法方论“要妙之旨”总结整理，著成《素问病机气宜保命集》。该书除论病外，其卷上有《原道》《原脉》《摄生》《阴阳》《病机》《气宜》等篇，用以阐述《内经》之理。按杨威为该书所作之序云：“原道则本性命之源，论脉则尽死生之说，摄生则语存神养气之理，阴阳则讲抱元守一之妙，病机则始终有条有例，治病之法尽于此矣”[③]。寥寥数语，基本说明了卷上诸篇的主要内容。第一篇《原道》，为全书开篇总旨，开首即引道教典籍《阴符经》文：

---

①脱脱：《金史》第八册，中华书局，2020，第2967页。

②郭霭春：《中国分省医籍考》上册，天津科学技术出版社，1984，第15页。

③刘完素：《刘完素医学全书・素问病机气宜保命集》，宋乃光主编，中国中医药出版社，2006，第111~112页。

经曰：观天之道，执天之行，尽矣。盖天一而地二，北辨而南交，人精神之运以行矣。拟之于象，则水火也，画之于卦，则坎离也。两者相须，弥满六合，物物得之，况于人乎……夫水火用法象也，坎离交言变也。万亿之书，故以水为命，以火为性，土为人，人为主性命者也。是以主性命者在乎人，去性命者亦在乎人①。

"观天之道，执天之行，尽矣"，此句为《阴符经》开篇之语。《阴符经》，又称《黄帝阴符经》，托名黄帝所作，为道教著名典籍，全书300余字，演述了神仙抱一之道、富国安人之法和强兵战胜之术。所谓"阴符"的含义，唐代道士李筌释云："阴，暗也。符，合也。天机暗合于行事之机"②（《黄帝阴符经疏》卷上）。《阴符经》一书自中唐时期开始受到道教学者的重视，与老子《道德经》相提并论，有"《道德》五千言，《阴符》三百字"的对子流行，出现了大量注释《阴符经》的著作，至北宋时期，逐渐形成了"阴符学"，为仙道养生的主要理论基础③。

"道"，能够"却老而全形，身安而无疾"，如上古之真人，可把握天地自然之万象，致力于修炼元气，"呼吸元气，运气流精"，使精神与形体合一，脱胎换骨，因而合于道，故可以"寿敝天地，无有终时"，是为修道之人的终极理想。而普通人就算达不到，也当终生探求于此，却老全形，身安无疾，即为《原道论》的主旨。如何窥得"天机"，使自身之修养合于天道，其关键在于坎离水火。春生夏长，秋收冬藏，四时有序运行，反映了天地自然的变化。易学认为阴阳是决定世界万物发生发展的两种最基本因素，由阴阳衍生出乾、坎、艮、震、巽、离、坤、兑八卦，分别代表天、水、山、雷、风、火、地、泽八种事物。在八卦中以乾、坤与坎、离四卦最为重要。乾、坤二卦代表天、地，即先天阴阳，先天八卦以乾、坤二卦为主导。而坎、离则代表后天阴阳，后天八卦即以坎、离二卦为主导。刘完素对卦象的应用，也着重于乾、坤、坎、离四卦，以乾、坤说明形而上之道，坎、离描述形而下的生命形质。

九宫图中，后天八卦的次序，离位居正南，为九，坎位居正北，在一，代替了乾、坤二卦，处于八卦的核心位置，刘完素认为此坎、离二卦即为天地变化的代表，其在五行所指之水火为其物象，"水火用法象也，坎离交言变也"，掌握了坎离水火的奥秘，即可得养生之真谛。道家修炼讲究性命双修，"以水为命，以火为性"，内丹学的先驱者，唐代八仙之一张果《太上九要心印妙经》即要求体用一源，性命双修，强调"真一""抱元守一"的内炼之道，其谓："真乃人之神，一者人之气。长以神抱于气，气抱于神，神气相抱，固于气海"，"二气相吞，贯通一气，流行上下，无所不通，真抱元守一也"。修真即需修神，修神则要炼气，"道本自然，不离一气。一气既调，百脉皆顺"。在神气与人体脏腑之间，张果以心肾二脏为内炼的关键，"夫橐龠者，人之心肾也。心者神之宅，肾者气之府"④（《太上九要心印妙经·橐龠秘要》）。刘完素认为修真的要诀在于"交媾坎离，济用水火"，落实到人体，即形、气、神三者的统一，具体到脏腑，即为心肾。刘完素在修真一道上的思想受宋徽宗影响较大，其中大量篇幅引自《圣济经》，如前"天一地二，北辨而南交"等语，引自《圣济经》第一卷《体真

① 刘完素：《刘完素医学全书·素问病机气宜保命集》，宋乃光主编，中国中医药出版社，2006，第114页。
② 李筌：《黄帝阴符经疏》，《阴符经集释》，黄帝著，伊尹等注，中国书店，2013，第45页。
③ 卿希泰：《中国道教思想史》第二卷，人民出版社，2009，第255页。
④ 张果：《太上九要心印妙经》，《道藏气功要集》，洪丕谟编，上海书店出版社，1991，第311页。

篇·精神内守章第二》。又如：

是知形者，生之舍也；气者，生之元也；神者，生之制也。形以气充，气耗形病，神依气位，气纳神存。修真之士，法于阴阳，和于术数，持满御神，专气抱一，以神为车，以气为马，神气相合，可以长生。故曰精有主，气有元，呼吸元气，合于自然，此之谓也①。

这一段文字引自《圣济经》第八卷《卫生篇·存神驭气章第三》，《存神驭气章》主要论述修真之法，核心便是"交媾坎离，济用水火"，以及调气、守气、交气等吹嘘呼吸、导引按蹻之修炼方法，皆为刘完素所接受。同时，宋徽宗啬肾、静专的内修思想也在《素问病机气宜保命集》中得以充分体现。刘完素说修真的关键在于水火相济，土金相养。土金指形气，土在脏为脾，脾主肌肉四肢，是谓形；金在脏为肺，肺主气。全生之术，"形气贵乎安"，"精神贵乎保"，形气安定而不缭乱，血脉气旺，心得所养；精神内守而不耗散，肾得所养，久之形体则可以与神明互通。

夫一身之间，心居而守正，肾下而立始，精神之居，此宫不可太劳，亦不可太竭。故精太劳则竭，其属在肾，可以专啬之也；神太用则劳，其藏在心，静以养之，唯静专然后可以内守。故昧者不知于此，欲拂自然之理，谬为求补之术，是以伪胜真，以人助天，其可得乎②。

心藏神、肾藏精，精神不可随意耗散，心肾二宫自然不能过于劳神耗精。养心在于静专，养肾在于啬精，此为顺应自然之理。形体是生命的载体，故云"生之舍"，气是生命的本元，神则为支配生命的主宰。形、气、神三者相互依存，以气充实形体，神亦依气而存在，长生之道需神气相和，是以"专气抱一"。炼此气之法，需调气、守气、交气。调气之法，即导引之法，"吹嘘呼吸，吐故纳新，熊颈鸟伸，导引按蹻"；守气之法，即内修之法，"平气定息，握固凝想，神宫内视"，而使"五脏昭彻"。吹嘘呼吸之法，刘完素在《内经运气要旨论》中载有《黄庭图》六字气法，即吹、呼、唏、呵、吁、呬六字，即今之六字诀，为张澄道、王悟真、孙思邈常用之修身延年法。且附有禁忌："六字之法者，春不可呼，夏不可呬，冬不可呵，秋不可吁，四时常唏，谓三焦无不足，八节不得吹，谓肾府难得实。"此法不仅可以养生，亦可以治病，《内经运气要旨论》卷八《守正防危篇·补泻生脉法》以六字气法用于针灸治疗，如泻心，用针时"呵气七口，次呼气五口，嘘气九口，次吹气六口，次呬气八口"；若要补心，则"先呼气一口，气尽下针"，出针时"吸气一口"，"气尽针出"③。此法针刺取一脏时可用，可以调和阴阳。

至于内视守气之法，刘完素较为推崇胎息法。《内经运气要旨论》引《玉皇圣胎诀》和葛洪《胎息论》，详细介绍了胎息之法，谓此法为补气上法，可凭之以超凡入圣，羽化登仙。此法初修可以祛疾，"去浮寒，逐客热，冲结滞，行经络"；若定百息，可通开万病；若定千息，"气血不交，阴阳自构"；若定万息，则可使"气住神藏"，致"大乘之功"。并载有华阳真人施肩吾之兜外肾法，此法可以引气攻入所病之处，以散病气，强身健体："急居静室，盘膝正坐，闭目瞑心，定息住气，以双手迭之兜其外肾，向前倒身跪礼，不过二三十度，汗出清凉，

①刘完素：《刘完素医学全书·素问病机气宜保命集》，宋乃光主编，中国中医药出版社，2006，第114页。
②刘完素：《刘完素医学全书·素问病机气宜保命集》，宋乃光主编，中国中医药出版社，2006，第115页。
③刘完素：《刘完素医学全书·素问要旨论》，宋乃光主编，中国中医药出版社，2006，第266页。

病气自散”①。

由此而性命—形气精神—心肾，皆统一在坎离交媾、水火既济之下，静心以养神，啬肾以养精，静专内守，使修真具备较为实在的物质基础。从文中可以窥见，刘完素与宋徽宗主张一致，对道教普遍存在的服用外丹之法也持反对态度，其所云“求补之术”应指服用外丹，谓此法“拂自然之理”，“是以伪胜真，以人助天”，为“昧者”，实不可取。炼制外丹多用金石之物，金石皆为大热之性，可致中热毒，故刘完素引《西山记》“饵之金石，当有速亡之患”；以及引《仙经》“服饵不备五味四气而偏食之，久则脏腑偏倾而生其病矣”，说明“慎不可妄以热药养其真气”，并用《内经》药理加以阐述：“石药发癫狂，热甚之所生也。或欲以温药平补者，经言积温成热，则变生热疾，故药物不可妄服也”②（《素问玄机原病式·六气为病·聋》）。金石之类药性大热，若不辨四气五味而随意服用，久之可导致脏腑阴阳失调，生热过多而发癫狂。金石不仅可以引发癫狂，亦可致消渴，刘完素《三消论》一书专论消渴一病，其中一个主要致病因素就是服饵：

消渴者，本因饮食服饵失宜，肠胃干涸，而气液不得宣平；或耗乱精神，过违其度；或因大病，阴气损而血液衰虚，阳气悍而燥热郁甚之所成也。故《济众》云：三消渴者，皆由久嗜咸物，恣食炙煿，饮酒过度，亦有年少服金石丸散，积久石热结于胸中，下焦虚热，血气不能制石热，燥甚于胃，故渴而引饮③。

《三消论》载有治消渴方数首，其中神白散一方即可治疗多服金石所致之消渴，“治真阴素被损虚，多服金石等药，或嗜炙煿咸物，遂成消渴”④，药有滑石、甘草二味。此方即《黄帝素问宣明论方》之益元散，又称六一散，是刘完素所制经典方，今主要用于解暑天湿热。刘完素说此方可补益五脏，明耳目，壮筋骨，通经脉，和血气，消水谷，保元真，解百药酒食邪毒，“久服强志轻身，驻颜延寿”，赞之为“神验之仙药”⑤。刘完素反对服饵，主张内修以养真气。养真气之法，宜饮食有节，起居有常，不妄作劳，保持阴阳和平，“真修道者，以内事为功，外事为行，非服饵而望成于道也”⑥。刘完素著作中亦无任何有关外丹的记载，其修炼主张可见一斑。

五、以肾水为本的水火既济思想

刘完素“交媾坎离，济用水火”的水火既济思想，其中水、火二者的地位与作用不是平等的，而是有所侧重，其核心是以肾水为本。关于肾水的含义，从《三消论》论消渴的病机与治法中可知，当时“肾水”一般指肾中所含元气，如其论及世间对消渴机制的认识时说：

然叔世论消渴者，多不知本。其言消渴者，上实热而下虚冷，上热故烦渴多饮，下寒故小便多出。本因下部肾水虚而不能制其上焦心火，故上实热而下虚冷。又曰：水数一，为物之本，五行之先。故肾水者，人之本，命之元，不可使之衰弱，根本不坚则枝叶不茂，元气不固

---

①刘完素：《刘完素医学全书·素问要旨论》，宋乃光主编，中国中医药出版社，2006，第270页。
②刘完素：《素问玄机原病式》，宋乃光点校，中国中医药出版社，2007，序，第32~33页。
③刘完素：《刘完素医学全书·三消论》，宋乃光主编，中国中医药出版社，2006，第274页。
④刘完素：《刘完素医学全书·三消论》，宋乃光主编，中国中医药出版社，2006，第278页。
⑤刘完素：《刘完素医学全书·黄帝素问宣明论方》，宋乃光主编，中国中医药出版社，2006，第56页。
⑥刘完素：《素问玄机原病式》，宋乃光点校，中国中医药出版社，2007，序，第33页。

则形体不荣。消渴病者，下部肾水极冷，若更服寒药则元气转虚，而下部肾水转衰，则上焦心火亢甚而难治也。但以暖药补养元气，若下部肾水得实而胜退上焦火，则自然渴止，小便如常而病愈也[①]。

肾属水，天一生水，故水数为一，而“天一”即元气，故肾水即“人之本，命之元”，肾水即指元气。世间论消渴的病机，在于上焦心火亢盛，使津液耗伤，人身津液极度匮乏，故而饮水无度。上焦心火亢盛的根本原因在于肾水不能上济，不能制约心火，水火未济，心肾不交，故上焦热极而渴，下焦肾中元气极度匮乏，下焦寒，故小便多。故而当时治疗消渴，多以热药、金石类药物温补肾中元气。刘完素极力反对这一治法，认为肾水不能上济于心，“肾水”应指肾中真阴，而不是元气，故此病是上下俱热，当以寒药治之。肾为生命本原的医学观，水为五行之先，肾水为人之本、命之元，这一思想的形成本源于道教内丹思想，如张果《太上九要心印妙经》，其《三一机要篇》云：

精神内守，精散为气，气结成神，炼神合道，道法自然。因道建法，法就显术，分而为三，混而为一。一者，精也。精乃元气之母，人之本也。在身为气，在骨为髓，在意为神，皆精之化也[②]。

精、气、神三者的关系，张果以“精”为核心，气与神皆为精所化，故“精”即为修道之根本、人身生命之根本。精藏于肾，《素问·六节藏象论》说：“肾者主蛰，封藏之本，精之处也。”肾藏精，肾水为“人之本，命之元”，肾由此从五脏之中凸显出来，超越了其他四脏，获得了生命本原的超然地位。道家思想中，肾也是元气居所，“心者神之宅，肾者气之府”[③]，肾中所藏元气，又称为元阳、真阳、真火、相火。肾本属水，其中火所为何来？刘完素引《仙经》理论对肾中水火做了初步讨论，认为肾脏有二，左肾藏水，右肾藏相火：“《仙经》曰：心为君火，肾为相火”[④]。考此文亦记载于《西山群仙会真记》，其《真水火篇》云：“肾，水也。水中生气，气为火矣”“肾气之中暗藏真一之水，而为阴虎者，名曰真水”[⑤]。《真阴阳篇》又引《西山记》曰：“肾，水也。水中生气，名曰真火”[⑥]。又引《西山记》曰：“凡人有三火八水……三火者，膀胱民火，肾为臣火，心为君火”[⑦]。《西山记》所说三火，医学中民火的概念使用较少，而臣火即相火，可见，医学肾中“真水”“真火”等概念的来源，应源自道教修炼内丹法的相关思想。

关于肾与命门概念之间的关系、二者的功能作用，在早期医学上一直比较混乱，《内经》说：“命门者，目也”[⑧]（《灵枢·根结篇》）。指眼目，张介宾注说这一概念的命名是由于眼目是“致命之处”。至《难经》提出以右肾为命门，《三十六难》曰：“肾两者，非皆肾也，其左

---

①刘完素：《刘完素医学全书·三消论》，宋乃光主编，中国中医药出版社，2006，第274页。

②张果：《太上九要心印妙经》，《道藏气功要集》，洪丕谟编，上海书店出版社，1991，第312页。

③张果：《太上九要心印妙经》，《道藏气功要集》，洪丕谟编，上海书店出版社，1991，第311页。

④刘完素：《素问玄机原病式》，宋乃光点校，中国中医药出版社，2007，序，第31~32页。

⑤施肩吾：《钟吕传道集 西山群仙会真记》，高丽杨点校，中华书局，2015，第206~207页。

⑥施肩吾：《钟吕传道集 西山群仙会真记》，高丽杨点校，中华书局，2015，第216页。

⑦施肩吾：《钟吕传道集 西山群仙会真记》，高丽杨点校，中华书局，2015，第207页。

⑧《灵枢经校注》，田代华、刘更生校注，人民军医出版社，2011，第31页。

者为肾，右者为命门”[①]。谓右肾命门是藏有精、神、元气之处，主生殖，男子用以藏精，女子用以维系胞胎。杨上善《太素》遵从《难经》，也认为左者为肾，右者为命门。以上“左肾右命门”学说，唐代以后逐渐发展为以命门为手厥阴包络之脏，其中藏有相火。心包络是包在心脏外面的包膜，具有保护心脏的作用，手厥阴心包经是络属于心包的经脉。刘完素引王冰《玄珠密语》之说，以右肾为手厥阴心包络之脏，手厥阴心包络内寄相火，右肾中即藏有相火，“相行君命，故曰命门”，右肾中相火实来源于心之君火，亦当听命于君火，所以称为“命门”，“是言右肾属火而不属水也”。刘完素将左、右二肾分别赋予水、火二性，左肾水虚则病热，右肾火虚则病寒。至此，肾之一脏便拥有了水火之双重属性，可谓后世张介宾“命门（肾）藏精化气，兼具水火”之滥觞。

肾既为生命本原，在心肾水火的关系上，刘完素始终以肾为核心，在生理、病理上皆强调肾水上济心火的重要性，而极少论及心火下移肾水，并引《道德经》的“上善若水”，提出了水善火恶的医学思想。《素问玄机原病式》《骂詈》（骂詈为病名，刘完素说：“骂詈，言之恶也。”）中说：

夫水数一，道近而善；火数二，道远而恶。水者，内清明而外不彰，器之方员，物之气味，五臭五色，从而不违，静顺信平，润下而善利万物，涤洗浊秽以为清静，故上善若水。水火相反，则下愚如火也。火者，外明耀而内烦浊，燔焫万物，为赤为热，为苦为焦，以从其己，躁乱参差，炎上而烈，害万物，熏燎鲜明，以为昏昧。水生于金而复润母燥，火生于木而反害母形。故《易》曰润万物者莫润乎水，又言离火为戈兵，故火上有水制之则为既济，水在火下，不能制火，为未济也，是知水善火恶[②]（《六气为病·火类·骂詈》）。

《道德经》云：“上善若水，水善利万物而不争，处众人之所恶，故几于道”[③]（第八章）。刘完素引用《道德经》的“上善若水”，极言水善之重要意义。五行之中，金生水，金性本燥，故秋天天气干燥，人易患燥病，而水可润燥，故云“水生于金而复润母燥”，可谓子反哺于母之典范。而反观于火，木生火，火越壮大，木头烧得越快，故云“火生于木而反害母形”。从水火的自然属性上，刘完素得出了水善火恶的结论。又及“既济”“未济”二卦，既济卦的卦象是上水下火，水火之间必是水克火，火性炎上，水性润下，即“火上有水制之”，符合水火的克制关系；而未济卦的卦象是上火下水，“水在火下不能制火”，则火必燎乱而生祸。火为外感六淫（风、寒、暑、湿、燥、火）之一，在致病因素上是一个大类。运气学说中，自然界四季六步之中，二之气少阴君火、三之气少阳相火，火所主时在六步中占有二步，其气在六气中亦占有二气，火之为病较其他四气必然更多，更为常见。刘完素创立六气化火说，从自然界六气的变化又推演出风、寒、湿、燥四气皆可化火生热，皆可从寒凉论治；脏腑内生疾病中火、热为病也较为多见，如五脏之志——怒、喜、悲（一作忧）、思、恐，五志过极皆可生热，“若志过度则劳，劳则伤本脏，凡五志所伤皆热也”。又如六欲——眼、耳、鼻、舌、身、意；七情——喜、怒、哀、惧、爱、恶、欲，所伤则皆属火热，“六欲七情，为道之患，属火故也”。从疾病的形成上印证了火恶说。再引申到心肾的关系上，心火必当受到肾水的制约，

---

①秦越人：《难经》，科学技术文献出版社，1996，第21页。

②刘完素：《素问玄机原病式》，宋乃光点校，中国中医药出版社，2007，序，第27~28页。

③李存山注译：《老子》，中州古籍出版社，2008，第56~57页。

方能心肾相交、水火既济，否则便为不交、未济，肾水善而心火恶便顺理成章。

刘完素大量运用水善火恶、心肾相交、水火既济的思想阐释医学原理，如声音发出于肺，若肺有热，则声音变为嘶哑，甚至暴喑（猝哑）。肺属金，金为秋声，秋气偏于寒凉，故肺喜寒凉。刘完素将暴喑的病机阐释为肾虚水不能制火，火旺而克伐肺金所致："所谓物寒则能鸣者，水实制火，火不克金也。其或火旺水衰，热乘金肺，而神浊气郁，则暴喑无声也。故经言内夺而厥，则为喑俳，此肾虚也［厥，昏倒。喑，语言不利。俳，肢体不用。此病主要指中风］"[①]。又如狂越（狂，狂乱而无正定。越，乖越礼法而失常），其病机为心火旺，肾水衰，肾失其志，"夫外清而内浊，动乱参差，火之体也；静顺清朗，准则信平，水之体也。由是肾水主志，而水火相反，故心火旺则肾水衰，乃失志而狂越也"[②]。刘完素所列举之火热病证大多以肾虚水不能制心火为主要病机，另有瞀（昏）、耳鸣、聋、目昧不明、暴病暴死等。

医学上水火既济思想也源自道教，《圣济总录》论消渴的病因，说金石丹药原本是道教修炼用药，目的就是水火既济，使阴阳适平："养生之士，全真炼气，济其水火，底于适平"，而世人却以之用于房中补益，"若乃以欲竭其精，以耗散其真，所受乎天一者，既已微矣，复饫肥甘，或醉醇醴，贪饵金石以补益，引温热以自救，使热气熏蒸，虚阳暴悍，肾水燥涸，无以上润于心肺，故内外消铄"[③]。金石燥热，耗竭肾水，最终导致消渴。《太平惠民和剂局方》收录震灵丹、来复丹、养正丹、黑锡丹、玉华白丹等金石丹方，皆为道教丹方，震灵丹又名紫金丹，为紫府元君南岳魏夫人方；来复丹，又名正一丹，铁瓮城八角杜先生方；养正丹，又名交泰丹，宝林真人谷伯阳方；黑锡丹，丹阳慈济大师受神仙桑君方；玉华白丹，唐冲虚先生三品制炼方，并标明是上品丹。这些丹方皆称可补益脏腑，交养荣卫，济心火，强肾水，交通心肾，"乃水火既济之方"。可见以金石丹药燥热之品补益心肾，是当时用药的通行之法。《圣济总录》虽然将服用金石丹药作为消渴的一个主要病因，但是在治疗消渴一病上，却仍然用到金石药，如消肾一章，收录方剂11张，其中有4张含有金石药，分别是金银箔丸方、磁石汤方、磁石饮方、丹砂散方。《圣济总录》论消渴的病机，说此病由少服石药，房室过度，精血虚竭，以致肾水燥涸所致，治法上养阴润燥之品却所用不多，反而较多使用温热药，如治消肾小便数的阿胶汤方，药用阿胶、干姜、远志、附子、人参5味，仅阿胶有滋阴养血作用，其余4药皆为大辛大热之品。故而刘完素论及当时用药弊病，说："叔世论消渴者，多不知本。"以为消渴多饮多小便，是上实热而下虚冷，上焦心火亢甚所以烦渴多饮，下部肾水极寒所以小便多出，故"以暖药补养元气"，希冀肾水得实而胜退上焦心火，水火既济，"自然渴止，小便如常而病愈也"。此处所说之"肾水极冷"，肾水的概念实质是指肾中之"相火"，相火不足，元气虚衰，故不用寒凉，而用"暖药"，即上述辛热类，甚或金石类药物予以补养。刘完素说此类水火既济法巧言似是，于理实违，故将消渴病机归结为肠胃燥热，肠胃之腠理、玄府瘀塞结滞，水液不能浸润于外，气机升降失常，故多饮多溲。清代医学家周学海评论说，此段议论精确绝伦，其实质即"经络气化"四个字。治疗上需补肾水，泻心火，除燥热，济津液，使气血通利，"补肾水阴寒之虚，而泻心火阳热之实，除肠胃燥热之甚，济一身津液之衰，使道路散而不结，津

---

①刘完素：《素问玄机原病式》，宋乃光点校，中国中医药出版社，2007，序，第26页。

②刘完素：《素问玄机原病式》，宋乃光点校，中国中医药出版社，2007，序，第26页。

③赵佶：《圣济总录》上册，人民卫生出版社，1962，第1064页。

液生而不枯，气血利而不涩，则病日［日，当作自］已矣”[①]。治疗消渴诸方如神白散、猪肚丸、葛根丸、三黄丸等，主要用麦冬、知母、滑石、葛根、石膏、黄连、黄芩、泽泻等寒性药降心火。刘完素虽然理论上反对使用“暖药”，但在实际用方中，也往往稍用“暖药”，其葛根丸中用附子，人参白术散中用人参、白术、肉桂等热性药即为用“暖药”之例证，这些药物不仅可以补养肾中元气，同时可以用阳化阴，阴得阳生，阴得阳化，使阴阳适平，更好地达到水火既济的效果，同时也是肾为水火之脏的临证具体应用。

刘完素的水火既济思想，从医学的角度可总结为以下几条：

其一，肾为生命之本、水火之脏，左肾藏有真水，右肾藏有相火。左肾水虚则病热，右肾火虚则病寒。

其二，心肾相交的核心是以肾水为本，肾水上济心火则为既济，否则为未济。

其三，心肾不交引起的火热病证，治疗上需“补肾水阴寒之虚，泻心火阳热之实”，用药上须以寒药降心火。

水火既济思想的传承，道家以“暖药”（主要是金石丹药）补肾中元气，济心火，强肾水，至刘完素极力反对金石丹药的使用，故将道家之补肾法变革为以寒凉药滋肾水、降心火，开辟从补肾阴、补肾阳调治虚证之肇端，以后肾藏象的学术发展在此基础上日臻完善。

六、脉象为元气之道象

气概念在道教一直是一个核心概念。北宋道教学者陈景元即以“元气为大道之子”，对“道生一”之“一”的解释，有混元、太和之气、混沦之气、冲气、元气等多种说法[②]，气是道在人身的物质性反映。如何候人身之气，脉象即是一个候气的主要手段。刘完素将脉象界定为测量元气数量和运行状态的标志物，通过脉象可以测知元气所反映的道象。

大道之浑沦，莫知其源。然至道无言，非立言无以明其理；大象无形，非立象无以测其奥。道象之妙，非言不明，尝试原之……夫脉者，果何物乎？脉者有三名，一曰命之本，二曰气之神，三曰形之道，经所谓天和者是也……脉字者，从肉从永，从爪从血，四肢百骸得此真元之气，血肉筋骨爪发荣茂，可以倚凭而能生长也。长久永固之道，故从肉从永者是也。从爪从血者，巡之如水，分流而布遍周身，无所不通也。《释名》曰：脉，幕也。如幔幕之遮覆也，幕络一体之形，导太一真元之气也[③]（《素问病机气宜保命集·原脉论》）。

刘完素引《释名》解释脉的含义，脉即幕，脉管就如幔幕之遮覆，其中导引运行的是太一真元之气，脉所反映的是命之本、气之神、形之道。此元气随脉流行周身，濡养肢体，充实血肉，荣养毛发爪甲，以保人身之长久永固。《道德经》第十四章说：“视之不见名曰夷，听之不闻名曰希，搏之不得名曰微”，因道之无形无象，无法描述，故谓之“惚恍”[④]。对于元气，刘完素引《道德经》描述道之原文来形容元气，曰：“视之不见，听之不闻，搏之不得，迎之不见其首，随之不见其后。”元气同道一样，混沦、恍惚，无法用人的感官进行把握，在人身

---

①刘完素：《刘完素医学全书·三消论》，宋乃光主编，中国中医药出版社，2006，第274页。
②卿希泰：《中国道教思想史》，第二卷，人民出版社，2009，第249~250页。
③刘完素：《刘完素医学全书·素问病机气宜保命集》，宋乃光主编，中国中医药出版社，2006，第115页。
④李存山注译：《老子》，中州古籍出版社，2008，第63页。

之中是最接近于道的物质，故而道家修道，其实质便是炼气。大象无形，道象无形，元气亦无形，而“脉”之一物，便是一个极好的衡量人身元气的标尺：“埏埴以为器，当其无，有器之用”，元气运行于脉中，脉这样一个“器”盛放了元气在其中，元气便由脉这一“器”赋予了形象，立脉象以测元气之道象，使其可以把握、可以测量。

“气者，生之元”，世间万物皆随着元气的升降出入而生长壮老已：“经曰：出入废则神机化灭，升降息则气立孤危。故气化则物生，气变则物易，气盛则物壮，气弱则物衰，气绝则物死，气正则物和，气乱则物病，皆随气之盛衰而为变化也。”元气的性质，按道家所称为“混沦”“冲和”“天真造化”，故刘完素谓之“在气非寒非热，非暖非凉”，元气代表了天地之道，所以其本质应该是不冷不热，不温不寒，是非常中性的，大约也是这个原因，人体在正常状态下完全不能感受到元气的存在。而元气既为“冲和自然之气”，自然的变化在元气的运行上就有非常明确的体现，表现形式就是四时之常脉：

经曰春弦，一曰长。夏洪，一曰钩。秋毛，一曰涩。冬石，一曰沉。此言正脉，同天真造化之元气也。巡于春夏秋冬，木火金水之位，生长收藏，参和相应……故春温、夏热、秋凉、冬寒，所以然者，为元气动而不息，巡于四方木火金水之位，温凉寒暑之化，生生相续，新新不停，日月更出，四序迭迁，脉不为息[①]（《素问病机气宜保命集·原脉论》）。

春温、夏热、秋凉、冬寒，天地之气随四时而升降出入，春生（升）、夏长（出）、秋收（降）、冬藏（入）。人身元气亦随天地而动，四时之常脉即春弦、夏洪、秋毛、冬石，反映的正是四时之气的正常变化。弦脉长而强，正是初春阳气蠢蠢欲动，人身元气随之而动，鼓动脉气上升的表现。洪脉大而涌动，符合夏季阳气充盛，万物繁茂的特点。毛脉平而柔和，当秋收之时，落叶飘零，阳气开始沉降，脉气也开始平稳回落。而冬石之脉沉，如石投水，重按始得，轻取不应，正符合冬季万物收藏，元气亦沉降入里而不在表的特点。脉象不仅有四季之不同，也因人而个别，“长人脉长，短人脉短，肥人脉沉，瘦人脉浮，大人脉壮，小人脉弱”，随人之高矮胖瘦而变化，反之则为病脉：“若长人短，短人长，肥人浮，瘦人沉，大人弱，小人壮，夫如此者，皆不中理而为病。”[②]

四时脉象虽然各不相同，但无论何时，正常的脉象都有一个共同特点，就是“冲和”“中节”，是谓“脉之道”。随天地自然变化，四时之气正常流转，不至于寒热过度，皆在于冲和之气的调节，万物各得此冲和之气，“然后不为过而皆中节也”。故刘完素引《道德经》曰：“万物负阴而抱阳，冲气以为和”（第四十二章），谓脉象也同样如此。

在脉者，非长、非钩、非涩、非沉，不为气而浮沉，不为血而流停，乃冲和自然之气也。[③]

故脉不得独浮沉、独大小、独盛衰、独阴阳，须可沉中有浮，浮中有沉，大中有小，小中有大，盛中有衰，衰中有盛，阴中有阳，阳中有阴。充塞一身之中，盈溢百骸之内，无经络不有，无气血不至，养筋骨毛发，坚壮腻泽，非心、非肾、非肝、非脾，五脏之盛，真气固密，不为邪伤[④]（《素问病机气宜保命集·原脉论》）。

---

①刘完素：《刘完素医学全书·素问病机气宜保命集》，宋乃光主编，中国中医药出版社，2006，第115页。
②刘完素：《刘完素医学全书·素问病机气宜保命集》，宋乃光主编，中国中医药出版社，2006，第116~117页。
③刘完素：《刘完素医学全书·素问病机气宜保命集》，宋乃光主编，中国中医药出版社，2006，第115页。
④刘完素：《刘完素医学全书·素问病机气宜保命集》，宋乃光主编，中国中医药出版社，2006，第116页。

冲和之脉的特点就是负阴而抱阳。阳中有阴，阴中有阳，阴阳相济，孤阴不生，孤阳不长，故而脉象之浮沉、大小、盛衰皆须中节，不可过度，不可不及。一旦失于冲和，即为病脉。若失常之极，便成死脉，称为真脏脉，“无冲和之气，独真脏脉见则死矣”。冲和之气，中医学称为“胃气”，冲和之脉即为“有胃气”之脉。胃在五行属土，刘完素引《正理论》(即《正理伤寒论》，今佚）云：“谷入于胃，脉道乃行。阴阳交会，胃和脉行。”人身五脏六腑、四肢百骸皆有赖脉气濡养，而脉中气血皆为脾胃所消化之水谷精微化生，故“胃气”是决定人生死的重要因素。“若土无气，何以生长收藏？若气无土，何以养化万物？是无生灭也，以平人之气常禀于胃”。四季之正常脉象称为“常脉”“正脉”，也称“平脉”，有胃气之脉皆为平脉，无胃气之脉则为死脉。“春胃微弦曰平，但弦而无胃曰死。夏胃微钩曰平，但钩而无胃曰死。长夏微软曰平，但弱而无胃曰死。秋胃微毛曰平，但毛而无胃曰死。冬胃微石曰平，但石而无胃曰死。”[①]洪脉又称钩脉，脉象来盛去衰，如钩之状。《素问·玉机真脏论》云：“夏脉者，心也，南方火也，万物之所以盛长也，故其气来盛去衰，故曰钩”[②]。

真脏脉即无胃、神、根的死脉，共有五种，各应五脏四时。真肝脏脉的特点是“中而无，外急如循刀刃，责责然如按琴弦”，脉中间空，脉管处如按刀刃、琴弦，极坚硬，又称偃刀脉。真心脏脉，“坚而搏，如循薏苡仁，累累然”，脉象坚硬搏手，像薏米一样硬硬的，一粒一粒的，故称为“累累然”，又称转豆脉。真肺脏脉，“大而虚，如毛羽中人皮肤”，虚弱得像羽毛一样软。真肾脏脉，“搏而绝，如以指弹石，辟辟然”，脉象如以指弹石头，沉实而坚硬，又称弹石脉。真脾脏脉，“弱而乍数乍疏”，脉象弱小，而且忽快忽慢，为心脏搏动节律失常。“夫如此脉者，皆为脏脉独见而无胃脉，五脏皆至，悬绝而死”。这五种真脏脉或独浮沉，或独大小，或独盛衰，皆独阴独阳，都属于失冲和之脉。另有如散叶、如燃薪、如丸泥、如丝缕、如涌泉、如土颓、如转索、如游鱼等失冲和之脉象，“乃真元之气离绝，五脏六腑不相管辖，如丧家之狗，元气散失而命绝矣”。这些脉象皆昭示着人身元气之离散，故皆为死脉。脉理中蕴含着丰富的自然之理，刘完素说：“非探赜索隐，钩深致远，学贯天人，旁通物理者，未能达于此矣”[③]（《素问病机气宜保命集·原脉论》）。

①刘完素：《刘完素医学全书·素问病机气宜保命集》，宋乃光主编，中国中医药出版社，2006，第116页。

②《黄帝内经素问校释》上册，山东中医学院、河北医学院校释，人民卫生出版社，1982，第262页。

③刘完素：《刘完素医学全书·素问病机气宜保命集》，宋乃光主编，中国中医药出版社，2006，第116~117页。

第三节　陈言

陈言，字无择，号鹤溪道人，南宋医学家，永嘉医派创始人，青田（今浙江青田）人。约生于北宋宣和三年（1121年），卒于南宋绍熙元年（1190年），一说为绍兴、淳熙年间（1131~1189年）人[①]。精于方脉，学术造诣深邃，其友人卢檀在《易简方纠谬》中评价说："先生轻财重人，笃志师古，穷理尽性，立论著方。其持脉也，有若卢扁饮上池水而洞察三因；其施救也，不假华佗剖腹刳肠而彻分四治"[②]。受《金匮要略》"千般疢难，不越三条"[③]（卷上《脏腑经络先后病脉证第一》），即疾病之内所因、外皮肤所中和房室金刃虫兽所伤三因影响，穷究受病之源，阐发三因学说，认为"医事之要无出三因"，将致病原因分为外因（六淫）、内因（七情）、不内外因三类，谓"傥识三因，病无余蕴"，于南宋孝宗淳熙元年（1174年）著成《三因极一病证方论》18卷，简称《三因方》，对后世医学发展有很大影响。陈言医术精湛，门人弟子众多，"乡之从先生游者七十余子"，诸弟子往往抄录此书入手，"便谓学足，无病不治，而去"[④]。"三因极一"书名源于《素问》，其《移精变气论》云："岐伯曰：治之极于一。帝曰：何谓一？岐伯曰：一者因得之。帝曰：奈何？岐伯曰：闭户塞牖，系之病者，数问其情，以从其意，得神者昌，失神者亡"[⑤]。黄帝问治病之要道，岐伯回答说"治之极于一"，陈言认为"极于一"即病源，"致病之本"，故以为名。《四库全书总目提要》评曰："每类有论有方，文词典雅而理致简该，非他家鄙俚冗杂之比。"[⑥]另著有《三因司天方》传世。

一、以儒道治医道

陈言认为医者习业，当"学古而得之"，学古之道，须效法儒学，以儒道治医道。《三因极一病证方论》卷二专设《大医习业》篇，其云：

国家以文武医入官，盖为养民设，未有不自学古而得之者。学古之道，虽别而同，为儒

---

①刘时觉：《永嘉医派研究》，中医古籍出版社，2000，第6页。

②刘时觉：《永嘉医派研究·易简方纠谬》，中医古籍出版社，2000，第241页。

③张仲景：《金匮要略》，于志贤、张智基点校，中医古籍出版社，1997，第1页。

④刘时觉：《永嘉医派研究·易简方纠谬》，中医古籍出版社，2000，第242页。

⑤《黄帝内经素问校释》上册，山东中医学院、河北医学院校释，人民卫生出版社，1982，第180页。

⑥王育林：《四库全书总目子部医家类汇考》，学苑出版社，2013，第162页。

必读五经三史，诸子百家，方称学者。医者之经，《素问》《灵枢》是也；史书，即诸家本草是也；诸子，《难经》《甲乙》《太素》《中藏》是也；百家，《鬼遗》《龙树》《金镞刺要》《铜人》《明堂》《幼幼新书》《产科保庆》等是也。儒者不读五经，何以明道德性命，仁义礼乐；医不读《灵》《素》，何以知阴阳运变，德化政令。儒不读诸史，何以知人材贤否，得失兴亡；医不读本草，何以知名德性味，养生延年。儒不读诸子，何以知崇正卫教，学识醇疵；医不读《难》《素》，何以知神圣工巧，妙理奥义。儒不读百家，何以知律历制度，休咎吉凶；医不读杂科，何以知脉穴骨空，奇病异证①。

儒者必读之古籍，有五经三史、诸子百家，陈言将医书亦按经史与诸子百家归类，其中，《素问》《灵枢》为经，诸家本草即史，《难经》《甲乙》《太素》《中藏》可譬喻诸子，《鬼遗》《龙树》《金镞刺要》《铜人》《明堂》《幼幼新书》《产科保庆》等各科著作则可称为百家。《甲乙》即皇甫谧《针灸甲乙经》。《鬼遗》为《刘涓子鬼遗方》，南齐龚庆宣整理，据传为晋末刘涓子巧遇黄父鬼，得其所遗《痈疽方》。《龙树》应指《龙树眼论》。《铜人》即王惟一《铜人腧穴针灸图经》。《明堂》应为《黄帝明堂经》。《素问》《灵枢》论阴阳五行运动变化，五运六气德化政令，为医之根本，犹如儒家五经所论道德性命之学；以《神农本草经》为代表的本草著作阐述药物性味功用，如史书之评述人物，知此可以养生延年；《难经》《甲乙》《太素》《中藏经》诸书皆主要阐发《素问》《灵枢》的经旨奥义，故喻为诸子；《鬼遗》《龙树》等书皆为内外妇儿各科专书，主论各科疾病治疗方法，则比之为百家。此外，经史以外又有文海类集，如汉班、马，唐韩、柳之文，医又有张仲景、华佗、孙思邈、王冰等书，及至宋代，“我大宋文物最盛，难以概举”，“岂特汗牛充栋而已哉”，令人无所适从，故须由博返约。何以返约？即陈言著此《三因极一病证方论》的主要目的，“亦返约之道也”。

二、脏腑配天地之三才、三度与三因

陈言认为，人禀天地之气以生，天有六气，人以三阴三阳上奉之；地有五行，人以五脏五腑下应之，皮肉筋脉、骨髓齿牙、四肢九窍皆由此资生，称为“三才应奉”。“人象天地”，故以脏腑配天地，人之疾病皆为感天地气化而起，“天地气化既然，人之脏腑亦然”，“必当推类，随三度而调之”。《脏腑配天地论》以运气学说为核心，讨论了天地人的关系，其云：

韩子曰：形而上者谓之天，形而下者谓之地，介于其两间者谓之人。人受天地之中以生，莫不禀二气以成形。是以六气纬空，五行丽地，人则默而象之。故足厥阴肝居于巳，手厥阴右肾居于亥，巳亥为天地之门户，故风木化焉。足少阴肾居于子，手少阴心居于午，子午得天地之正中，故君火位焉。足太阴脾居于未，手太阴肺居于丑，丑未为归藏之标本，故湿土守焉。足少阳胆居于寅，手少阳三焦居于申，寅申握生化之始终，故相火丽焉。足阳明胃居于酉，手阳明大肠居于卯，卯酉为日月之道路，故燥金行焉。足太阳膀胱居于辰，手太阳小肠居于戌，辰戌为七政之魁罡，故寒水注焉。此三才应奉，二气相须，不刊之说，如指诸掌②。

韩子应指韩愈，韩愈《原人》一文云：“形于上者谓之天，形于下者谓之地，命于其两间者谓之人。形于上，日月星辰皆天也；形于下，草木山川皆地也；命于其两间，夷狄禽兽皆人

①陈无择：《三因极一病证方论》，侯如艳校注，中国医药科技出版社，2011，第17页。

②陈无择：《三因极一病证方论》，侯如艳校注，中国医药科技出版社，2011，第21~22页。

也”[①]。陈言将十二经脉与运气的六气相配属，并阐释其原理。运气中六气与十二地支的配属关系，巳亥配厥阴风木（十二地支方位见后天八卦图），陈言将此“厥阴”在人体落实到肝肾二脏，在经脉即手足厥阴经。足厥阴肝经居于巳之位，手厥阴心包经居于亥之位，巳亥二者又分标本，巳居风木本位，称为“本”，本为正化，亥居相对方位，则称为“标”，标为对化（余支同）。手厥阴本为心包经，王冰《玄珠密语》以右肾为手厥阴心包络之脏，故陈言以手厥阴配右肾，心与肾通过手厥阴心包经形成密切联系，为其《君火论》君火在脏“主配于心肾”之张本。“巳亥为天地之门户”，《五运行大论》曰：“奎壁角轸，则天地之门户也。”张介宾注说周天七政躔度，二月交于春分而入奎壁，是日之长，时之暖，万物发生皆从奎壁始，“自奎壁而南，日就阳道，故曰天门”[②]（《类经图翼》卷一《奎壁角轸天地门户说》）。秋分八月中交于轸，是日之短，时之寒，万物收藏皆从角轸始。“角轸而北，日就阴道，故曰地户”（同上）。春分司启，秋分司闭，故称门户。“奎壁角轸为对待之宿，而奎壁为西北之交，角轸为东南之交”（同上）。在方位上，巳位于东南，正在角轸东南交之处，亥位于西北，在奎壁西北交之处，故称为天地之门户。巳亥配风木，风又为春季主气，万物复苏，故云“风木化焉”。子午配少阴君火，在经脉分别是足少阴肾经、手少阴心经。肾属水，居于子，心属火，居于午，故足少阴肾经居于子之位，手少阴心经居于午之位。子午位于天地正中线，是为正位，故“君火位焉”。丑未配太阴湿土，在经脉应足太阴脾经、手太阴肺经，足太阴脾经居未位，手太阴肺经居丑位，未应坤位，坤象地，在六气主湿，“湿土守焉”。天地之气的运行，至此进入秋冬，主收藏，未为正化为本，丑为对化为标，故云“为归藏之标本”。寅申配少阳相火，在经脉分别应足少阳胆经、手少阳三焦经。寅处东北艮位，处于少阳春生之气上升之时，可谓“生化之始”；申处西南坤位，为长夏与秋交界处，由生化转为收藏，可称“生化之终”，故云“握生化之始终”。卯酉分别居于正东、正西，日月东升西落，卯在左，酉在右，日月又代表阴阳，左升右降，故“为日月之道路”。酉方在六气为燥，故“燥金行焉”，在经脉应足阳明胃经、手阳明大肠经。

七政之魁罡，古代占星术中，十二地支配十二月，每月一个地支，称月将，即寅为功曹，卯为太冲，辰为天罡，巳为太乙，午为胜光，未为小吉，申为传送，酉为从魁，戌为河魁，亥为登明，丑为大吉，子为神后。其中辰为天罡，戌为河魁，合称魁罡。七政，指日、月和金、木、水、火、土五星；又北斗七星各主日月、五星，亦称七政。北斗七星之第一至四星又称为“斗魁”，辰天罡又指北斗七星的斗柄，即第五至七星，《鹖冠子·环流》云：“斗柄东指，天下皆春；斗柄南指，天下皆夏；斗柄西指，天下皆秋；斗柄北指，天下皆冬”[③]。陈言称辰戌为魁罡，应是以辰戌指代北斗七星，北方为寒，故“寒水注焉”。在经脉应足太阳膀胱经、手太阳小肠经。陈言以五行为“常度”，六气为“揆度”，五行、六气配人体之脏腑经脉，则称为“奇度”。陈言此三度的命名应源于《素问》，其《玉版论要》云：“揆度者，度病之浅深也。奇恒者，言奇病也”“揆度奇恒，道在于一”[④]。关于揆度奇恒，后世说法不一，多认为是古经

---

①韩愈：《韩昌黎文集校注》，马其昶校注，上海古籍出版社，1986，第25~26页。

②张介宾：《张景岳医学全书·类经图翼》，李志庸主编，中国中医药出版社，1999，第631页。

③黄怀信：《鹖冠子汇校集注》，中华书局，2004，第76页。

④《黄帝内经素问校释》上册，山东中医学院、河北医学院校释，人民卫生出版社，1982，第191页。

书名。常，即恒，天地之气有正气，有太过，有不及，“天地气化既然，人之脏腑亦然”，人感天地之气为病，故须以三才应奉而类推，“随三度而调之”，若能做到如此，陈言称为“究心明道之士”。

陈言将三才、三度、三因之法广泛应用到疾病辨证中，其中癫痫一病可较为全面地反映其论病思想。

夫癫痫病，皆由惊动，使脏气不平，郁而生涎，闭塞诸经，厥而乃成。或在母胎中受惊，或少小感风寒暑湿，或饮食不节，逆于脏气，详而推之，三因备具。风寒暑湿得之外，惊恐震慑得之内，饮食饥饱属不内外。三因不同，忤气则一，传变五脏，散及六腑，溢诸络脉。但一脏不平，诸经皆闭，随其脏气，证候殊分。所谓象六畜，分五声，气色脉证，各随本脏所感所成而生诸证。古方有三痫、五脏痫、六畜痫，乃至一百二十种痫，以其禀赋不同，脏腑强弱，性理躁静，故诸证蜂起。推其所因，无越三条，病由都尽矣[①]（《卷九·癫痫叙论》）。

病者旋晕颠倒，吐涎沫，搐搦腾踊，作马嘶鸣，多因挟热着惊，心动胆慑，郁涎，涎入心之所致也，名曰马痫。以马属在午，手少阴君火主之，故其病生于心经。病者晕眩，四肢烦疼，昏闷颠倒，掣纵吐沫，作羊叫声，多因少小脐疮未愈，数洗浴，湿袭脾经之所致也，名曰羊痫。以羊属未，坤位，足太阴湿土主之，故其病生于脾经[②]（《卷九·癫痫证治》）。

陈言论癫痫病，认为其病因涵盖了外因、内因、不内外因三因，外因得之于风寒暑湿，内因得之于惊恐震慑，不内外因得之于饮食饥饱。忤气即逆气，忤气散于五脏六腑及诸经络脉，人之禀赋不同，脏腑强弱不一，感于不同脏腑经络，则见症各异。“搐搦腾踊，作马嘶鸣”者称为马痫，马在十二支属午，手少阴心经亦配属午，故陈言谓其病生于心经，心又属火，故推断其病因为“挟热着惊，心动胆慑”。“作羊叫声”者称为羊痫，羊属未，位于坤土之位，在六气为湿，与足太阴脾经相配属，故推断其病因为“湿袭脾经”。另又有鸡痫，是燥气伤胃，“其病生于胃经”；猪痫，吐利挟风所致，“手厥阴心胞风木主之，故其病生于右肾经”；牛痫，是湿热伤肺，“病生于肺经”。陈言以五痫合属五脏，五痫中无肾而有胃腑，“以肾属鼠，非畜养物，神无主治，故不作痫”，肾在十二支属子，子为鼠，鼠不属于家畜，人神不主，不作痫。胃为五脏六腑之海，其重要性似脏，胃经又配酉属鸡，鸡为六畜之一，故有象，可作痫。又无犬痫，犬属戌，“以辰戌为魁罡，四杀没处，不兴痫象”。魁罡在命理学为四神煞之一，天罡、河魁乃阴阳绝灭之地，此处陈言以之释无犬痫之理，戌配手太阳小肠经，似指此经邪不能侵。

三、以运气论药物性用及病与治

陈言对运气学说至为推崇，著有《三因司天方》，是书由《三因极一病证方论》卷五五运六气部分扩充而成，清代嘉庆二年由江阴缪问（字芳远）演绎并付梓。缪氏序云：“余弃举业，悬壶事亲，每读司天运气之说，几欲废书而叹。恨古人不立说著方，以为天地间一大缺陷也”[③]。后因见同邑姜体乾先生治病神效，其方皆源于《三因司天方》，故“录其全本而归”。

---

①陈无择：《三因极一病证方论》，侯如艳校注，中国医药科技出版社，2011，第150页。

②陈无择：《三因极一病证方论》，侯如艳校注，中国医药科技出版社，2011，第151页。

③陈无择：《陈无择医学全书·三因司天方》，王象礼主编，中国中医药出版社，2005，第227页。

是书载方十六首，陈言按运气之太过、不及、胜复、逆从所致之病，推本求源，“立天干十方、地支六方，见证用药，条分而缕析之。过与不及，治而平之，本气以正方治之，天气加临，复分病证而加减之，其精详醇备，蔑以加矣”[①]（江沅序）。

陈言认为，五气经天，有德化政令与灾变之异。世间物类之孕育禀受五行之气，赖其滋养，故诸药功能气味性用亦各不相同。而气运失常所致诸病亦必以药石疗之，称为“功夺造化，恩备裁成”。德化政令灾变，见于《素问·气交变大论》，论及风、热（火）、湿、燥、寒五气之德化政令，王冰注云：“夫德化政令，和气也。其动静胜复，施于万物，皆悉生成”[②]。指五气在正常情况下对世间万物的生成作用，此时称为“和气”，即冲和之气。德化政令是五气之和气，灾变是五气之杀气。如东方生风，风生木，其德敷和，其化生荣，其政舒启，其令风，其变振发，其灾散落；西方生燥，燥生金，其德清洁，其化紧敛，其政劲切，其令燥，其变肃杀，其灾苍陨。即木运所主之年，德化政令分别是敷和、生荣、舒启、风，灾变是散落和振发；金运所主之年，德化政令则分别是清洁、紧敛、劲切、燥，灾变是苍陨与肃杀。《素问·气交变大论》岐伯曰：“德化者气之祥，政令者气之章，变易者复之纪，灾眚者伤之始”[③]。陈言以药物气味性用与五气德化政令灾变相类比，“成象效法”，“若合符契”。《纪用备论》云：

故敷和、彰显、溽蒸、清洁、凄沧者，五气之德也；安魂、育神、益气、定魄、守志者，百药之功也。生荣、蕃茂、丰备、紧敛、清谧者，五气之化也；通润、悦怿、轻身、润泽、益精者，百药之能也。舒启、明曜、安静、劲切、凝肃者，五气之政也；开明、利脉、滑肤、坚肌、强骨者，百药之气也。风热湿燥寒者，五气之令也；酸苦甘辛咸者，百药之味也。顾兹气运，与万物虽种种不齐，其如成象效法，无相夺伦；一一主对，若合符契。至于胜复盛衰，不能相多；往来升降，不能相无，故各从其动而兴灾变，亦不相加也。于是有振发、销铄、骤注、肃杀、凛冽者，五气之变也；在药则有收敛、干焦、甜缓、敛涩、滋滑者，百药之性也。散落、燔炳［炳，当作焫］、霜溃、苍陨、冰雪者，五气之眚也；在药则有鼽衄、溢汗、呕吐、涎涌、泄利者，百药之用也。德化者气之祥，功能者药之良；政令者气之章，气味者药之芳[④]。

五气德、化、政、令分别对应药物之功、能、气、味，灾（眚即灾）、变对应药物之性、用。若遇某岁某气盛行，主某脏病变，即可以所胜之药治之，治疗目的是平天气、治地气，最终以平人之气。如司天之气为风木，风淫所胜，以辛凉之药平之；若在泉之气为风木，风淫于内，亦以辛凉之药治之，皆从其气德化政令之所为。五运六气为天地阴阳运行升降之常道，五运有太过，有不及，六气升降亦有逆从与胜复，陈言认为，凡不合于德化政令则为灾变，皆可以致病，此谓之“时气”。天地有余不足所生违戾之气，则“还以天道所生德味而平治之”。陈言以地理为本气，再以天气加临为标，有胜有复，“随气主治，则悉见病源”，立三因司天方一十六首，其中五运方十首，六气方六首。

五运方十首，分别对治一个甲子中十天干主岁年份所生疾病。十天干对应五行，一行对

①陈无择：《陈无择医学全书·三因司天方》，王象礼主编，中国中医药出版社，2005，第226页。
②《黄帝内经素问》，王冰注，《中国医学大成续集》影印本，上海科学技术出版社，2000，第995页。
③《黄帝内经素问校释》下册，山东中医学院、河北医学院校释，人民卫生出版社，1982，第954页。
④陈无择：《三因极一病证方论》，侯如艳校注，中国医药科技出版社，2011，第20~21页。

二干，则一为太过，一为不及，如甲己化土，逢甲年为土运太过，湿土之气流行；己年土运不及，木克土，故风木之气流行。太过之年，《素问·五常政大论》称为发生、赫曦、敦阜、坚成、流衍，岐伯曰："木曰发生，火曰赫曦，土曰敦阜，金曰坚成，水曰流衍"[①]。不及之年，称为委和、伏明、卑监、从革、涸流，"木曰委和，火曰伏明，土曰卑监，金曰从革，水曰涸流"[②]。如六甲年岁土太过，即敦阜之纪，雨湿流行，土盛克水，故肾水受邪，易患腹满、泄泻等病证，立方附子山萸汤；六乙年岁金不及，从革之纪，金不及则火来克之，故炎火乃行，多见头痛、发热、心痛等病证，立方紫菀汤；六丙年岁水太过，流衍之纪，寒气流行，邪害心火，易患身热、喘咳、溏泄等病证，主方为黄连茯苓汤；六丁年岁木不及，委和之纪，金气盛行，故燥邪为病，易致胁痛、腹痛、溏泄、疮疡等病证，主方为苁蓉牛膝汤；六戊年岁火太过，赫曦之纪，炎暑流行，火盛克金，故肺金受邪，可见少气、咳喘、血溢等病证，用方为麦门冬汤；六己年岁土不及，卑监之纪，风木之气偏盛，易病飧泄、霍乱等病证，用方为白术厚朴汤；六庚年岁金太过，坚成之纪，燥气流行，金克木，故肝木受邪，易致腹痛、目赤痛、喘咳、血溢等病证，立方牛膝木瓜汤；六辛年岁水不及，涸流之纪，湿气大行，善病腹满、濡泄、寒疡、腰股痛等病证，立方五味子汤；六壬年岁木太过，发生之纪，风气流行，脾土受邪，可见飧泄食减、眩冒巅疾等病证，主方为茯苓汤；六癸年岁火不及，伏明之纪，寒气大行，可致胸痛、胁痛、泄注、腹痛等病证，主方为黄芪茯神汤。

陈言所制诸方皆按运气有余不足以平治。如六丙年黄连茯苓汤，所用药有黄连、赤茯苓、麦冬、车前、通草、远志、半夏、黄芩、甘草、生姜、大枣。该方主治岁水太过，寒气流行，邪害心火，然而其中所用诸药如黄连、黄芩、麦冬、车前、通草等大多为寒凉之品，并无辛热益心之药，缪问论其方义云：

六丙之岁，太阳在上，泽无阳焰，火发待时；少阴在上，寒热凌犯，而气争于中；少阳在上，炎火乃流，阴行阳化，所谓寒甚火郁之会也。故病见身热烦躁、谵妄、胫肿腹满等症，种种俱水湿郁热见端，投以辛热，正速毙耳[③]。

六十年一个甲子，十天干，每天干主六年，逢丙主岁的年份有六个，称为六丙年。丙年主水运太过，即寒水之气盛，水盛克火，故云"邪害心火"，用药本应以热性药散寒温阳。但丙年水运虽然太过，每一年配属的地支不同，地支所对应的司天之气也各不相同，如逢太阳寒水司天，运为寒水，气亦为寒水，两寒相叠加，会使火被郁过甚，导致郁发，即"火发待时"；若少阴君火司天，运为寒水，气为君火，水火交争，即"寒热凌犯"；又若逢少阳相火司天，相火火势远较君火为盛，故云"炎火乃流，阴行阳化"。诸多因素相合，皆导致"寒甚火郁之会"，故所致疾病不仅不寒，反而皆为"水湿郁热"，不可以温热药治之，"故宗《内经》气寒气凉，治以寒凉立方"，不理心阳而专利水清热，缪问称为"围魏救赵，直趋大梁之法"，评论说："用药之妙，岂思议可及哉！"

地支六方分别是正阳汤、备化汤、升明汤、审平汤、静顺汤、敷和汤，方名取自运气之平气，寓有使气平顺之意。《素问·五常政大论》论平气之年，"木曰敷和，火曰升明，土曰备

① 《黄帝内经素问校释》下册，山东中医学院、河北医学院校释，人民卫生出版社，1982，第960页。
② 《黄帝内经素问校释》下册，山东中医学院、河北医学院校释，人民卫生出版社，1982，第959页。
③ 陈无择：《陈无择医学全书·三因司天方》，王象礼主编，中国中医药出版社，2005，第234页。

化，金曰审平，水曰静顺”[①]。平气之年气平和而不偏颇，如木运平气之年，“敷和之纪，木德周行，阳舒阴布，五化宣平。其气端，其性随，其用曲直，其化生荣，其类草木，其政发散，其候温和”[②]。丑未之岁，太阴湿土司天，易病关节不利、寒疟、血溢、腰椎痛等病证，宜备化汤。寅申之岁，少阳相火司天，多病郁热、血溢目赤、心痛疮疡等病证，宜升明汤。卯酉之岁，阳明燥金司天，可见中热、寒疟、痈肿、便血等病证，可予审平汤。辰戌之岁，太阳寒水司天，可病身热、头痛、呕吐、中满等病证，可用静顺汤。巳亥之岁，厥阴风木司天，多中热、胁下寒、耳鸣掉眩、黄疸等病证，宜敷和汤。其中正阳汤一方，正阳并非指平气，而是火运平气之年，升明之纪，对司天之气的命名，《素问·五常政大论》云：“升明之纪，正阳而治，德施周普，五化均衡”[③]。陈言以正阳汤为治疗子午之岁少阴君火司天所致疾病之方，这一命名与君火亦若合符节。正阳汤主治子午之岁，少阴君火司天，病关节禁固、腰痛、郁热、黄疸等病证。

四、君火本源论及心君无为思想

“君火”一词最早见于《素问·天元纪大论》“终地纪者，五岁为一周。君火以明［“明”，王冰改作“名”］，相火以位”[④]。君火、相火是运气学说专有概念，二者均属于六气，二之气的主气少阴君火，主司春分至小满之间的气化；三之气即少阳相火，主司小满至大暑之间的气化。故而六气之中，独火有二，一为君火，一为相火。王冰注：“所以地位六而言五者，天气不临君火故也。君火在相火之右，但立名于君位，不立岁气。故天之六气，不偶其气以行，君火之政，守位而奉天之命，以宣行火令尔。以名奉天，故曰君火以名；守位禀命，故云相火以位”[⑤]。简而言之，以六气配五行，多出一气，归之于火，则火一分为二，即君火与相火。二火的作用不同，君火奉天之命，宣行火令，有似于君主，代天发号施令，故云“君火以名”；而相火则奉君火号令，施行其火令，是执行者，故云“相火以位”。二者相互协作，以成气化。《内经》中君火与心并无直接关系，心被称为君主之官，《素问·灵兰秘典论》云：“心者，君主之官也，神明出焉”[⑥]。《灵枢·邪客》说：“心者，五脏六腑之大主也，精神之所舍也”[⑦]。心不仅主司诸脏腑，更主要是主神志，强调其在精神意识上的作用，其他四脏虽然也分别与精神意志有所关联，但皆为心所统率，《荀子·解蔽篇》说：“心者，形之君也，而神明之主也，出令而无所受令。自禁也，自使也，自夺也，自取也，自行也，自止也”[⑧]。心是身体与精神的双重主宰，如君主一般发号施令，不受其他因素支配，有绝对的自主权。隋代萧吉《五行大义》云：“心为主守之官，神明出者。火，南方，阳，光辉，人君之象。神为身之君，如君南向以治。《易》以离为火，居大阳之位，人君之象。人之运动情性之作莫不

①《黄帝内经素问校释》下册，山东中医学院、河北医学院校释，人民卫生出版社，1982，第957页。
②《黄帝内经素问校释》下册，山东中医学院、河北医学院校释，人民卫生出版社，1982，第961页。
③《黄帝内经素问校释》下册，山东中医学院、河北医学院校释，人民卫生出版社，1982，第962页。
④《黄帝内经素问校释》下册，山东中医学院、河北医学院校释，人民卫生出版社，1982，第853页。
⑤《黄帝内经素问》，王冰注，中医古籍出版社，2015，第323页。
⑥《黄帝内经素问校释》上册，山东中医学院、河北医学院校释，人民卫生出版社，1982，第124页。
⑦《灵枢经校释》，河北医学院校释，人民卫生出版社，1982，第277页。
⑧荀况：《荀子》，杨倞注，耿芸标校，上海古籍出版社，2014，第256页。

由心，故为主守之官，神明所出也”。又说：“心藏神者，神以神明照了为义，言心能明了万事。”[①]（卷三《论杂配·论配藏府》）心位南方，属火，在卦应离，《象》曰：“明两作，离，大人以继明照于四方”[②]。离卦卦形为离上离下，由两个单离卦组成，离表示太阳、光明，两个光明重叠为重明。光明相继不已，照于四方，万物得此重明，得以化成。离位又为君主之位，《春秋繁露·天辨在人》云：“当阳者，君父是也。故人主南面，以阳为位也”[③]。“神为身之君”，心主神明，故心为人身君主，心属火应离的特殊属性与主神志的作用，使这一脏实际上脱离了形而下的器的层面，而上升为形而上的思维层面，逐渐形成了一套较为独特的兼容形下与形上的“心藏象”理论体系。

心为君主，属火，君火亦为君主，二者有天然的密切联系，君火则转化为心火的代称。陈言《三因极一病证方论》卷五《君火论》援引儒释道三家之论，阐述了心与君火的关系及作用：

五行各一，唯火有二者，乃君相之不同。相火则丽于五行，人之日用者是也；至于君火，乃二气之本源，万物之所资始。人之初生，必投生于父精母血之中而成形。精属肾，肾属水，故天一而生水；血属心，心属火，故地二而生火；识为玄，玄属木，故天三而生木，乃太一含三引六之义也。亦道生一，一生二，二生三之数也。则知精血乃财［裁］成于识，以识动则暖，静则息，静息无象，暖触可知。故命此暖识以为君火，正《内典》所谓暖识息三，连持寿命者是也。然则所以谓之君者，以不行炎暑，象君之德；万物资始，象君之化；位居少阳，象君之政；神明出入，象君之令。故君亦天也，天亦君也。乾以元亨利正［正，当作贞］而营运于其上，君以德化政令而辅成于其下。天道顺序，则生长化收藏不失其时；君道助顺，故进退存亡不失其正，其实皆一理也。成象取法，虽主配于心肾，推而明之，一点精明，无物不备也。宜君火之用，上合昭昭，下合冥冥，与万物俱生而无所间断也[④]。

按运气学说，火分为君相二火，原指自然界主时之气。陈言将此二火落实于人体之中，二者性质不同，功用各异。相火称为“人之日用者”，属于五行之火，为人火。而君火并不只属火，陈言比之以乾卦，将其上升为生命之本源的层次，《象》说乾卦：“大哉乾元，万物资始，乃统天”[⑤]。陈言称君火为“二气之本源，万物之所资始”，二气指阴阳二气，《脏腑配天地论》说：“人受天地之中以生，莫不禀二气以成形。是以六气纬空，五行丽地，人则默而象之”[⑥]。君火在脏主配心肾，生于父精母血，精血成于识，有识方能为人。按其引《河图》天一生水、地二生火、天三生木，“太一含三引六”，太一即天一，即太极，即道；三应指水、火、木三行；六当是心肾肝与精血识。陈言又引佛教“暖识息”论君火的性用。《内典》指佛教典籍。暖识息，即寿暖识。寿为寿命，指生命；暖为温暖，指肉体；识为心识，指精神。《俱舍论》云：“命根体即寿，能持暖及识。”三者之间须互相依持，生命方得以持续，恰如油、炷、灯火，三者缺一不可，“寿暖及与识，三法舍身时，所舍身僵仆，如木无思觉”“若

---

①萧吉：《五行大义》，钱杭点校，上海书店出版社，2001，第75页。
②朱熹：《周易本义》，廖名春点校，中华书局，2009，第125页。
③董仲舒：《春秋繁露》，冯国超主编，吉林人民出版社，2005，第181页。
④陈无择：《三因极一病证方论》，侯如艳校注，中国医药科技出版社，2011，第76~77页。
⑤朱熹：《周易本义》，廖名春点校，中华书局，2009，第32页。
⑥陈无择：《三因极一病证方论》，侯如艳校注，中国医药科技出版社，2011，第21页。

尔，此寿何法能持？即暖及识，还持此寿。若尔，三法更互相持，相续转故”[①]（《俱舍论》卷五《分别根品第二之三》）。《成唯识论》卷一云：“寿暖识三，应知命根，说名为寿”[②]。卷三又说：“寿暖识三，更互依持，得相续住”[③]。南怀瑾先生说，暖是有温度，保持生命存活的温度，有温度就有寿命，有暖与寿，才有精神意识起作用，暖、寿、识三位一体[④]。而陈言则把君火作为此暖识的统一体，君火既包含肉体的暖，又涵盖精神的识，是形而上与形而下的统一。太极动而生阳，静而生阴，其识动则暖，其识静则息，静息时无象可循，动暖时则可以触知。君火是暖寿识三位一体在人身生命上的落脚点与具象化。

关于火的德化政令，《气交变大论》云：“南方生热，热生火，其德彰显，其化蕃茂，其政明耀，其令热”[⑤]。火热光明照耀万物，使之生长繁茂。少阴君火之所以称为君，陈言说其“象君之德”，少阴君火主司二之气，天气温和而不炎热，故云“不行炎暑”，有“和”之德；是时万物开始生长发育，徐徐壮大，如君主教化万民，故云“象君之化”；二之气为春，在四象位居少阳，在后天八卦为东方震位，是东华帝君之位。东华帝君，葛洪《枕中书》称为扶桑大帝东王公，“号曰元阳父”，“元始阳之气，治东方”[⑥]。扶桑大帝，据考为日神，至元朝被封为“东华紫府少阳帝君”，奉为道教全真派始祖。君火如扶桑大帝，主东方少阳之气，生化万物，故云“象君之政”；心君主神明出入，故云“象君之令”。君火以其德化政令辅助乾之元亨利贞，主导一年气化之进退存亡，以顺应天道之生长化收藏，使不失其时，不失其正，是以君火合于天地，“与万物俱生而无所间断也”。

心属火，而火又有君、相二火，二火与一心不相匹配，陈言以君火统摄心肾二脏，“主配于心肾”，这一配属关系应得自于“成象取法”。《脏腑配天地论》云：“足少阴肾居于子，手少阴心居于午，子午得天地之正中”[⑦]，君火居于午，天统地，午统子，君火即统摄心肾二脏，故陈言又称足少阴肾经为“足少阴君火肾”。“足少阳胆居于寅，手少阳三焦居于申”，运气中寅申与少阳相火相配属，故又称足少阳胆经为“足少阳相火胆”。肾有二枚，陈言以左肾为肾，右肾则合于心（心包），如妇人养胎避忌法，其中孕三月手心主脉养胎（手心主即手厥阴心包经），即云：“三月手心主脉养，内属右肾”“唯不说手少阴心养者，盖心为五脏大主，如帝王不可有为也”[⑧]。“不可有为”即无为，对帝王统治之术，先秦时期诸子就已经提出君逸臣劳思想。如先秦道家认为，君主驭臣的总纲应遵循君无为而臣有为。《庄子·在宥》云：“无为而尊者，天道也；有为而累者，人道也。主者，天道也；臣者，人道也”[⑨]。天道无为，人道有为，君为天道，臣为人道，君逸臣劳，君尊臣卑，“君子不得已而临莅天下，莫若无为”[⑩]。

---

①世亲：《阿毗达磨俱舍论略注》上册，玄奘译，智敏上师注，上海古籍出版社，2016，第176~177页。
②玄奘纂译，窥基撰：《成唯识论》，上海古籍出版社，1995，第10页。
③玄奘纂译，窥基撰：《成唯识论》，上海古籍出版社，1995，第31页。
④南怀瑾：《人生的起点和终站》，东方出版社，2014，第40~41页。
⑤《黄帝内经素问校释》下册，山东中医学院、河北医学院校释，人民卫生出版社，1982，第946页。
⑥葛洪：《枕中书》，《新编汉魏丛书》，第六册，新编汉魏丛书编纂组，鹭江出版社，2013，第193~194页。
⑦陈无择：《三因极一病证方论》，侯如艳校注，中国医药科技出版社，2011，第21页。
⑧陈无择：《三因极一病证方论》，侯如艳校注，中国医药科技出版社，2011，第296~297页。
⑨庄周：《庄子》，冀昀主编，线装书局，2007，第121页。
⑩庄周：《庄子》，冀昀主编，线装书局，2007，第111页。

《管子·心术篇》直接以心喻君主，以心无为而制九窍为例，论君主驭臣之术：

心之在体，君之位也；九窍之有职，官之分也。耳目者，视听之官也，心而无与于视听之事，则官得守其分矣。夫心有欲者，物过而目不见，声至而耳不闻也。故曰：上离其道，下失其事。故曰：心术者，无为而制窍者也[①]（《心术上》）。

圣人裁物，不为物使。心安是国安也，心治是国治也。治也者心也，安也者心也。治心在于中，治言出于口，治事加于民，故功作而民从，则百姓治矣[②]（《心术下》）。

心处于君之位，九窍各有职司，心君不去干预九窍，则诸官各尽职守。心若有杂念，则视之而不见，听之而不闻，即“上离其道，下失其事”。故而心之术就是无为而治，心安心治即是国安国治，百姓亦治。所以为君者“毋代马走”，“毋代鸟飞”，不要取代各个职能者的功用，应重在督导臣下，而不是代替臣下做事。治理在于内心，安定也在于内心。《灵枢·邪客》曰：“心者，五脏六腑之大主也，精神之所舍也，其脏坚固，邪弗能容也。容之则伤心，心伤则神去，神去则死矣。故诸邪之在于心者，皆在于心之包络”[③]。“心君不受邪”，而由心包代之，对后世医学影响甚大，如张元素《医学启源》说：“心者，主也，神之舍也，其脏固密而不易伤，伤则神去，神去则心死矣。故人心多不病，病即死，不可治也”[④]。心包外围于心，有保护心脏的作用，是心之宫墙。心包隶属于心，生理上代君（心）行事，病理上代君受邪。

陈言这一心君无为思想在疾病治疗上也有所反映，如《三因极一病证方论》卷八论及诸脏腑虚实寒热证治，包括六脏六腑，即肝胆、心小肠、脾胃、肺大肠、肾膀胱和心主三焦。心主经病收录两方两证，一为清膻汤，膻即膻中，胸腔中央，心包所在处，此方主治右肾实热，以小便黄赤、茎头痛为主症；一为益志汤，志为五神之一，由肾所藏，此方主治右肾虚寒，以小便数、腰痛、耳鸣、梦遗为主症。两证皆以肾相关病证为主要表现。有关心病因此也可从肾论治，如《三因司天方》六癸年黄芪茯神汤，主治岁火不及，寒气大行，病胸痛、胁痛、心痛等症，主药有黄芪、茯神、远志、紫河车、薏苡仁。缪问论其病机云：“按六癸之岁，其藏为心，其发为痛，揆厥病情，无一非心血不足见端”[⑤]。六癸年火不及，寒气盛，寒伤心火，其痛皆心血不足，故以紫河车补心之血，茯神益心之气。紫河车即人胎盘。河车，道教内丹学术语，《西山群仙会真记》云：“北方正气号河车，车谓运载物于陆地，往来无穷”[⑥]。北方正气指肾中元阳真气，河车指真气的运行，真气运转周流，往来无穷，气中藏有真水，如车载物。河车又指两肾，两肾藏有真气，左右两肾似日月周转，如车轮之运动，故称河车。金丹练成，金光万道，其色称“紫”。紫河车，《本草纲目》引《丹书》谓其为胎儿乘载之车具：“胚胎将兆，九九数足，我则乘而载之”[⑦]。古人以其得先天之气，具补阴之功，效用远胜于金石

①姜涛：《管子新注》，齐鲁书社，2006，第293页。

②姜涛：《管子新注》，齐鲁书社，2006，第300页。

③《灵枢经校释》，河北医学院校释，人民卫生出版社，1982，第277页。

④张元素：《医学启源》，任应秋点校，任廷革整理，人民军医出版社，2009，第14页。

⑤陈无择：《陈无择医学全书·三因司天方》，王象礼主编，中国中医药出版社，2005，第237页。

⑥施肩吾：《西山群仙会真记》，吕光荣：《中国气功经典·金元朝部分》下册，人民体育出版社，1990，第208页。

⑦李时珍：《本草纲目》下册，人民卫生出版社，1982，第2963~2964页。

草木，故以之补虚劳。紫河车禀先天真气，可安心养血，是从肾治心。又远志一味，缪问说此药可“挈离入坎，以育心之神”。远志为足少阴肾经药，可益智强志，主治心虚健忘，故有远志之名。清代张秉成《本草便读》说其“能通肾气上达于心，使肾中之水上交于离，成既济之象，故能益智疗忘”[1]。此药可挈离入坎，交通心肾，亦是一味哲学意味比较浓厚的药物，黄芪茯神汤也因此而达到以肾治心之目的。

①张秉成:《本草便读》，上海科学技术出版社，1958，第4页。

第四节　张元素　李杲

经学与医学的思考同属“天人之际”，对天道即宇宙的认识上二者始终是相通的。宋学对天道的思考始于周敦颐，理学的先驱者，朱熹尊为“道学宗师”。周子精研《易》理，著成《太极图说》，提出了一个宇宙生成论的体系，《宋史·道学传》谓其“推明阴阳五行之理，命于天而性于人者，了若指掌”[①]（卷四百二十七《列传》第一百八十六）。《太极图说》一书不仅为理学家一致推崇，金元医学家将太极本体论与《黄帝内经》相结合，成为构建金元以至明清时期医学理论的基石。以张元素及其弟子李杲、王好古、罗天益等为代表的易水学派，创立了有别于经方医学的阴阳升降浮沉时方辨证论治体系，本体系以“土为万物之母”为理论依据，以脾胃为脏腑核心，开辟了藏象学术研究的一个全新局面，由此，藏象学术发展逐渐走向以后天之本脾胃和先天之本肾命为学术核心的两个分支，使脏腑辨证论治理论日趋完善。这一体系尤其注重扶护先后天之根本，即人身元气，故又被称为“医中之王道”。

张元素，字洁古，金代易州（今河北易县）人，易水学派创始人。《金史》有传，载其“八岁试童子举，二十七试经义进士，犯庙讳下第，乃去学医，无所知名。夜梦有人用大斧长凿凿心开窍，纳书数卷于其中，自是洞彻其术”[②]（《方伎·张元素》）。张元素习医也有奇遇，是在梦境中开悟的。兰泉老人张吉甫在《医学启源》序中说：“其夜梦人柯斧长凿，凿心开窍，纳书数卷于其中，见其题曰《内经主治备要》，骇然惊悟，觉心痛，只为凶事也，不敢语人。自是心目洞彻，便为传道轩岐，指挥秦越也”[③]。后张元素《医学启源》中卷即名为《内经主治备要》。张序又载其曾经治愈刘完素的伤寒病，令刘“大服其能”。张元素认为“运气不齐，古今异轨，古方新病，不相能也”，《金史》称其“自为家法”。明代吴恺茂《丹溪手镜·医家源流》云：“张洁古、刘守真、张子和、李明之四人者作，医道于是乎中兴”[④]。张元素著有《医学启源》《脏腑标本寒热虚实用药式》《珍珠囊》传世，另有《药注难经》《医方》《洁古本草》等，惜已亡佚。

而今医学史论及金元医家，皆称“金元四大家”，即刘完素、李杲、张从正、朱震亨，此

---

①脱脱：《宋史》第三十六册，中华书局，1977，第12710页。

②脱脱：《金史》第八册，中华书局，2020，第2968页。

③张元素：《医学启源》，任应秋点校，人民卫生出版社，1978，序，第1页。

④天津科学技术出版社总纂：《金元四大家医学全书》下集，天津科学技术出版社，1994，第1018页。

四大家说最早源于元末明初著名文史学家宋濂，宋濂在为朱震亨《格致余论》题词时说："金之以善医名，凡三家，曰刘守真氏，曰张子和氏，曰李明之氏。虽其人年之有先后，术之有攻补，至于惟阴阳五行、升降生成之理，则皆以《黄帝内经》为宗而莫之有异也"①。刘守真即刘完素，张子和即张从正，李明之即李杲。又说朱震亨《格致余论》"有功于生民者甚大，宜与三家所著并传于世"（同上）。四大家说在后世流传甚广，张元素未能列入其中，以致其医学理论在后世流传中逐渐淹没，导致了医学体系的割裂与断层，实为憾事。张元素曾治愈刘完素伤寒病，清·黄退庵《友渔斋医话》引李濂《医史》称："刘完素病伤寒，不能自医，得元素治之乃愈，则其术侔完素矣"②。李时珍亦赞之曰："深阐轩岐秘奥，参悟天人幽微。言古方新病不相能，自成家法。辨药性之气味阴阳厚薄、升降浮沉补泻、六气、十二经，及随证用药之法，立为主治、秘诀、心法、要旨，谓之《珍珠囊》，大扬医理。《灵》《素》之下，一人而已"③（《本草纲目》卷一《序例·历代诸家本草·洁古珍珠囊》）。张元素与刘完素皆为时方医学的开创者，为金元以后医学开辟了一个新的时代，其医学哲学理论自成体系，其学术价值应予重新评估，从医学史角度给予应有地位。

一、医中之王道与霸道

元代杜思敬著《济生拔萃》，其序言引许文正对张元素的评语，云："洁古之书，医中之王道"④。杜思敬（1235~1320年），字敬甫，一字散夫，号宝善老人，元初汾州西河（今山西汾阳）人。历任户部侍郎、中书郎中、中书参知政事等职。大德十年（1306年），进中书左丞。杜思敬于武宗继位后致仕，居于沁上，其间精研医学，读张元素及其子张璧、弟子李杲、王好古、罗天益等医书，分门别类节录其中切用者，题名《济生拔萃》，十九卷，成书于元仁宗延祐二年（1315年），杜思敬时年八十岁。《济生拔萃》收录易水学派著作主要有张元素《洁古珍珠囊》《洁古家珍》、李杲《脾胃论》《医学发明》《兰室秘藏》、张璧（号云岐子）《云岐子论经络迎随补泻法》《云岐子注脉诀并方》《云岐子七表八里九道脉诀论并治法》、王好古《此事难知》《医垒元戎》《阴证略例》、罗天益《卫生宝鉴》等书，另收录了元代医家窦杰、朱震亨等相关著作。窦杰，即窦默，字汉卿，元初理学家，精于针灸，著述甚丰，《标幽赋》为其代表作。

杜思敬有感于当时医为贱技，医道晦而不弘，又且医书浩繁，难以尽览，在自序中详述了编辑该书的目的，《济生拔萃》序云：

医之为业，切于用世，而学士大夫目为工，攻贱不之省，业其家者又或不能至到，苟焉以自肥，此医道之晦而不弘也。若乃发于论注，开惠后学，则安得不资于前人也。《素问》述针刺，仲景始方论，今诸家所集浩繁，孰能遍览校试，而果适用者，固在乎明者之择焉也。昔尝闻许文正公语及近代医术，谓洁古之书，医中之王道，服膺斯言，未暇寻绎。洁古者，张元素也，洁古其号也。云岐子璧，其子也。东垣李杲明之，海藏王好古进之，宗其道者也罗天益谦夫，绍述其术者也，皆有书行于世。往年致政中书，家居沁上，因取而读之，大抵其言理胜，

---

①严世芸：《中国医籍通考》第二卷，上海中医学院出版社，1991，第2396页。

②曹炳章编，黄退庵著，《中国医学大成·友渔斋医话》，上海科学技术出版社，1990，第4页。

③李时珍：《本草纲目》上册，人民卫生出版社，1982，第9页。

④杜思敬：《济生拔萃》第一册，上海涵芬楼影印元刻本，商务印书馆，1938，序，第1页。

不尚幸功，圆融变化，不滞一隅，开阖抑扬，所趣中会。其要以扶护元气为主，谓类王道，良有以也……虽然医不专于药，而舍药无以全医；药不必于方，而舍方无以为药。若夫学究天人，洞识物理，意之所会，治法以之者，将不屑于此[①]。

张元素所创易水学派，父子师生相授，私淑者亦众。其子张璧，号云岐子，继其父业；弟子李杲，字明之，号东垣，为脾胃学说的开创者，金元四大家之一；王好古，字进之，号海藏，张元素弟子，同时师从于李杲，在伤寒阴证上别有心得；罗天益，字谦甫，李杲弟子，元初太医，补充阐扬了其师的脾胃学说。诸家皆有著作行于世，杜思敬评论说“其言理胜，不尚幸功”，诸家论病侧重于理论阐述与分析，依理而治，不拘于方药，不必仅从方证对应（即经方医学辨证方法，按照方剂主治病证和疾病病证相对应，相互对应上即用此方，“有是证用是方”，不必寻求疾病原理，称为方证对应。宋以前基本是这一类治法，宋代也流行很长一段时间，至金元医家始重视医学理论在疾病论治上的广泛运用，开始采用病机辨证，即为时方医学。）用药，不希图侥幸获效，用方开阖变化，升降相因，周流无穷而不滞于一隅，因病求“理”，故能措置得当，“所趣中会”。“理”之根本则在天人之际，“物理”之中，故须即物穷理，会其意可也。这一学派以“扶护元气”为主旨，后世称为“王道之治”。

“王道之治”说源于许文正，即许衡，字仲平，号鲁斋，金末元初理学家，杜思敬曾从之学。李杲《脾胃论》罗天益后序亦云：“鲁斋先生之言曰：东垣先生之学，医之王道也”[②]。许衡本人亦通医，罗天益曾记录其治疗积聚的思想，并引以为“要法”：“许学士云：大抵治积，或以所恶者攻之，或以所喜者诱之，则易愈”[③]（《卫生宝鉴》卷十四《名方类聚·治积要法》）。罗天益亦曾治愈许衡的泄泻病（似今之肠炎），《卫生宝鉴》载有此案。

至元戊寅五月间，霖淫积雨不止，鲁斋许平仲［平仲，当作仲平］先生，时年五十有八，面目肢体浮肿，大便溏多，腹胀肠鸣，时痛，饮食短少，命予治之，脉得弦细而缓。先生曰：年壮时多曾服牵牛、大黄药，面目四肢时有浮肿，今因阴雨故大发[④]（卷十四《名方类聚·胃气为本》）。

至元是元世祖的年号，戊寅年，至元十五年（1278年），许衡五十八岁。当时雨水过多，湿气过盛，许衡因年轻时多服用牵牛、大黄等泻下药，又感时邪，因而患腹痛泄泻、浮肿之症。罗天益谓其过用泻下药而致脾胃伤败，胃气虚弱，不能布散水谷之气，脏腑经络皮毛失于荣养，真气运行不畅，水液因而潴留，故为浮肿。五脏皆以胃气为本，若胃气虚弱不能滋养五脏，必导致五脏不和，故泻下药“为一时之快，不知其为终身之害也”。许衡之病幸而不重，尚可以调补，故以平胃散、导滞通经汤调理而愈。

王道、霸道，是孟子所论的两种治国之道，《孟子·公孙丑上》第三章：“以力假仁者霸，霸必有大国；以德行仁者王，王不待大”[⑤]。王道遵循“以德行仁”，通过德治推行仁政，主张“为政以德”。大禹曾说：“德惟善政，政在养民”[⑥]。《管子·治国》也说：“凡治国之道必先富

---

①杜思敬：《济生拔萃》第一册，上海涵芬楼影印元刻本，商务印书馆，1938，序，第1~4页。
②天津科学技术出版社总纂：《金元四大家医学全书》上集，天津科学技术出版社，1994，第601页。
③罗天益：《卫生宝鉴》，许敬生校注，中国中医药出版社，2007，第168页。
④罗天益：《卫生宝鉴》，许敬生校注，中国中医药出版社，2007，第175页。
⑤焦循：《孟子正义》，沈文倬点校，中华书局，1987，第221页。
⑥《尚书》，冀昀主编，线装书局，2007，第17页。

民，民富则易治也，民贫则难治也……故治国常富而乱国常贫，是以善为国者必先富民，然后治之”[①]。孟子论王道，说明君制民之产，要使足以仰事父母，俯育妻子。许衡曾说：“草木到秋，精气展尽，故风霜亦摇落之。人精神耗散，故疾病侵之，到德行亏时，便患难及之。人若德行充实，虽祸患不害也”[②]（《义门读书记》卷六《孟子下》）。故在医学，治病如治国，王道即治疾之道，张元素命之为“养正积自除”，含义有二，一是手段，即“养”民；二是结果，即“富”民，可称“为医以德”，最终消除积滞，却疾全身。土爰稼穑，农耕经济以土地为根本，土为万物之母，脾胃五行属土，李杲著《脾胃论》，其理论基础即“人以脾胃为本”，故“脾胃内伤，百病由生”。《内经》以胃气为本，有胃气则生，无胃气则死。罗天益说脾胃元气受伤，不能转输水谷精气于皮毛经络，诸邪乘虚而人，“真气蓄然内消”，而终成痼疾。“养正”即指补养脾胃，《卫生宝鉴》卷十四载有医案一则，真定王君用，一十九岁，病积。“脐左连胁如覆杯，腹胀如鼓，多青络脉，喘不能卧”[③]。当时正值暑天，雨水较多，湿气盛，故病人又下利，完谷不化，即泻下不消化的食物。积是指腹内有积块，或胀或痛的一种病证。王君用之积位于脐左，连左胁下，并见腹胀如鼓，喘不能卧，疑似今之脾肿大，见于各种急慢性感染、血液病、肝硬化等。积为邪气所聚，本应以毒药峻攻，然而罗诊其脉虚弱，并自利完谷，表明病人脾胃极度虚弱，虚人不耐峻攻，故先以补益脾胃之剂补养正气，服数剂“清便自调”，便下趋于正常，再予升降阴阳之法，使食进气和，喘息得以平息，腹胀亦大有好转，至此再予毒药峻攻其积，1个月左右即告痊愈。

先师尝曰：洁古老人有云，养正积自除，犹之满座皆君子，纵有一小人，自无容地而出。今令真气实，胃气强，积自消矣[④]。

积之所致，由于正气之虚，《素问·刺法论》云：“正气存内，邪不可干”[⑤]。《素问·评热病论》又云：“邪之所凑，其气必虚”[⑥]。若正气不虚，风、雨、寒、暑诸邪不能独伤人，故正虚为本，邪实为标。李杲亦强调治积不可一味攻伐，《内外伤辨惑论》云：“峻利药必有情性，病去之后，脾胃安得不损乎？脾胃既损，是真气元气败坏，促人之寿。”[⑦]罗氏此案先“养”胃气以使其“富”，先补后攻，寓攻于补，正气得养，以小人喻邪气，君子喻正气，小人在君子之中无地自容，积自得除。其治弛张有度，法度严整，“明德慎罚”，养正与除积相辅相成，正合张元素所说：“泻实补虚，除邪养正，平则守常，医之道也”[⑧]。可谓王道之治的典范。

二、以四象为基础的阴阳升降浮沉辨证论治体系的建立

张元素继承了宋徽宗《圣济经》气本体论的医学基础，又有深入发挥，以《太极图说》《黄帝内经》并与张载的气本论相结合，建立了阴阳升降浮沉的理论构架，以《内经》理论说

---

①耿振东：《管子译注》，上海三联书店，2014，第234页。
②何焯：《义门读书记》上册，崔高维点校，中华书局，1987，第109页。
③罗天益：《卫生宝鉴》，许敬生校注，中国中医药出版社，2007，第169页。
④罗天益：《卫生宝鉴》，许敬生校注，中国中医药出版社，2007，第169页。
⑤《黄帝内经素问校释》下册，山东中医学院、河北医学院校释，人民卫生出版社，1982，第1325页。
⑥《黄帝内经素问校释》上册，山东中医学院、河北医学院校释，人民卫生出版社，1982，第436页。
⑦李杲：《内外伤辨惑论》，李一鸣整理，人民卫生出版社，2007，第33页。
⑧张元素：《医学启源》，任应秋点校，人民卫生出版社，1978，第161页。

明药物气味、制方方法，形成了一套以阴阳升降浮沉为基础的病机辨证论治体系，使《内经》的医学理论在真正意义上实现了对临证用方实践的指导，可谓时方医学的开创者。《太极图说》云：

无极而太极。太极动而生阳，动极而静，静而生阴，静极复动。一动一静，互为其根。分阴分阳，两仪立焉。阳变阴合，而生水火木金土。五气顺布，四时行焉。五行一阴阳也，阴阳一太极也，太极本无极也。五行之生也，各一其性。无极之真，二五之精，妙合而凝。乾道成男，坤道成女。二气交感，化生万物，万物生生而变化无穷焉①。

太极动静相因，便衍生出阴阳二气，阴阳二气交互作用，又衍生出五行，故“五行一阴阳也，阴阳一太极也”，随着阴阳五行之变化而“化生万物”。张载进一步把“气”作为宇宙的本体，“太虚无形，气之本体”，“由气化，有道之名”，“太和所谓道，中涵浮沉升降动静相感之性”②（《正蒙·太和篇》）。

张元素根据《太极图说》和张载的气浮沉升降理论，建立了阴阳升降浮沉医学理论构架，这一构架以周子太极图（图1-1）中的五行框架为核心，但是又根据《内经》运气的五运体系予以改良。太极图五行排序按顺时针次序分别是木、火、水、金，土居中央。《管子·四时》云：“阴阳者，天地之大理也；四时者，阴阳之大经也”③，四时反映的是阴阳的根本法则。五运体系遵循自然界四时之序，其运行以长夏土为核心，次序为春木、夏火、秋金、冬水，故而张元素将太极图中的水与金交换位置，以符合五行运行的自然之序，并与《易传》的四象相配属，木属阴中之阳（即少阳），火属阳中之阳（即太阳），金属阳中之阴（即少阴），水属阴中之阴（即太阴），见图1-2。

气为阳，味为阴，阳气主上升，阴味主下降。《素问·阴阳应象大论》说：“味厚者为阴，薄为阴之阳。气厚者为阳，薄为阳之阴。味厚则泄，薄则通。气薄则发泄，厚则发热”④。张载认为万物和人在气化过程中所得的气禀清浊之性不同，称为“气质之性”：“天下凡谓之性者，如言金性刚，火性热，牛之性，马之性也，莫非固有。凡物莫不有是性，由通蔽开塞，所以有人物之别，由蔽有厚薄，故有智愚之别”⑤（《性理拾遗》）。阴阳是无限可分的，药物按照气味分阴阳，气为阳，味为阴；气味禀天地之性，数量不同，清浊有别，《素问》以厚薄再行划分。气为阳，气厚者为阳中之阳，气薄者为阳中之阴；味为阴，味厚者为阴中之阴，味薄者为阴中之阳。味厚的药物可以泄气，味薄的药物则使气通畅；气薄的药物有发泄的作用，气厚的药物则可以发热。张元素综合二家之言，以药物气味为其“气质之性”，气味有厚薄，其厚薄之性，决定了药物作用的升降浮沉。《医学启源·用药备旨》云：

味为阴，味厚为纯阴，味薄为阴中之阳；气为阳，气厚为纯阳，气薄为阳中之阴。又曰：味厚则泄，味薄则通；气厚则发热，气薄则发泄。又曰：辛甘发散为阳，酸苦涌泄为阴；咸味通泄为阴，淡味渗泄为阳。升降者，天地之气交也。茯苓淡，为天之阳，阳也，阳当上行，何谓利水而泄下？经云：气之薄者，阳中之阴，所以茯苓利水而泄下，亦不离乎阳之体，故入手

①周敦颐：《周敦颐集》，陈克明点校，中华书局，1990，第3~5页。

②张载：《张子全书》，林乐昌编校，西北大学出版社，2015，第1~3页。

③戴望：《管子校正》，世界书局，1935，第238页。

④《黄帝内经素问校释》上册，山东中医学院、河北医学院校释，人民卫生出版社，1982，第67页。

⑤张载：《张子全书》，林乐昌编校，西北大学出版社，2015，第300页。

太阳也。麻黄苦，为地之阴，阴也，阴当下行，何谓发汗而升上？经曰：味之薄者，阴中之阳，所以麻黄发汗而升上，亦不离乎阴之体，故入手太阴也。附子，气之厚者，乃阳中之阳，故经云发热；大黄，味之厚者，乃阴中之阴，故经云泄下[①]。

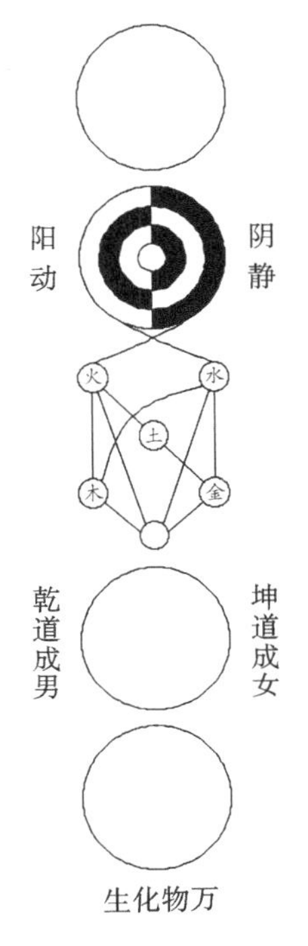

图1-1　周子太极图

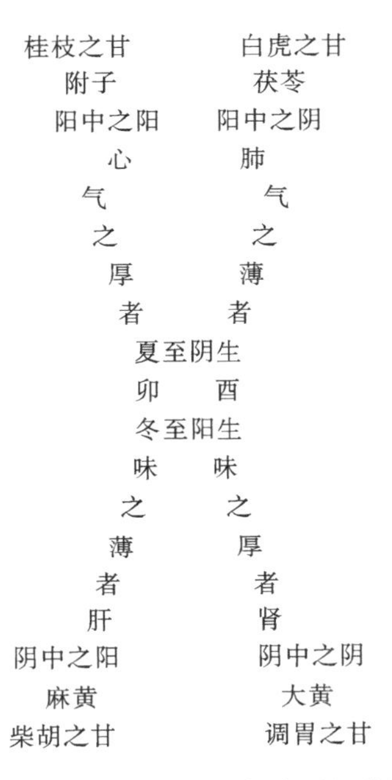

图1-2　张元素气味厚薄寒热阴阳升降图

张元素以运气时相为次序，四象、五行为属性，将药物气味、五脏、方剂统一为一个体系。药物按照气味归属，气温、热为阳，寒、凉为阴。味辛、甘、淡为阳，酸、苦、咸为阴。辛甘发散，淡味渗泄；酸苦涌泄，咸味通泄。因其气味厚薄不同，作用各异。如左下角四象属少阳，阴中之阳，分别包含了“味之薄者”“肝”“麻黄”“柴胡”四项。此处为“冬至阳升”，阳升而春至，故五行属木，在脏为肝。味之薄者为阴中之阳，麻黄属于味之薄者，可以发汗，风寒往往用之，故以之为味薄的代表药物。“柴胡”指小柴胡汤，小柴胡汤是张仲景《伤寒论》方，此方为治疗少阳病的主方，少阳病的主要表现有寒热往来、胸胁苦满、默默不欲饮食、心烦喜呕，称为小柴胡汤之“四大主证”，四大主证常见于虚人感冒，小柴胡汤可以透解邪热，疏达经气，使汗出热解。因此，季节之春、味薄之麻黄、五脏之肝、主治少阳病之小柴胡汤，皆具备了相同的属性，即木与少阳的属性，也便具备了相同的特点，即“升”的特性。同理，左上角四象属太阳，阳中之阳，包含了“气之厚者”“心”“附子”“桂枝”四项。此处为夏（夏至之前），五行属火，在脏为心，气之厚者为阳中之阳，附子性大热，故为气厚之代表药。“桂枝”指桂枝汤，亦为《伤寒论》方，为治疗太阳病的主方。太阳病由风寒之邪伤于肌表所致，桂枝性热，此方可使人蒸蒸发热，以祛除风寒。季节之夏、气厚之附子、五脏

①张元素：《医学启源》，任应秋点校，人民卫生出版社，1978，第156页。

之心、主治太阳病之桂枝汤，皆具备了火与太阳的属性，也便拥有了“浮”的特性。右上角四象属少阴，阳中之阴，有“气之薄者”“肺”“茯苓”“白虎”四项。此处为“夏至阴生”，阴生秋至，阳气收降，五行属金，在脏为肺。气之薄者为阳中之阴，茯苓气味平淡，可利水泻热，为气薄之代表药。“白虎”指白虎汤，《伤寒论》方，为治疗阳明病的主方。白虎为西方神兽，白虎啸西风，西风起时暑热皆消。阳明病多暑热病，白虎汤以石膏、知母为主药，二药性寒，清热泻火作用迅猛。季节之秋、气薄之茯苓、五脏之肺、主治阳明病之白虎汤，皆具备了金与少阴“降”的特性。右下角四象属太阴，阴中之阴，含“味之厚者”“肾”“大黄”“调胃”四项。此处为冬（冬至之前），阳气潜藏，五行属水，在脏为肾。味之厚者为阴中之阴，大黄气味苦寒，有“将军”之称，可荡涤肠胃，通腑泄热，作用峻猛，为味厚之代表药。“调胃”指调胃承气汤，《伤寒论》方，主药为大黄、芒硝二味，主治阳明病胃肠燥热，大便不通。季节之冬、味厚之大黄、五脏之肾、主治阳明病之调胃承气汤，皆具备了冬与太阴的“藏”的特性。

四象配五行，还缺少一行，即“土”，图中并无“土”之字样，然实已蕴含其中。四张方剂后皆标明“之甘”，甘在五行属土，故“甘”指土；甘又指甘草，甘草味甘；又指四张方剂的味道，四方组成均含有炙甘草，故四方皆味甘。甘草又称“国老”，可以调和诸药，解百药毒。葛洪《肘后备急方》记载岭南人解蛊毒常用甘草，又常带甘草数寸，随身备急。朱丹溪说甘草“黄中通理，厚德载物之君子也”。又说：“此草能为众药之王，经方少不用者，故号国老之名。国老即帝师之称也，为君所宗，是以能安和草石，解百药毒”①（《本草衍义补遗·甘草》）。“黄中通理”出自《周易·坤卦》，形容君子之美：“君子黄中通理，正位居体，美在其中，而畅于四支，发于事业，美之至也”②。黄属土，土居中，黄为中央正色。通理，通晓事理。君子美德内藏，贯彻于行动，扩大于事业，内外合一，是美德的极致。甘草又名美草，陶弘景称其为“九土之精”，甘草为甘味之极，其味厚，色中黄，禀土之质，在诸甘味药中土德最全，有君子之美。通理应指甘草的作用，王好古说甘草“甘之味有升降浮沉，可上可下，可内可外，有和有缓，有补有泄，居中之道尽矣”③（《汤液本草》卷中《草部·甘草》）。甘草居于中土，兼乎五行，故其性用兼有升降浮沉，可通达周身上下内外。《本草纲目》说：“甘草外赤中黄，色兼坤离，味浓［浓，当作厚］气薄，资全土德，协和群品，有元老之功，普治百邪，得王道之化。赞帝力而人不知，敛神功而己不与，可谓药中之良相也”④。甘草表皮色红，内里色黄，红色属火，在卦属离，黄色属土，在卦为坤，故云“色兼坤离”。其色黄味甘，具坤土之德，甘味入脾，生甘草泻火，炙甘草温中补脾，脾土居于中央，含升降浮沉四性，可上可下，可外可内，可补可泄。无论缓和补泄，甘草“禀土中冲和之阳气以生”⑤，其功总在一个“和”字，“一和足以概众美”⑥。甘草深得中和之道，故而方剂组成中往往含有甘草。汤剂虽苦，诸药配合，其中皆含有多种味道，尤其或多或少有甘味在其中，纯苦味的汤药

①田思胜：《朱丹溪医学全书》，中国中医药出版社，2006，第54页。
②朱熹：《周易本义》，廖名春点校，中华书局，2009，第48页。
③王好古：《王好古医学全书》，盛增秀主编，中国中医药出版社，2004，第33页。
④李时珍：《本草纲目》上册，人民卫生出版社，1982，第693页。
⑤缪希雍：《神农本草经疏》，夏魁周、赵瑗校注，中国中医药出版社，1997，第85页。
⑥刘若金：《本草述校注》，郑怀林校注，中医古籍出版社，2005，第88页。

极少，故方剂配伍的宗旨是合乎王道之治，尽显医道之“阴阳适平”与“致中和”。

张元素依据药物气味厚薄，按时相次序，把药物划分为少阳、太阳、少阴、太阴四类，其作用以升降浮沉来表示，少阳、太阳主升浮，上行、发散之意。少阴、太阴主沉降，下行、泻利之意。土类居中，不在四象之中，主中和。《易・系辞上》曰：“法象莫大乎天地，变通莫大乎四时”①。张载也说：“盈天地之间者，法象而已”②（《正蒙・太和篇》）。《圣济经》亦说：“天之所赋，不离阴阳，形色自然，皆有法象”③。张元素在药物气味厚薄升降浮沉的基础上，按五行对药物进行分类，创药物法象分类法，称为“药类法象”，即风生升、热浮长、湿化成、燥降收、寒沉藏五类。风生升类属少阳，味之薄者，阴中之阳，味薄则通，气味酸苦咸平的药物可归属这一类。风生升药除上述麻黄以外，另有防风、羌活、升麻、柴胡、细辛、独活等计20味药，诸药与风木相关，皆有少阳升散之性，善于祛风疏风。如升麻，“性温味辛，气味俱薄，浮而升，阳也。其用有四，手足阳明引经一也，升阳于至阴之下二也，阳明经分头痛三也，去风邪在皮肤及至高之上四也”④。升麻气味辛苦温，气味俱薄，具有升浮之性，其作用也充分体现了“升浮”，一是手足阳明引经药，可引诸药之气上行，李杲说：“人参、黄芪非此引之不能上行”；二是升下陷之阳气，至阴指脾，脾气虚衰则容易导致脾气下陷，造成内脏下垂，如胃下垂、子宫脱垂等，升麻可以升发脾胃之气，补脾胃药中常用之；三是止阳明经头痛，阳明经行于额前，故其经头痛多在前额或眉棱等处；四是去风邪，风为阳邪，伤人多在皮肤和头面部较高的位置，故云“至高之上”。升麻的这四个作用都充分体现了其“升浮”的特点。关于升麻的升阳作用，《本草纲目・升麻》说：“大抵人年五十以后，其气消者多，长者少；降者多，升者少；秋冬之令多而春夏之令少。若禀受弱而有前诸证（指元气下陷诸病）者，并宜此药活法治之”⑤。热浮长类属太阳，“气之厚者，阳中之阳，气厚则发热，辛甘温热是也”⑥。热浮长药除上述附子以外，另有乌头、干姜、肉桂、桂枝、豆蔻、丁香、厚朴、吴茱萸等计19味药，诸药皆为热性药，有太阳升浮之性。如干姜，气热，味大辛，用于治疗沉寒痼冷，肾中无阳，脉气欲绝。其用有四，“通心气助阳一也，去脏腑沈寒二也，发散诸经之寒气三也，治感寒腹疼四也”⑦（《医学启源》卷下《用药备旨》）。干姜的四个作用均为祛寒温阳，皆有赖于其辛热气味。燥降收类属少阴，“气之薄者，阳中之阴，气薄则发泄，辛甘淡平寒凉是也”⑧（《医学启源》卷下《用药备旨》）。此类药除上述茯苓以外，另有猪苓、滑石、车前子、木通、五味子、白芍、天冬、麦冬等计21味药，诸药性皆偏凉，有少阴收降之性，可导气下行，多为利水（利小便）润燥清虚热之品，如茯苓、泽泻、猪苓、滑石、瞿麦、车前子、木通、通草皆为利水通淋药。寒沉藏类属太阴，“味之厚者，阴中之阴，味厚则泄，酸

---

①朱熹：《周易本义》，廖名春点校，中华书局，2009，第240页.

②张载：《张子全书》，林乐昌编校，西北大学出版社，2015，第2页。

③赵佶：《宋徽宗圣济经》，（宋）吴禔注，李顺保、程玫校注，学苑出版社，2014，第158页。

④张元素：《医学启源》，任应秋点校，人民卫生出版社，1978，第170页。

⑤李时珍：《本草纲目》上册，人民卫生出版社，1982，第797页。

⑥张元素：《医学启源》，任应秋点校，人民卫生出版社，1978，第178页。

⑦张元素：《医学启源》，任应秋点校，人民卫生出版社，1978，第178页。

⑧张元素：《医学启源》，任应秋点校，人民卫生出版社，1978，第193页。

苦咸寒是也”[①]。此类药除上述大黄以外，另有黄芩、黄连、黄柏、石膏、知母、生地黄等计18味药，诸药性皆苦寒，有太阴沉降之性，可以泻火。如黄连，气寒味苦，“其用有五，泻心热一也，去上焦火二也，诸疮必用三也，去风湿四也，赤眼暴发五也”[②]（《医学启源》卷下《用药备旨》）。黄连的五个作用皆有赖于其苦寒之气味。

四象之外，还有一类湿化成药，张元素称为“湿化成中央”，可见其位置应在四象中央，“戊土其本气平，其兼气温凉寒热，在人以胃应之；己土其本味淡，其兼味辛甘咸苦，在人以脾应之”[③]。中央五行属土，土之用为化，张载说：“土者，物之所以成始而成终也，地之质也，化之终也，水火之所以升降，物兼体而不遗者也”[④]（《正蒙·太和篇》）。土居中斡旋水火升降，土化而物成，故曰化成。土在六气为湿，是以名为“湿化成”。十天干与五行相配属，中央戊己土，戊土为阳，在脏腑应胃，己土为阴，在脏腑应脾。居中则正，气味本应平淡。中央统御四方，故又兼四方之气味，兼温、凉、寒、热四气，又兼酸、苦、甘、辛、咸五味。湿化成药多甘温之品，除前述甘草以外，另有黄芪、人参、当归、熟地黄、阿胶、白术、苍术、半夏、陈皮等计20味。其中既有补气药如黄芪、人参，补阴药如熟地黄，补血药如阿胶等大补之品，也包括了燥湿化痰药如白术、苍术、半夏，理气破气药如陈皮、藿香、槟榔、莪术、三棱等，诸药作用虽然各异，但皆有一个共同特性，即针对脾胃中土而起作用，可以恢复脾胃功能，故归于此类。张元素药类法象共收录药物98种，后又有续添4种，法象余品34种，计136种，常用药基本涵盖其中。

张元素又按照这一体系创制方法，分别为风制法、暑制法、湿制法、燥制法、寒制法，称为“五行制方生克法”，其云：“四时之变，五行化生，各顺其道，违则病生，圣人设法以制其变”[⑤]。疾病皆由违背四时之变、五行化生所致，治疗目的即将其扭转回归而使“顺其道”。

夫药有寒热温凉之性，有酸苦辛咸甘淡之味，各有所能，不可不通也。夫药之气味不必同，同气之物，其味皆咸，其气皆寒之类是也。凡同气之物必有诸味，同味之物必有诸气，互相气味各有厚薄，性用不等，制方者必须明其用矣……若用其味，必明其味之可否；若用其气，必明其气之所宜。识其病之标本脏腑，寒热虚实，微甚缓急，而用其药之气味，随其证而制其方也[⑥]。

制方的前提是必须明了药物气味之用。药物气味虽然各有不同，但同气则味相近，同味则气相近，这也是药物法象分类的基础，即阐明制方的前提，必须熟知药类法象，用相应气味对治“病之标本脏腑寒热虚实微甚缓急”。具体的对治方法则取法于《素问·脏气法时论》，“肝苦急，急食甘以缓之；心苦缓，急食酸以收之；脾苦湿，急食苦以燥之；肺苦气上逆，急食苦以泄之；肾苦燥，急食辛以润之”[⑦]，等等，此不赘言。

风制法：肝、木、酸，春生之道也，失常则病矣。风淫于内，治以辛凉，佐以苦辛，以

①张元素：《医学启源》，任应秋点校，人民卫生出版社，1978，第200页。
②张元素：《医学启源》，任应秋点校，人民卫生出版社，1978，第204页。
③张元素：《医学启源》，任应秋点校，人民卫生出版社，1978，第184~185页。
④张载：《张子全书》，林乐昌编校，西北大学出版社，2015，第6页。
⑤张元素：《医学启源》，任应秋点校，人民卫生出版社，1978，第216页。
⑥张元素：《医学启源》，任应秋点校，人民卫生出版社，1978，第166~168页。
⑦张元素：《医学启源》，任应秋点校，人民卫生出版社，1978，第167页。

甘缓之，以辛散之。暑制法：心、火、苦，夏长之道也，失常则病矣。热淫于内，治以咸寒，佐以甘苦，以酸收之，以苦发之。湿制法：脾、土、甘，中央化成之道也，失常则病矣。湿淫于内，治以苦热，佐以咸淡，以苦燥之，以淡泄之。燥制法：肺、金、辛，秋收之道也，失常则病矣。燥淫于内，治以苦温，佐以甘辛，以辛润之，以苦下之。寒制法：肾、水、咸，冬藏之道也，失常则病矣。寒淫于内，治以甘热，佐以苦辛，以辛散之，以苦坚之[①]。

这一段文字含义极为丰富，其一为所感邪气的性质，分别为风、热、湿、燥、寒；其二为发病时间，分别为春、夏、长夏、秋、冬；其三是疾病的机制，失于生、失于长、失于化、失于收、失于藏；其四为邪气所伤脏腑，分别为肝、心、脾、肺、肾；其五是治疗主要法则，疏风、泻热、燥湿、润燥、温寒；其六为主药的气味，五季主味分别为酸、苦、甘、辛、咸，对治的气味则为辛凉、咸寒、苦热、苦温、甘热；其七是佐治法则，即缓散、收发、燥泄、润下、散坚；其八是佐使用药的气味，即苦辛甘、甘苦酸、咸淡、甘辛、苦辛。将药类法象、制方法添加到阴阳升降图中，可表示如图1-3。

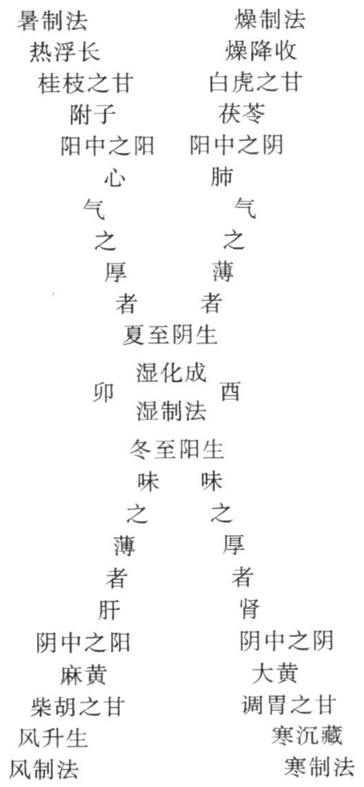

暑制法　燥制法
热浮长　燥降收
桂枝之甘　白虎之甘
附子　茯苓
阳中之阳　阳中之阴
心　肺
气　气
之　之
厚　薄
者　者
夏至阴生
卯　湿化成　湿制法　酉
冬至阳生
味　味
之　之
薄　厚
者　者
肝　肾
阴中之阳　阴中之阴
麻黄　大黄
柴胡之甘　调胃之甘
风升生　寒沉藏
风制法　寒制法

图1-3　气味厚薄寒热阴阳升降图

通过气味厚薄寒热阴阳升降图，将药类法象、制方法与之相互链接，张元素把脏腑、疾病、药性、治则、制方皆统一于一个体系中，即在运气时相次序上的阴阳–四象–五行体系，搭建了一个可使《内经》医学原理与临证用方相结合的桥梁。

三、土居中央的脏气法时升降浮沉论

张元素的弟子李杲，据太极图“土居中央”“土为万物之母”的理论，以脾胃为精气升降运动的枢纽，创立了脾胃学说。李杲（1180~1251年），字明之，真定（今河北正定）人。真定，秦时称东垣县，故李杲又号东垣老人，金元四大家之一，著有《脾胃论》《内外伤辨惑论》《兰室秘藏》《东垣试效方》等。元名儒真定教授砚坚撰《东垣老人传》，言其“忠信笃敬，慎交游，与人相接无戏言”[②]。李杲青年时期因母病亡而立志习医，拜名医张元素为师，尽得其传。金章宗泰和二年（1202年），李杲以捐资得官，监济源税，是年四月疫病流行，俗称大头天行，死者甚众，“君独恻然于心，废寝食，循流讨源，察标求本，制一方与服之，乃效。特寿之于木，刻揭于耳目藂集之地，用之者无不效，时以为仙人所传，而鋟之于石碣”[③]（《东垣老人传》）。此方即今之名方普济消毒饮。李杲中年时期为避战乱，流寓汴梁、东平、聊城等地，于汴梁曾经历壬辰之乱，蒙古军队围困汴京，解围之后大疫流行，《金史·哀宗本

①张元素：《医学启源》，任应秋点校，人民卫生出版社，1978，第214~216页。
②李濂：《李濂医史》，俞鼎芬等校注，厦门大学出版社，1992，第96页。
③李濂：《李濂医史》，俞鼎芬等校注，厦门大学出版社，1992，第97页。

纪》记载，天兴元年五月，“汴京大疫，凡五十日，诸门出死者九十余万人，贫不能葬者不在是数”[①]（卷十七《本纪·哀宗上》）。李杲《内外伤辨惑论》也记有此事：“向者壬辰改元，京师戒严，迨三月下旬，受敌者凡半月。解围之后，都人之不受病者万无一二，既病而死者继踵而不绝。都门十有二所，每日各门所送，多者二千，少者不下一千，似此者几三月”[②]（《内外伤辨惑论》卷上《辨阴证阳证》）。壬辰之乱中，仅汴梁因疫病流行而死者即有百万人之众，另“远在贞祐、兴定间，如东平，如太原，如凤翔，解围之后，病伤而死，无不然者”（同上）。李杲伤往者不可追，而来者犹可及，故以己之平生所试效而著该书，书中所载第一方即其名方补中益气汤。李杲青年时期家境很好，“明之世以赀雄乡里”，并不以医为业，还曾经尽力赈济灾民，《东垣老人传》记载：“泰和（1201~1208年）中，岁饥，民多流亡，君极力赈救，全活者甚众。”[③]唯于汴梁避兵祸时，始“以医游公卿间”，其间结识著名学者元好问，并治愈其恶疾。元好问为其书《伤寒会要》作序，该书惜已亡佚，仅存元序。

李杲在《脾胃论·天地阴阳生杀之理在升降浮沉之间论》中云：

> 至于春气温和，夏气暑热，秋气清凉，冬气冷冽，此则正气之序也。故曰履端于始，序则不愆。升已而降，降已而升，如环无端，运化万物，其实一气也。设或阴阳错综，胜复之变自此而起，万物之中，人一也。呼吸升降，效象天地，准绳阴阳。盖胃为水谷之海，饮食入胃，而精气先输脾归肺，上行春夏之令，以滋养周身，乃清气为天者也。升已而下输膀胱，行秋冬之令，为传化糟粕，转味而出，乃浊阴为地者也。若夫顺四时之气，起居有时，以避寒暑，饮食有节，及不暴喜怒，以颐神志，常欲四时均平而无偏胜则安。不然损伤脾，真气下溜，或下泄而久不能升，是有秋冬而无春夏，乃生长之用陷于殒杀之气，而百病皆起，或久升而不降亦病焉。于此求之，则知履端之义矣[④]。

春温、夏热、秋凉、冬寒，是四时正气正常运行次序。“履端于始，序则不愆”，出自《左传·文公元年》，原文为“先王之正时也，履端于始，举正于中，归余于终。履端于始，序则不愆。举正于中，民则不惑。归余于终，事则不悖”[⑤]。指时令的推算，每年以冬至作为起始，测定春分、秋分、夏至、冬至的月份，以之作为四季的中月，将剩余时间归于年末置润。“履端于始，序则不愆”，年历的推算从冬至开始，四季的次序便不会错乱，百姓依此行事则无谬误。李杲引此句用以说明四时阴阳之气的运行，升已而降，降已而升，循环往复，维持正常秩序，一旦有所错乱，则可导致“胜复之变”。胜复之变指运气中的胜气与复气，自然界中某一气过盛，即为胜气，如火气过盛，天气会过于炎热，木气过盛，可出现狂风肆虐。自然界以五行生克关系维持平衡，就会出现克制胜气之气，即报复之气，称为复气。如火气过盛，盛极必反，寒水之气则大盛，以克制过盛的火气；木气过盛，金克木，金气即起而制木，此处寒水、金气即为复气。人法天地，人身精气的升降运动亦如四时之正气，饮食入胃，水谷精气输于脾，归于肺，精气上升，如春夏之令，其气上行以滋养周身，可比之如清气为天。升已而降，精气下输膀胱，如秋冬之令，其气下行以传化糟粕，可比之如浊阴为地。人身精气的消化

①脱脱：《金史》，张彦博，崔文辉等标点，吉林人民出版社，1995，第233页。
②李杲：《内外伤辨惑论》，李一鸣整理，人民卫生出版社，2007，第3页。
③李濂：《李濂医史》，俞鼎芬等校注，厦门大学出版社，1992，第96页。
④李杲：《脾胃论》，张年顺校注，中国中医药出版社，2007，第66~67页。
⑤杨伯峻编著：《春秋左传注》，中华书局，1981，第510~511页。

吸收与转输，在周身升降，脾胃居中为关键。若能顺应四时之气，起居有时，饮食有节，神志安和，无有偏胜，则身安无虞，不然则损伤脾胃，致精气当升不升，当降不降，则使病生。当升不升，李杲称为“真气下溜”，比之为“有秋冬而无春夏”。春夏为生长之气，春气“升腾于上，即曰生发之气”；至夏“升极而浮，即曰蕃秀之气”，此为天之清阳，“阳主生，故寿”[①]。秋冬为收藏之气，秋季阳精降坠于下，是为“收敛殒杀之气”；冬季“降极而沉，是为闭藏之气”，此为地之浊阴，“阴主杀，故夭”（同上）。无春夏生长而陷于秋冬殒杀之气，则百病皆起。反之，精气当降不降，称为“有春夏而无秋冬”，精气过于耗散而不收藏，亦可为病。脾胃正是人身“履端于始，序则不愆”的关键。李杲说：“《易》曰：两仪生四象，乃天地气交，八卦是也。在人则清浊之气皆从脾胃出，荣气荣养周身，乃水谷之气味化之也”[②]。人身之气皆由脾胃运化水谷气味所化生，故李杲将人身诸气，如元气、谷气、荣气、清气、卫气、生发诸阳上升之气（生气），以及运气、天气、地气、人气皆称为胃气，他说：“脾胃有伤则中气不足，中气不足则六腑阳气皆绝于外”“气伤脏乃病，脏病则形乃应，是五脏六腑真气皆不足也”[③]。又将胃气称为“资少阳生发之气”，谷气称为“升腾之气”。“五谷之精华上腾，乃清气为天者也。精气、神气皆强盛，七神卫护，生气不乏，增益大旺，气血周流，则百病不能侵，虽有大风苛毒，弗能害也”[④]。李时珍评价说：“《素问》云：阴精所奉其人寿，阳精所降其人夭。千古之下，窥其奥而阐其微者，张洁古、李东垣二人而已”[⑤]（《本草纲目·升麻》）。

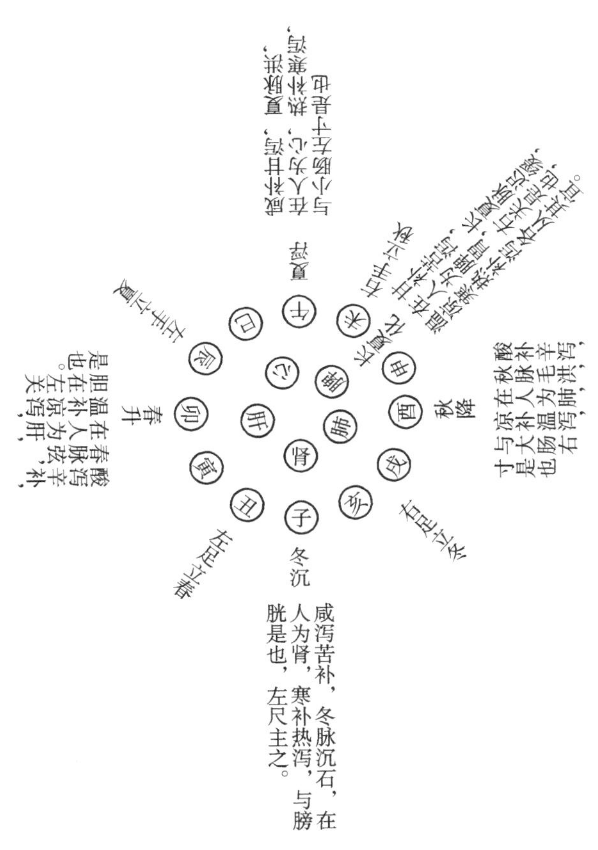

图1-4　脏气法时升降浮沉补泻之图

李杲将张元素的阴阳气味厚薄升降图补足了脾土部分，按照运气小运图的次序作《脏气法时升降浮沉补泻之图》（图1-4）：

五行相生，木火土金水循环无端，惟脾无正行，于四季之末各旺一十八日，以生四脏。四季者，辰戌丑未是也。人身形以应九野，左足主立春，丑位是也；左手主立夏，辰位是也；右手主立秋，未位是也；右足主立冬，戌位

①李杲：《脾胃论》，张年顺校注，中国中医药出版社，2007，第67页。
②李杲：《脾胃论》，张年顺校注，中国中医药出版社，2007，第69页。
③李杲：《内外伤辨惑论》，李一鸣整理，人民卫生出版社，2007，第1页。
④李杲：《内外伤辨惑论》，李一鸣整理，人民卫生出版社，2007，第33页。
⑤李时珍：《本草纲目》上册，人民卫生出版社，1982，第797页。

是也。戊土其本气平，其兼气温凉寒热，在人以胃应之。己土其本味咸，其兼味辛甘酸苦，在人以脾应之。脾胃兼化，其病治之各从其宜，不可定体，肝肺之病在水火之间，顺逆传变不同，温凉不定，当求责耳①。

脾与时相的关系，《内经》有脾主时和脾不主时两种理论，皆与古时季节划分有关。《管子·四时》曰："中央曰土，土德实辅四时入出，以风雨节，土益力，土生皮肌肤。其德和平用均，中正无私，实辅四时，春嬴育，夏养长，秋聚收，冬闭藏。大寒乃极，国家乃昌，四方乃服，此谓岁德。岁掌和，和为雨"②。土居中央，辅四时之出入，掌一岁之阴阳风雨，使之调和，而有春育、夏长、秋收、冬藏。土之德称为"岁德"，其德中正无私，故为"和"。五行以土为尊，《白虎通》云："土所以不名时者，地，土之别名也，比于五行最尊，故不自居部职也"③（卷四《五行·总论五行》）。又《春秋繁露》说："五行莫贵于土"④（《五行对第三十八》）。土居中央而能生化木火金水四行，故能旺四季，"木非土不生，火非土不荣，金非土不成，水非土不高。土扶微助衰，历成其道，故五行更王［王，同旺］，亦须土也"⑤（《白虎通》卷四《五行·论五行更王相生相胜变化之义》）。王冰云："土之德静，分助四方，赞成金木水火之政"⑥（《素问·五常政大论》）。四季生、长、收、藏皆有赖于土德以化。脾居中央，具土之性，同样可生化肝、心、肺、肾四脏。孔颖达《五经正义》疏《礼记》"中央土"云："年有三百六十日，则春夏秋冬各分居九十日。五行分配四时，布于三百六十日间，以木配春，以火配夏，以金配秋，以水配冬，以土则每时辄寄王十八日也。虽每分寄，而位本未，宜处于季夏之末，金火之间"⑦（《礼记正义》卷十六《月令》）。土配四季末月之后十八日，以十二月言，为辰、戌、丑、未四月，月末各十八日，合计七十二日。《素问·太阴阳明论》云："帝曰：脾不主时何也？岐伯曰：脾者土也，治中央，常以四时长四藏，各十八日寄治，不得独主于时也。"王冰注："土气于四时之中各于季终寄王十八日，则五行之气各王七十二日，以终一岁之日矣。外主四季，则在人内应于手足也"⑧。九野，《内经》指九宫八卦的方位，张介宾云："九野，即八卦九宫之位也"⑨（《类经》卷九《经络类三十五》）。谓戊己土应中宫之辰。《内经》以人身各部位与九野相对应，说："野者，人之节解皮肤之间也"⑩（《灵枢·九针》）。李杲以人伸展手足背向而立，与上图相叠加对应，十二时辰中左足正位于丑时，在节气为立春；左手位于辰时，主立夏；右手位于未时，主立秋；右足位于戌时，主立冬。辰戌丑未皆属土，李杲这一"人身形以应九野"的对应关系也解释了脾何以主肌肉四肢。脾主时主要是主长夏，《春秋繁露》说："水为冬，金为秋，土为季夏，火为夏，木为春。春主生，

---

①李杲：《脾胃论》，张年顺校注，中国中医药出版社，2007，第6页。
②姜涛：《管子新注》，齐鲁书社，2006，第319~320页。
③陈立：《白虎通疏证》，吴则虞点校，中华书局，1994，第168页。
④苏舆：《春秋繁露义证》，钟哲点校，中华书局，1992，第316页。
⑤陈立：《白虎通疏证》，吴则虞点校，中华书局，1994，第190页。
⑥《黄帝内经素问》，王冰注，《中国医学大成续集》影印本，上海科学技术出版社，2000，第1010页。
⑦郑玄注，孔颖达疏：《十三经注疏·礼记正义》，龚抗云整理，北京大学出版社，1999，第515页。
⑧《黄帝内经素问》，王冰注，《中国医学大成续集》影印本，上海科学技术出版社，2000，第419~420页。
⑨张介宾：《张景岳医学全书·类经》，李志庸主编，中国中医药出版社，2002，第180页。
⑩《灵枢经校释》，河北医学院校释，人民卫生出版社，1982，第399页。

夏主长，季夏主养，秋主收，冬主藏”①（《五行对第三十八》），四时中加入季夏而成为五时。《素问・脏气法时论》云：“脾主长夏”，王冰注云：“长夏，谓六月也，夏为土母，土长于中，以长而治，故云长夏。”新校正云：“盖以脾主中央，六月是十二月之中，一年之半，故脾王六月也”②。《素问・五常政大论》亦云：“备化之纪，……其藏脾，……其应长夏。”王冰注云：“长夏，谓长养之夏也”③。可见“长”应读作“掌”（zhǎng），长夏为农历六月，在六气为湿，属脾土旺时。李杲按照张元素升降图将长夏脾土加入四象中，长夏实为季夏，属于夏季的末季，时间比较短，长夏主化，故图中“长夏化”在图中占位较为局促。

李杲此图将四脏补足为五脏，较张元素原图更为完善。五脏按时相排序，春升、夏浮、长夏化、秋降、冬沉，每脏皆标明脉象、药物气味补泻，突出了脾胃“无定体”，居中主化，斡旋升降、调和四脏的作用。“肝肺之病在水火之间”，上火，下水，南火，北水，肝与肺分属左右、东西，故云在“水火之间”，正居于升降之序中。肝位于春，其气温，主升，为气行之顺；而肺在秋，其气凉，主降，为气行之逆，故云“顺逆传变不同，温凉不定”。关于土之本气、本味，张元素说土本气平、本味淡，李杲则谓本味为咸。按五行与五味的配属关系，脾属土，其味甘，《素问・阴阳应象大论》云中央土“在味为甘”④。《白虎通》论土味甘，说：“中央者，中和也，故甘，犹五味以甘为主也”⑤（卷四《五行・论五味五臭五方》）。而《太素・四时脉形》补淡味入脾，以甘淡为土味，曰：“五行之中，土独为尊，以王四季。脾为土也，其味甘淡，为酸苦辛咸味液，滋灌四傍之藏”⑥（卷十四《诊候》）。淡与甘同，亦为中央之味，《太素》这一配属应源于《管子》，《管子・水地》论水之用，以之为“生之淡”，即生命的中心：“准也者，五量之宗也；素也者，五色之质也；淡也者，五味之中也。是以水者，万物之准也，诸生之淡也”⑦。《管子》的五味五脏间配属与《黄帝内经》《白虎通》《春秋繁露》等均有所不同，其以酸主脾，咸主肺，辛主肾，苦主肝，甘主心，这些配属并未被后世医学所采纳，而此淡味却逐渐融入医学，附属于甘味，成为脾之主味。《汤液本草》说淡附于甘，本草药物之味的表述往往甘淡同用，如茯苓、猪苓、通草等皆“味甘淡”，故此意义上淡即“甘味淡薄”之意⑧。

在水土的关系上，《管子・水地》说：“地者，万物之本原，诸生之根菀也，美恶、贤不肖、愚俊之所生也。水者，地之血气，如筋脉之通流者也”⑨。将水喻为“地之血气”，如人血脉之流通。《素问・六元正纪大论》首次提到“水土合德”⑩，运气之中如某年司天之气为太阳寒水，在泉之气为太阴湿土，天地之气相合，则称为“水土合德”。《周易・乾卦・文言》

---

①苏舆：《春秋繁露义证》，钟哲点校，中华书局，1992，第315页。
②《黄帝内经素问》，王冰注，《中国医学大成续集》影印本，上海科学技术出版社，2000，第327页。
③《黄帝内经素问》，王冰注，《中国医学大成续集》影印本，上海科学技术出版社，2000，第1010~1011页。
④《黄帝内经素问校释》上册，山东中医学院、河北医学院校释，人民卫生出版社，1982，第77页。
⑤陈立：《白虎通疏证》，吴则虞点校，中华书局，1994，第171页。
⑥杨上善：《黄帝内经太素》，李云点校，学苑出版社，2007，第178页。
⑦姜涛：《管子新注》，齐鲁书社，2006，第311页。
⑧吴兰朝：《淡味药含义探析》，《安徽中医学院学报》，2001，第4期，第52~53页。
⑨姜涛：《管子新注》，齐鲁书社，2006，第311页。
⑩《黄帝内经素问校释》下册，山东中医学院、河北医学院校释，人民卫生出版社，1982，第1032页。

天地六位藏象之图					
属上二位天	太虚	金 金火合德	燥金主清	肺 象天 上焦	下络大肠
属	天面	火	君火主热	心包络	下络小肠
属中二位人	风云之路	木 木火合德	风木主温	肝 象人 中焦	下络胆经
属	万物之路	火	相火主极热	胆	
属下二位地	地面	土 土水合德	湿土主凉	脾 象地 下焦	下络胃
属	黄泉	水	寒水主寒	肾	旁络膀胱

图1-5　天地六位藏象图

说："夫大人者，与天地合其德，与日月合其明，与四时合其序，与鬼神合其凶吉，先天而天弗违，后天而奉天时"[①]。《素问·六元正纪大论》将天地合德分成数种，除水土合德以外，阳明燥金司天、少阴君火在泉，或少阴君火司天、阳明燥金在泉，称为"金火合德"；少阳相火司天，厥阴风木在泉，称为"火木同德"；厥阴风木司天，少阳相火在泉，称为"风火同德"；太阴湿土司天，太阳寒水在泉，称为"湿寒合德"。关于"合德"与"同德"，林亿新校正云："六气惟少阳、厥阴司天司地，为上下通和，无相胜克，故言木火同德，余气皆有胜克，故言合德"[②]。即司天、在泉为相生关系，称为"同德"，相克关系则称为"合德"。张元素在《医学启源》卷首载有"天地六位藏象之图"，以藏象应天地，不再分相生相克，心肺关系称为"金火合德"，肝胆称为"木火合德"，脾与肾的关系则称为"土水合德"。

考张元素此图（图1-5）应依据刘完素《三消论》而作。

《三消论》卷首有一段文字，论述天人关系，云：

《易》言天地，自太虚至黄泉有六位。《内经》言人之身，自头至足亦有六位。今余又言人胸腹之间，自肺至肾又有六位。人与天地，造化五行，同一炉备，知彼则知此矣。故立天之气曰金与火，立地之气曰土与水，立人之气曰风与火，故金与火合则热而清，水土合则湿而寒，风火合则温而炎。人胸腹之间亦犹是也，肺最在上，为金，主燥；心次之，为君火，主热；肝又次之，为风木，主温；胆又次之，为相火，主极热；脾又次之，为湿土，主凉；肾又次之，黄泉，为寒水，主寒。故心肺象天，脾肾象地，肝胆象人。不知此者，不可与论人之病矣。夫土为万物之本，水为万物之元，水土合德，以阴居阴，同处乎下，以立地为气。万物根于地，是故水土湿寒。若燥热阳实，则地之气不立，万物之根索泽而枝叶枯矣[③]。

关于六位，《易·系辞下传》说："《易》之为书也，广大悉备，有天道焉，有人道焉，有地道焉。兼三才而两之，故六。六者，非它也，三才之道也"[④]。《易·说卦》云："是以立天之道，曰阴与阳；立地之道，曰柔与刚；立人之道，曰仁与义，兼三才而两之，故《易》六画而成卦"[⑤]。《易》之六位指三才，三才之下再划分为阴阳、柔刚和仁义。刘完素按运气把天地

①朱熹：《周易本义》，廖名春点校，中华书局，2009，第41页。
②《黄帝内经素问》，王冰注，《中国医学大成续集》影印本，上海科学技术出版社，2000，第1105页。
③刘完素：《刘完素医学全书·三消论》，宋乃光主编，中国中医药出版社，2006，第273页。
④朱熹：《周易本义》，廖名春点校，中华书局，2009，第257页。
⑤朱熹：《周易本义》，廖名春点校，中华书局，2009，第262页。

分六位，立天之气为金与火，立地之气为土与水，立人之气为风与火。金火合德则热而清，水土合德则湿而寒，风火合德则温而炎。人身亦分六位，心肺象天，脾肾象地，肝胆象人，心肺即金火合德，脾肾即水土合德，肝胆即风火合德。可以看出，张元素天地六位藏象之图即以此为蓝本所作，其中，太虚与黄泉之间加入了天面、风云之路、万物之路、地面四个层次，分别对应天地六位。

李杲谓脾土本味为咸，最可能依据的便是此"土水合德"思想。至清代，杨时泰《本草述钩元》也以"水土合德"立论，较为深入地讨论了"脾本味咸"之说。其在缩砂密（一种草药，可以治疗腹中寒冷所致的泄泻）的气味中言道：

缩砂密初尝之酸辣而有咸，后转微苦，仍兼酸辣咸之味，苦味尽处带澹甜酸意，而唾渣有余香。夫咸，水气，土之元；酸，木气，土之用；辛，金气，土之化。辛具于咸酸中，是咸酸之味得辛气以畅也，因而转苦者，达水木之化于火，火即土之所自生也。苦尽而微有澹甜者，五味皆归中土以达其化也。唾渣有余香者，金气同于火气以终始之也。夫中土为四气所生，而四气即由中土所成，是以脾为已土，其本味咸，其兼味有辛甘酸苦。脾之属土而本味亦咸者，缘水土合德以立地，此物带有咸味，故能理肾气归元，而引诸药入丹田也[①]（卷八《芳草部》）。

缩砂密之味较为复杂，苦、辣、酸、甜、咸五味俱全。尝之初为酸辣而带有咸味，之后转微苦，苦中仍兼酸辣咸味，最后显出淡淡的甜酸。杨时泰以土为核心，其余四行中，水为土之元，木为土之用，金为土之化，火为土之所自生，故而苦辣酸咸之后皆归于淡甜，是"五味皆归中土"。由此可见，淡甜实为土之本味。而咸为水之味，水土合德，故咸亦可以视为土味，而不离水之本，故杨时泰谓缩砂密可"调脾中之肾，肾中之脾"，既能够温脾止泻，亦可理肾气归元，引诸药入丹田。故脾土之味有两种配属，一为本味甘淡，兼味酸苦辛咸；一为本味咸，兼味辛甘酸苦。

脾胃居于中央，其病变极易影响其他脏腑，李杲说："盖脾胃不足，不同余脏，无定体故也。其治肝心肺肾有余不足，或补或泻，惟益脾胃之药为切"[②]（《脾胃论·脾胃盛衰论》）。故而肝、心、肺、肾四脏有余不足之病，无论补泻，均以调治脾胃为关键。《脾胃论》中李杲著有《大肠小肠五脏皆属于胃胃虚则俱病论》《胃虚元气不足诸病所生论》《胃虚脏腑经络皆无所受气而俱病论》《胃气下溜五脏气皆乱其为病互相出见论》《脾胃虚则九窍不通论》等篇章，充分论证了脾胃虚弱所导致的诸脏腑病变，尤其专篇讨论了肺之脾胃虚、肾之脾胃虚的机理与治法，以及安养心神调治脾胃法。似此以某一脏腑为核心的专著专论，在中医古籍之中极为少见。

李杲书中处处体现运气与升降浮沉的运用，如补中益气汤主治之脾胃证，见有气高而喘、身热而烦、脉洪大而头痛，或渴不止，皮肤不任风寒而生寒热。对此病病机的解释，"盖阴火上冲，则气高而喘，身烦热，为头痛，为渴，而脉洪大"，以上热性病变是由阴火上冲引起的，而皮肤不任风寒而生寒热，则是由于"脾胃之气下流，使谷气不得升浮，是生长之令不

---

①杨时泰：《〈本草述钩元〉释义》，黄雄、崔晓艳编著，山西科学技术出版社，2009，第234~235页。

②李杲：《脾胃论》，张年顺校注，中国中医药出版社，2007，第9页。

行，则无阳以护其荣卫”，皆“脾胃之气不足所致也”[①]（《内外伤辨惑论·饮食劳倦论》）。补中益气汤一方除补脾胃之人参、黄芪、白术、炙甘草等药以外，另有柴胡、升麻二药，“胃中清气在下，必加升麻、柴胡以引之，引黄芪、甘草甘温之气味上升”，“二味苦平，味之薄者，阴中之阳，引清气上升也”[②]。又如其肾之脾胃虚方神圣复气汤，肾之脾胃虚，指冬寒气胜，中焦气弱，脾胃受寒所发之证，主治运气所载之冬季出现复气，李杲称为“复气乘冬”，“寒水来复火土之仇”[③]。又释张元素主治饮食不化的名方枳术丸，此方由枳实和白术两味药组成，以荷叶烧饭为丸。

荷叶之一物，中央空虚，象震卦之体。震者，动也，人感之生足少阳甲胆也。甲胆者，风也，生化万物之根蒂也。《左传》云：履端于始，序则不愆。人之饮食入胃，营气上行，即少阳甲胆之气也。其手少阳三焦经，人之元气也，手足经同法，便是少阳元气生发也。胃气、谷气、元气，甲胆上升之气，一也，异名虽多，止是胃气上升者也。荷叶之体，生于水土之下，出于秽污之中，而不为秽污所染，挺然独立，其色青，形乃空，清而象风木者也。食药感此气之化，胃气何由不上升乎。其主意用此一味为引用，可谓远识深虑，合于道者也[④]（《内外伤辨惑论·辨内伤饮食用药所宜所禁》）。

枳术丸为张元素根据《金匮要略》枳术汤化裁的一张方剂。本方药味与原方相同，只改动了用量和剂型。原方枳实用量重于白术，以消化水饮为主，兼顾脾胃。张元素改汤为丸，白术用量重于枳实，以补养脾胃为主，兼消痞实。其中用到荷叶做丸，李杲认为，荷叶形似震卦，震卦卦象中央空，形态上与荷叶相似。甲胆，东方甲乙木，在脏腑应肝胆。脏为阴，肝为乙木，腑为阳，胆属甲木。震含有“动”之意，四象中离、震二卦皆为少阳，震卦在先天八卦中的位置又与胆相同，都处于风木、少阳的位置上，故云“人感之生足少阳甲胆”。荷叶色青，似震卦，与少阳甲胆同属风木。中空，出污泥而不染，寓清轻之意，又寓从阴引阳，升发少阳之气之理。荷叶升发少阳之气，即等同于生发胃气，为消化饮食之助力。“履端于始，序则不愆”，李杲在此用“始”所代表的一年之初，即春季，来表示东方震位、少阳甲胆，“始”若合序，“事则不悖”，引以表明此方以荷叶为引，是合于天地之道，故李杲极为推崇，谓其“滋养谷气而补令胃厚”，其利广大。

对于阴阳升降浮沉在医学中的作用，李杲说：“夫圣人治病，必本四时升降浮沉之理，权变之宜，必先岁气，无伐天和，无胜无虚，遗人夭疾，无致邪，无失正，绝人长命”[⑤]。又说：“夫圣人之法，可以类推，举一而知百病者也，若不达升降浮沉之理而一概施治，其愈者，幸也”[⑥]。

---

①李杲：《内外伤辨惑论》，李一鸣整理，人民卫生出版社，2007，第14页。
②李杲：《内外伤辨惑论》，李一鸣整理，人民卫生出版社，2007，第15页。
③李杲：《内外伤辨惑论》，李一鸣整理，人民卫生出版社，2007，第30页。
④李杲：《内外伤辨惑论》，李一鸣整理，人民卫生出版社，2007，第34页。
⑤李杲：《兰室秘藏》，文魁、丁国华整理，人民卫生出版社，2005，第79~80页。
⑥李杲：《脾胃论》，张年顺校注，中国中医药出版社，2007，第71页。

第五节 朱震亨

孟子赞孔子，谓孔子为集大成者，《孟子·万章章句下》说："孔子，圣之时者也。孔子之谓集大成。集大成也者，金声而玉振之也"[①]。金元时期，也有一位医学家被赞誉为集大成者，此人就是金元四大家之一、元代著名医学家朱震亨。

朱震亨，字彦修，义乌（今浙江义乌）人，世居赤岸镇，其地有二水名东溪、西溪，二溪合流而为丹溪，故学者尊之为"丹溪先生"。宋濂《故丹溪先生朱公石表辞》云："先生所居曰丹溪，学者尊之而不敢字，故因其地称之曰丹溪先生云"[②]。

朱震亨出身之朱氏为赤岸望族，其先祖朱云曾为汉代槐里令，宋濂云："其先出于汉槐里令云之后"[③]。朱云，汉成帝时任槐里县令，《汉书》有传，曾以小小县令的身份请求诛杀成帝的老师安昌侯张禹，成帝大怒，处之以死罪，御史将朱云拿下，朱云紧抓住宫殿栏杆，栏杆被他拉断，后来宫殿的栏杆成帝未予修理，以此表彰朱云为臣之耿直。朱云七世孙朱汎为西晋东阳太守，因喜蒲墟（赤岸之古名）之山川秀美，迁居于此。赤岸朱氏尊朱汎之父为一世祖，传至朱震亨为第三十七世[④]。

赤岸朱氏诗书传家，自宋以来，尤崇尚理学与医学，据《赤岸朱氏宗谱》所载，丹溪之从曾祖朱杓、朱锷，从祖朱叔麒，皆以理学闻名，亦兼通医学。母戚氏，出身诗礼世家，家学渊源，其家族以"戚氏家学"而闻名，后黄宗羲将"戚氏家学"列入《宋元学案》[⑤]。戴良《丹溪翁传》云："自幼好学，日记千言。稍长，从乡先生治经，为举子业"[⑥]。朱震亨三十六岁时师从理学家许谦习儒。许谦，字益之，号白云山人，谥文懿，世称"白云先生"，元代金华（今属浙江）人，金华四先生之一，金华朱学的传人，师从于金履祥。许谦隐居东阳八华山讲学，声名远播，与北方著名理学家许衡齐名，并称为南北二许，门人弟子见于著录者千余人。朱震亨在许谦门下学习极为刻苦，"每宵挟册，坐至四鼓，潜验默察，必欲见诸实践"[⑦]。日有

---

①焦循：《孟子正义》，沈文倬点校，中华书局，1987，第672页。

②朱震亨：《朱丹溪医学全书·格致余论》，田思胜主编，中国中医药出版社，2006，第227页。

③朱震亨：《朱丹溪医学全书·丹溪心法》，田思胜主编，中国中医药出版社，2006，第224页。

④刘时觉，林乾良，杨观虎：《丹溪学研究》，中医古籍出版社，2004，第1~2页。

⑤刘时觉，林乾良，杨观虎：《丹溪学研究》，中医古籍出版社，2004，第3~6页。

⑥朱震亨：《朱丹溪医学全书·丹溪心法》，田思胜主编，中国中医药出版社，2006，第228页。

⑦朱震亨：《丹溪心法》，王英，竹剑平，江凌圳整理，人民卫生出版社，2005，第334页。

所悟，学业大进，《丹溪心法》程充序云其“为元钜儒”①。黄宗羲《宋元学案·北山四先生学案》白云门人条下列有《聘君朱丹溪先生震亨》一条，约200字，主要取自宋濂《故丹溪先生朱公石表辞》，云：“其学以躬行为本，以一心同天地之大，以耳目为礼乐之原，积养之久，内外一致，曰：圣贤一言，终身行之不尽，奚以多为。浮艳之词，尤不乐顾，直以吾道蟊贼目之”②。朱震亨有极高的理学道德修养，戴良《丹溪翁传》谓其“简悫贞良，刚严介特，执心以正，立身以诚，而孝友之行，实本乎天质”③。宋濂言曰：“先生孤高如鹤，挺然不群，双目有大小轮，炯光如日，毅然之色不可凌犯。而清明坦夷，不事表襮，精神充满，接物和粹，人皆乐亲炙之。语言有精魄，金锵铁铿，使人侧耳耸听，有蹶然兴起之意。而于天人感应、殃庆类至之说尤竭力戒厉，反复不厌。故其教人也，人既易知，昏明强弱，皆获其心。老者则爱慈祥，幼者则乐恭顺，莫不皆知忠信之为美。固未能一变至道，去泰去甚，有足观者。或有小过，深掩密复，唯恐先生之知。凡先生杖履所临，人随而化”④（《故丹溪先生朱公石表辞》）。

朱震亨三十岁始习医，“震亨三十岁时，因母之患脾疼，众工束手，由是有志于医，遂取《素问》读之，三年似有所得。又二年，母氏之疾以药而安”⑤（《格致余论·自序》）。其习儒期间曾参加过两次科举考试，但都没有考中，因科举不利，遂萌生了学医济人的想法，其师许谦其时卧病日久，也希望其从医，“吾卧病久，非精于医者不能以起之。子聪明异常人，其肯游艺于医乎”⑥（《丹溪翁传》）。于是，四十七岁时，朱震亨决意断绝仕途，“乃悉焚弃向所习举子业，一于医致力焉”（同上）。当时陈师文、裴宗元等校订的《太平惠民和剂局方》颇为流行，其昼夜研习，然而终觉“掺古方以治今病，其势不能以尽合”，于是外出求学，“渡浙河，走吴中，出宛陵，抵南徐，达建业，皆无所遇”（同上）。后得知太无先生罗知悌悬壶于武林（即杭州），遂前往拜师。罗知悌，字子敬，宋理宗朝寺人，精于医学，得金刘完素之再传，旁通张从正、李杲二家之说，曾以医侍宋理宗，晚年因老病归乡，定居杭州。朱震亨前往拜谒，往返数次，历三月方许得见，其时罗氏应已有百岁。罗氏授以刘、张、李诸书，倾心教授，“尽得其学以归”，后治愈许谦之病而医名大彰。朱震亨以易解医，“乃以三家（刘、张、李）之论，去其短而用其长，又复参之以太极之理，《易》《礼记》《通书》《正蒙》诸书之义，贯穿《内经》之言，以寻其指归。而谓《内经》之言火，盖与太极动而生阳、五性感动之说有合；其言阴道虚，则又与《礼记》之养阴意同”（同上）。有门人赵良仁问及太极之旨，“翁以阴阳造化之精微与医道相出入者论之”，赵感慨叹息说：“翁之医，其始橐籥于此乎！”“一时学者咸声随影附，翁教之亹亹忘疲”（同上）。朱震亨门人极多，入室弟子如赵道震、赵良本、赵良仁（二人为兄弟，宋之宗室）、戴士垚、戴思恭（二人为父子）、戴思温（思恭之弟）、戴思乐（思恭从弟）、楼英、王履、徐彦纯等，有著录者19人，多为太医，其中亦多名家。其弟子

---

①朱震亨：《朱丹溪医学全书·丹溪心法》，田思胜主编，中国中医药出版社，2006，第77页。

②黄宗羲原著，全祖望补修：《宋元学案》，陈金生、梁运华点校，中华书局，1986，四册，第2788~2789页。

③朱震亨：《朱丹溪医学全书·丹溪心法》，田思胜主编，中国中医药出版社，2006，第231页。

④刘时觉，林乾良，杨观虎：《丹溪学研究》，中医古籍出版社，2004，第436页。

⑤朱震亨：《朱丹溪医学全书·格致余论》，田思胜主编，中国中医药出版社，2006，第3页。

⑥朱震亨：《朱丹溪医学全书·丹溪心法》，田思胜主编，中国中医药出版社，2006，第228~232页。

辈再传、三传，以及四传、五传者不可胜数，其思想遍及大江南北，并远播日本，形成著名的丹溪学派。朱震亨友人中亦多有名家，如前述宋濂、戴良，以及胡翰、叶仪、葛乾孙等。宋濂，字景濂，元末明初著名文学家，明代开国文臣之首，少于朱震亨二十九岁，二人为忘年之交，过从甚密，其著作中收载诸多有关朱氏及其家族、门人弟子的相关资料，如《故丹溪先生朱公石表辞》《题朱彦修遗墨后》《元故朱夫人戚氏墓铭》《送戴原礼还浦阳序》等。戴良，戴士垚之弟，元末明初著名文学家，朱震亨好友，并为其作传。葛乾孙，即葛可久，元代名医，著有《十药神书》，医术与朱氏齐名，二人互相推崇，常共同会诊，交流医学经验。朱震亨医学上主张阳有余阴不足，认为阳易动，阴易亏，治法重于滋阴降火，主要著作有《格致余论》《局方发挥》《本草衍义补遗》《金匮钩玄》等。《四库全书总目提要》评价云："震亨以补阴为宗，实开直补真水之先，其以郁治病，亦妙阐《内经》之旨，开诸家无穷之悟。虽所用黄柏、知母，不如后人之用六味圆直达本原；所制越鞠丸，亦不及后人之用逍遥散和平无弊。然荜路蓝缕，究以震亨为首庸"[①]（《金匮钩玄》提要）。首庸，首功。朱震亨以易解医，以太极论医，为医学哲学的发展做出重大贡献。

一、对《黄帝内经》《伤寒论》经典及《太平惠民和剂局方》的辨疑

清末学者皮锡瑞在《经学历史》中将宋代称为"经学变古时代"[②]。北宋中期以后，宋代新儒学兴起了疑经改经的学风，疑古思潮涉及经史子集各个领域，影响深远。如对传世经典的怀疑与考辨，二程、朱熹都对《大学》作过改本，朱熹又改过《孝经》，其辨疑涉及经史子集诸经典文献近五十种。朱震亨为金华朱学的传人，金华朱学继承了朱熹的经典辨疑思想，如王柏、金履祥皆为晚宋时期疑古的代表。朱震亨对医学经典也提出辨疑，主要针对《黄帝内经》和《伤寒论》两部著作。《格致余论》著有《生气通天论病因章句辨》，对《素问·生气通天论》有关寒、暑、湿病因的章句作以辨析，最终目的是对经义的重新阐释与发挥：

《礼记》曰：一年视离经。谓离析经理，在乎章句之绝[③]。

"一年视离经"出自《礼记·学记》"一年视离经辨志"[④]，《孟子注疏》卷一上《梁惠王章句上》云："云章句者，章，文之成也；句者，辞之绝也"[⑤]。离经以辨志，章句是离析经理的基础。朱震亨认为王冰厘定的《生气通天论》某些章句有误，对经文的相关注释也因此受到影响，"文义舛乖，不容于不辩"。《生气通天论·太仆章句》云：

因于寒，欲如运枢，起居如惊，神气乃浮。

因于暑，汗，烦则喘喝，静则多言，体若燔炭，汗出而散。

因于湿首，如裹湿，热不攘，大筋软短，小筋弛长，软短为拘，弛长为痿[⑥]。

王冰厘定《素问·生气通天论》原文为："因于寒，欲如运枢，起居如惊，神气乃浮。因于暑，汗，烦则喘喝，静则多言，体若燔炭，汗出而散。因于湿，首如裹，湿热不攘，大筋

①王育林：《四库全书总目子部医家类汇考》，学苑出版社，2013，第213页。
②杨世文：《走出汉学——宋代辨疑思潮研究》，四川大学出版社，2008，第1~2页。
③朱震亨：《朱丹溪医学全书·格致余论》，田思胜主编，中国中医药出版社，2006，第23页。
④陈戍国：《礼记校注》，岳麓书社，2004，第265页。
⑤赵岐注，孙奭疏：《孟子注疏》，廖名春、刘佑平整理，北京大学出版社，1999，第1页。
⑥朱震亨：《朱丹溪医学全书·格致余论》，田思胜主编，中国中医药出版社，2006，第23~24页。

软短，小筋弛长，软短为拘，弛长为痿。因于气，为肿，四维相代，阳气乃竭”[①]。这一段经文论寒、暑、湿三种致病因素所造成的病证。“因于寒，欲如运枢，起居如惊，神气乃浮”一条，朱震亨说后三句与“因于寒”文意不相属，皆属于衍文，故删去，并根据《伤寒论》麻黄汤类证提出“因于暑”一条后两句“体若燔炭，汗出而散”应移至“因于寒”之后。“因于气为肿” 一条下文不接续病证，“盖是脱简”。“四维相代”两句与上文意不相属，亦属于衍文。故重新厘定为：

因于寒，体若燔炭，汗出而散。

因于暑，汗，烦则喘喝，静则多言。

因于湿，首如裹，湿热不攘，大筋软短，小筋弛长，软短为拘，弛长为痿[②]（《新定章句》）。

朱震亨著有《伤寒辨疑》一书，惜今已亡佚，无法得见其辨疑的内容与方法。戴良《丹溪翁传》中记载有其与友人罗成之的相关讨论：“罗成之自金陵来见，自以为精仲景学。翁曰：仲景之书收拾于残篇断简之余，然其间或文有不备，或意有未尽，或编次之脱落，或义例之乖舛，吾每观之，不能以无疑。因略摘疑义数条以示”[③]。从文中可知，朱震亨对《伤寒论》的看法执错简重订之说，认为王叔和编订有错误与脱漏，需重新考订整理。《伤寒论》的经典辨疑思想从朱震亨开始，一直延续到明末，最终发展为《伤寒论》错简重订与维护旧论的派系之争。

《太平惠民和剂局方》由北宋太医局编订，是宋代太医局的成药处方配本。宋徽宗大观年间（1107~1110年），由医官裴宗元、陈师文等予以校正。该书收录方剂700余种，按照主治疾病种类分为诸风、伤寒、一切气、痰饮、诸虚、泻痢、眼目疾、咽喉口齿、疮肿、伤折、妇人、小儿等共14门。其中有诸多名方流传至今，如至宝丹、牛黄清心丸、苏合香丸、紫雪丹、逍遥散、人参养荣丸等，在宋金元时期流传甚广，影响较大。朱震亨初习医时也潜心研究该书，但最终认为该书只列各方主治证候，不记载病原，立法虽然简便，然而未能变通，遂著《局方发挥》一书，以问答体例予以批驳。《四库全书》以《局方发挥》为金元医学门户（学派）之争的标志，云是书“以《和剂局方》多用温补燥烈之药，耗损真阴，乃著此书以辟之，古之医家各明一义而已。其分门别户以相攻者，自此书始”[④]（《四库全书简明目录·局方发挥》）。

《和剂局方》之为书也，可以据证检方，即方用药，不必求医，不必修制，寻赎见成丸散，病痛便可安痊，仁民之意可谓至矣。自宋迄今，官府守之以为法，医门传之以为业，病者恃之以立命，世人习之以成俗。然予窃有疑焉。何者？古人以神圣工巧言医，又曰医者意也。以其传授虽的，造诣虽深，临机应变，如对敌之将，操舟之工，自非尽君子随时取中之妙，宁无愧于医乎！今乃集前人已效之方，应今人无限之病，何异刻舟求剑，按图索骥，冀其偶中也难矣[⑤]。

---

①《黄帝内经素问》，王冰注，《中国医学大成续集》影印本，上海科学技术出版社，2000，第37~39页。

②朱震亨：《朱丹溪医学全书·格致余论》，田思胜主编，中国中医药出版社，2006，第24页。

③朱震亨：《朱丹溪医学全书·丹溪心法》，田思胜主编，中国中医药出版社，2006，第231页。

④王育林：《四库全书总目子部医家类汇考》，学苑出版社，2013，第212页。

⑤朱震亨：《局方发挥》，胡春雨、马湃点校，天津科学技术出版社，2003，第1页。

《和剂局方》作为一部方书，其中基本不论疾病原理，使用方法主要依赖于对证检方，即方用药，即是说病者依据自身出现的有关疾病表现，对应到其中某方剂的主治病证范围，就可以使用此方。书中之方均为制好的成药，因而使看病用方变得极为简便，故朱震亨说“不必求医，不必修制”。但是病或在血在气，有浅深之不同；或在上在下，有体位之各异；或涉于脏，或病于腑，有内外之各别；或病之初起，或病之经年累月，时间有久近之差异；病者情绪有苦有乐，资质禀赋有厚有薄，体质各异，对药物耐受力不一，“标本有先后，年有老弱，治有五方，令有四时，某药治某病，某经用某药，孰为正治反治，孰为君臣佐使”[①]，病状之多样，机理之复杂，又岂能用一方而通治诸病。《和剂局方》不论病源，不论病机，只以对症用方之法，又令病者多服、常服、久服，可谓“广络原野，冀获一兔”，方有限而病无限，能否治愈，就看运气罢了。如治风方至宝丹、灵宝丹可治中风不语、中风语涩，朱震亨说不语有失音不语、舌强不语、神昏不语、口禁不语；语涩有舌纵语涩、舌麻语涩，“一方可通治乎？”二方又治口鼻血出，朱震亨说口鼻出血是阳盛阴虚，气有升无降，血随气上越而出于上窍，法当补阴抑阳，使气降则血能归经。方中有龙脑、麝香、金石等药，诸药性质辛热燥烈，耗伤阴血，“岂可以轻扬飞窜之脑麝，佐之以燥悍之金石乎！”[②]

二、心本体境界上的相火论

儒家心性之学以心性修养的工夫和本体境界为基础，立足于形而上的心性本体之境，由静、敬等工夫的实证实修，奠定了内圣的基石。本体的代名有天、道、一、理、性种种，人观识本体，皆离不开一个“心”，儒家心性修养甚而把“心”上升至本体层面，程子说：“心则性也，在天为命，在人为性，所主为心，实一道也。”“理与心一”，“心本至虚，必应物无迹也”[③]（《河南程氏粹言》卷二《心性篇》）。朱子说儒者之心“湛然虚明”，“万理俱足”，均言心具备本体的虚、寂、无的特征。形上本体，“放之则弥六合”，外散可以弥漫宇宙，一旦收摄回来，仍潜藏于吾人之心性中，隐然不可见[④]。朱子还专门论述了心的形上与形下：“问：人心形而上下如何？曰：如肺肝五脏之心，却是实有一物。若今学者所论操舍存亡之心，则自是神明不测。故五脏之心受病，则可用药补之，这个心则非菖蒲、茯苓所可补也”[⑤]（《朱子语类》卷五《性理二》）。关于心的形上与形下，葛荣晋《中国哲学范畴通论》论二程的心范畴，谈到三个层次，即生理学上的“心”、伦理学上的“心”和本体论上的“心”，并提到朱子对心的形而上、形而下的界定，谓作为生理器官及其知觉认识功能属于生理学上的心，属于形而下的范畴[⑥]。而王阳明说：“所谓汝心，却是那能视听言动的，这个便是性，便是天理”“这心之本体，原只是个天理，原无非礼，这个便是汝之真己。这个真己是躯壳的主宰。若无真己，便

---

①朱震亨：《局方发挥》，胡春雨，马湃点校，天津科学技术出版社，2003，第1页。

②朱震亨：《局方发挥》，胡春雨，马湃点校，天津科学技术出版社，2003，第3页。

③程颢、程颐：《二程集》下册，王孝鱼点校，中华书局，1981，第1252~1254页。

④朱康有：《二程理学：心性实学之萌芽》，《燕山大学学报》（哲学社会科学版），2003，4卷2期，第9~12页。

⑤黎靖德：《朱子语类》第一册，王星贤点校，中华书局，1986，第87页。

⑥葛荣晋：《中国哲学范畴通论》，首都师范大学出版社，2001，第366~368页。

无躯壳，真是有之即生，无之即死”[①]（《传习录》上）。认为心的知觉功能就是心性，将心的形而上作用分为“主宰”和“知觉”两类[②]，故医学所主张的心主血脉、主神志，虽然均属于心的生理功能，若按阳明心学，主血脉作用应归属于形而下，主神志作用则应归属于形而上的“知觉”，而心为君主之官，又应归属于“主宰”，即本体的层面。

形而上是人之灵智智慧，形而下是一个心脏的实体，故而“心”对人而言是形而上和形而下的统一体。中医学对待“心”，也因此而极为矛盾，一方面不得不面对心脏实体，心脏实有其生理功能、病理变化；另一方面则尽力寻找心实体作用的替代者，力图使心摆脱形而下的状态，强调其形而上的意识形态作用，从而使其在医学上的实用价值越来越弱，最终使心归于形而上的“道”。朱震亨即较早运用程朱理学，以相火代替心君的作用，使心终于“应物无迹”，将“心”归于形而上之“道”的先行者。在藏象学术流变中，金元至明清，心的功能作用逐渐被肾所替代，“心”藏象的学术发展轨迹在哲学影响下逐步趋向于形上化、去实体化。

陈言以君火为生命本原，相火为人火，朱震亨则正与之相反，视相火为生命本原，称为天火，君火为人火。朱震亨以周敦颐《太极图说》为基础，参以程朱理学思想，以一“心”统君相二火，充分探讨了相火的生理作用、病理变化，提出了相火为病的治疗思想，即著名的“相火论”，形成一套完整的内伤火热病的辨证论治体系，为后世内伤杂病有关火热病证治的一个典范。朱震亨较早地将太极引入医学，用以阐述人体生命运动的机制，其讨论范围涉及君火、相火的关系，相火的内涵与作用，相火为病的机制等。相火论至明代逐步发展完善为以太极为理论核心的肾命学说，可谓后世肾藏象学术发展之肇端。

太极动而生阳，静而生阴。阳动而变，阴静而合，而生水、火、木、金、土，各一其性，惟火有二，曰君火，人火也；曰相火，天火也。火内阴而外阳，主乎动者也，故凡动皆属火。以名而言，形气相生，配于五行，故谓之君；以位而言，生于虚无，守位禀命，因其动而可见，故谓之相。天主生物，故恒于动，人有此生，亦恒于动，其所以恒于动，皆相火之为也。见于天者，出于龙雷，则木之气；出于海，则水之气也。具于人者，寄于肝肾二部，肝属木而肾属水也。胆者，肝之腑；膀胱者，肾之腑；心包络者，肾之配；三焦以焦言，而下焦司肝肾之分，皆阴而下者也。天非此火不能生物，人非此火不能有生。天之火虽出于木，而皆本乎地。故雷非伏，龙非蛰，海非附于地，则不能鸣，不能飞，不能波也。鸣也，飞也，波也，动而为火者也。肝肾之阴悉具相火，人而同乎天也[③]（《格致余论·相火论》）。

周敦颐《太极图说》开篇云：“无极而太极，太极动而生阳，动极而静，静而生阴，静极复动，一动一静，互为其根，分阴分阳，两仪立焉。阳变阴合，而生水火木金土”[④]。至朱熹，又说：“太极理也。”儒学“天人之际”所关注之“人”是人的社会属性，关心人之伦理道德，医学所关注之“人”是人的自然属性，关心的是人本身，即生命的自然现象。“无极”与“理”对于人的自然属性，人体与其所生疾病而言过于虚无，故而朱震亨此论既不谈无极，也不言理，而是直接切入太极层次，以太极为生命形成的根本机制。天生物，人有生，关键

①王守仁：《王阳明全集》上册，吴光等编校，上海古籍出版社，2017，第32页。
②陈来：《有无之境——王阳明哲学的精神》，北京大学出版社，2013，第29页。
③朱震亨：《朱丹溪医学全书·格致余论》，田思胜主编，中国中医药出版社，2006，第25页。
④周敦颐：《周敦颐集》，陈克明点校，中华书局，1990，第3~4页。

在于“恒动”。《周易》恒卦卦辞说：“天地之道，恒久而不已也。”程颐解释说：“天地之所以不已，盖有恒久之道。人能恒于可恒之道，则合天地之理也”。“天下之理，未有不动而能恒者也。动则终而复始，所以恒而不穷”[①]。天地恒常是因于“动”，此“动”才是天地“恒久之道”的根源，人合天地，人的“可恒之道”亦为“动”。太极动而生阳，静而生阴，阴阳动静交汇之间而生五行，火又主动，凡动皆属火，火之动即合太极之阳动，由此推导出一个结论，这个“恒动”的能源就是火，阳为“动”之意象，火则为“动”之具象，火是阳的具体化、实质化、形象化。与水、木、金、土四行各一不同，火独有二，一君火，一相火。《素问·天元纪大论》云：“君火以名，相火以位。”王冰注：“所以地位六而言五者，天气不临君火故也”“君火在相火之右，但立名于君位，不立岁气。故天之六气，不偶其气以行，君火之政，守位而奉天之命，以宣行火令尔。以名奉天，故曰君火以名；守位禀命，故云相火以位”[②]。朱震亨借用王冰的注释，此处实际将君相二火一而二，二而一，“形气相生”，阴阳二气交汇所生五行之火，奉天之命宣行火令，以名分而言，谓之君火，这一命名更具有象征意义，也可称为火之“意象”；相火守位而禀君命，动而可见，以支持人身生命的职能运作，故谓之相，亦可称为火之“具象”。运气学说中，少阴君火主于二之气，在季节为春夏之交，其性温和；少阳相火主于三之气，在季节为夏季，其性酷烈。若划分天地人三位，少阳相火在上，位于天位，少阴君火在中，位于人位，故朱震亨称君火为“人火”，相火为“天火”。作为天火，其所生自应极为不凡，朱震亨说其“生于虚无”。“虚无”，道家用以指道的本体，道体虚无，《文子·九守》云：“静漠者神明之宅，虚无者道之所居”[③]。程子说“心本至虚”，“无形为道”，相火生于虚无，也就是生于心，心为道，故相火亦合于道，“夫天，专言之则道也”[④]（《河南程氏粹言》卷二《天地篇》）。“天非此火不能生物，人非此火不能有生”，相火在天生物，在人生人，皆因其之所由来即合于天道，是人道应和天道的代表。

“人火”见于王冰注《素问·至真要大论》“微者逆之，甚者从之”，王冰注曰：

夫病之微小者，犹人火也，遇草而焫，得木而燔，可以湿伏，可以水灭，故逆其性气以折之攻之。病之大甚者，犹龙火也，得湿而焰，遇水而燔，不知其性，以水湿折之，适足以光焰诣天，物穷方止矣。识其性者，反常之理，以火逐之，则燔灼自消，焰火扑灭[⑤]。

君火性温和，所致之病微，相火性酷烈，所致之病甚。朱震亨称君火为“人火”，相火为“天火”，张从正《儒门事亲》也有人火、龙火之论：“夫君火者，犹人火也；相火者，犹龙火也。人火焚木其势缓，龙火焚木其势速”[⑥]（卷三《喉舌缓急砭药不同解二十一》）。故按王冰注，相火又称“龙火”，朱震亨又谓之为“龙雷之火”。考“龙雷之火”的说法应与龙的习性有关，王充《论衡·龙虚篇》释短书（汉代用短竹简书写的书籍或文章）“龙无尺木，无以升天”，论曰：“雷电发时，龙随而起，当雷电击树木之时，龙适与雷电俱在树木之侧，雷电去，

---

①程颐：《周易程氏传》，王鹤鸣、殷子和整理，九州出版社，2010，第128页。
②王冰注：《重广补注黄帝内经素问》，中医古籍出版社，2015，第323页。
③王利器：《文子疏义》，中华书局，2000，第112页。
④程颢、程颐：《二程集》下册，王孝鱼点校，中华书局，1981，第1225页。
⑤《黄帝内经素问》，王冰注，《中国医学大成续集》影印本，上海科学技术出版社，2000，第1297~1298页。
⑥张从正：《儒门事亲》，王雅丽校注，中国医药科技出版社，2011，第61页。

龙随而上，故谓从树木之中升天也。实者雷龙同类，感气相致”[①]。龙与雷电相感应，随雷电之击而升天，雷龙同气相感，故称龙雷之火。这一命名也完美地应和了恒卦的卦义，恒卦卦形为巽下震上。上卦为震，震为雷，下卦为巽，巽为风。龙游行于天地之间，行云布雨，风雷激荡中万物化生，“恒久而不已”。唐代段成式《酉阳杂俎·鳞介篇》释“尺木”，云：“龙头上有一物如博山形，名尺木。龙无尺木，不能升天”[②]。指龙头上的角，其形如山，称作尺木。朱震亨释此龙雷之火采用了王充的说法，这一说法更符合医学需要，龙随木升天，木应脏腑为肝，天火由龙雷所发，龙随木升天，则此火感应木气，肝属木，故此火在脏为肝，即肝火；龙居于海中，海为水，龙出于海，则此火感应水之气，肾属水，故此火在脏又为肾，即肾火。龙居于海而出于海，援木升天，天人感应，因而推导出龙雷之火“寄于肝肾二部”。由此可见，今之所谓肝火上炎、肝阳上亢、虚阳外越等种种称谓皆属于“龙雷之火”的范畴。胆腑与肝为表里脏腑，膀胱腑与肾为表里脏腑，心包络手心主之脉配于右肾（有关论述见前陈言君火论），故龙雷之火与胆、膀胱、心包络皆相关，亦即胆、膀胱、心包络所致种种火证亦隶属于龙雷之火。三焦之中肝肾在下焦，前诸脏腑俱居于下焦，“皆阴而下者也”，故此火又属阴，即李杲所云之“阴火”，与三焦亦相关。可见龙雷之火是一个广义的概念，包括了所有下焦相关脏腑的火热之证。不仅如此，朱震亨又将龙雷之火的范畴扩展为所有内伤热病。

“岐伯历举病机一十九条，而属火者五，此非相火之为病之出于脏腑者乎？”[③]（《格致余论·相火论》）。《素问·至真要大论》将疾病病机归纳为19条，称为病机十九条，其中有关火的有5条，即诸热瞀瘈，皆属于火；诸禁鼓栗，如丧神守，皆属于火；诸逆冲上，皆属于火；诸躁狂越，皆属于火；诸病胕肿，疼酸惊骇，皆属于火。朱震亨认为这五条皆相火为病，并举六经病为例说明，如少阳病见瘛疭（抽搐），太阳病见眩仆（昏倒），少阴病见瞀（头目晕眩）、暴喑（突然失声）、郁冒（昏蒙）不知人等症，为诸热瞀瘈之属火；少阳病、少阴病、厥阴病见恶寒，为诸禁鼓栗如丧神守之属火。并将刘完素《素问玄机原病式》所论五脏之火亦归结于相火为病，“《原病式》曰诸风掉眩属于肝，火之动也。诸气膹郁病痿属于肺，火之升也。诸湿肿满属于脾，火之胜也。诸痛痒疮疡属于心，火之用也。是皆火之为病出于脏腑者然也，注文未之发耳”[④]（《格致余论·相火论》）。诸风掉眩，皆属于肝；诸寒收引，皆属于肾；诸气膹郁，皆属于肺；诸湿肿满，皆属于脾；诸痛痒疮，皆属于心。此为病机十九条中关于五脏的病机，刘完素火热论将五脏病机最终皆归于火，朱震亨说刘完素所说的五脏之火也都属相火，只是未予明言罢了。

关于相火的性质，朱震亨说：“火内阴而外阳。”《五行大义》云：“水虽阴物，阳在其内，故水体内明。火虽阳物，阴在其内，故火体内暗”[⑤]（卷一《辨体性》）。又云：“阴在火中，火虽阳物，义从阴配”[⑥]（卷一《论数·论五行及生成数》）。又云：“火胎于水乡，生于木中”[⑦]

---

①王充：《论衡》，上海人民出版社，1974，第95页。

②段成式：《酉阳杂俎正续》，扫叶山房本，1931，第163页。

③朱震亨：《朱丹溪医学全书·格致余论》，田思胜主编，中国中医药出版社，2006，第25页。

④朱震亨：《朱丹溪医学全书·格致余论》，田思胜主编，中国中医药出版社，2006，第26页。

⑤萧吉：《五行大义》，钱杭点校，上海书店出版社，2001，第6页。

⑥萧吉：《五行大义》，钱杭点校，上海书店出版社，2001，第11页。

⑦萧吉：《五行大义》，钱杭点校，上海书店出版社，2001，第35页。

（卷二《论四时休王》）。又论每一行中俱又含有五行，云："火，外阳即是火也，内阴即是水也，能杀即是金也，能熟即是木也，能生即是土也"①（卷二《论相杂·论五行体杂》）。朱熹也说："火中有黑，阳中阴也"②（《朱子语类》卷一《理气上》）。火虽然属阳，但火胎于水，其体内阴外阳，内阴即水，火应离卦，离中虚，离卦卦象在外二阳爻，在内一阴爻，亦表明其内阴而外阳的性质。火内阴为水，于人，相火寄于肝肾，朱震亨即以肝肾之阴比附内阴之水，"肝肾之阴悉具相火"。朱子论太极动静，说："非是动而后有阳，静而后有阴""只太极之动便是阳，静便是阴"③（《朱子语类》卷九十四《周子之书·太极图》），套用于肝肾之阴和相火的关系，动便是相火，静便是肝肾之阴。比附于恒卦，则肝肾之阴为下巽卦，"巽柔在内"④（《周易程氏传》卷四《周易下经》），其性阴柔，而相火即上震卦，"一阳生于二阴之下，动而上者也"，"生物之长也"⑤，相火为一阳，肝肾之阴适为二阴。天火本于地，龙雷先蛰伏于海，然后可鸣可飞，海附于地，然后可兴波。相火如雷鸣，如龙飞，如海兴波，皆动而为火，朱震亨比附肝肾之阴为海为地，是相火之鸣、之飞、之兴波的物质依托。黄宗羲评朱子的阴阳观，说："阳之动为用之所以行也，阴之静为体之所以立也"⑥（《宋元学案》卷十二《濂溪学案下·太极图说》）。相火即以肝肾之阴为体以立，以恒于动为用以行，体用合一，相火与肝肾之阴合成一太极。至此，相火的形貌可勾勒得较为完整：相火为天火，其性酷烈，主动，生于心，寄于肝肾，以肝肾之阴为体，以火为用，禀君火之命而为相，是天生物、生人的原动力。

周子说阴阳的关系是动极而静、静极而动，朱震亨并不赞同周子的观点，提出动不可过极，动极则为病而死，"吉凶悔吝生乎动，故人之疾病亦生于动，其动之极也，病而死矣"⑦（《格致余论·房中补益论》）。相火主动，有常动与妄动，常动，则为造化之源，"相火惟有裨补造化，以为生生不息之运用耳"；若妄动，则"为元气之贼"，"煎熬真阴，阴虚则病，阴绝则死"⑧（《格致余论·相火论》）。相火因其性酷烈，故易于妄动，其易于妄动的特点亦合于恒卦卦义。程颐注第六爻"上六，振恒，凶"云："六居恒之极，在震之终，恒极则不常，震终则动极。以阴居上，非其安处，又阴柔不能坚固其守，皆不常之义也。故为振恒，以振为恒也。振者，动之速也。如振衣，如振书，抖擞运动之意。在上而其动无节，以此为恒，其凶宜矣"⑨（《周易程氏传》卷三《周易下经》）。恒卦巽下震上，第六爻是震卦（单卦）的三爻，此爻为震之终，震卦（重卦）上六，程子说其为"不安定貌"，"以阴柔不中正之质而处震动之极"⑩（同上），震动极则有变，其征凶。相火妄动，即动而无节，震终动极，变而为病为灾。至于妄动的原因，朱震亨引周子语论之：

---

①萧吉：《五行大义》，钱杭点校，上海书店出版社，2001，第39~40页。
②黎靖德：《朱子语类》第一册，王星贤点校，中华书局，1986，第10页。
③黎靖德：《朱子语类》第六册，王星贤点校，中华书局，1986，第2373页。
④程颢、程颐：《二程集》下册，王孝鱼点校，中华书局，1981，第993页。
⑤程颢、程颐：《二程集》下册，王孝鱼点校，中华书局，1981，第962页。
⑥黄宗羲原著，全祖望补修：《宋元学案》第一册，陈金生、梁运华点校，中华书局，1986，第499页。
⑦朱震亨：《朱丹溪医学全书·格致余论》，田思胜主编，中国中医药出版社，2006，第27页。
⑧朱震亨：《朱丹溪医学全书·格致余论》，田思胜主编，中国中医药出版社，2006，第25页。
⑨程颢、程颐：《二程集》下册，王孝鱼点校，中华书局，1981，第865页。
⑩程颢、程颐：《二程集》下册，王孝鱼点校，中华书局，1981，第967页。

周子曰：神发知矣。五性感物而万事出，有知之后，五者之性为物所感，不能不动。谓之动者，即《内经》五火也。相火易起，五性厥阳之火相扇，则妄动矣。火起于妄，变化莫测，无时不有，煎熬真阴，阴虚则病，阴绝则死。君火之气，经以暑与湿言之；相火之气，经以火言之，盖表其暴悍酷烈，有甚于君火者也，故曰相火元气之贼。周子又曰：圣人定之以中正仁义而主静。朱子曰：必使道心常为一身之主，而人心每听命焉。此善处乎火者。人心听命乎道心，而又能主之以静。彼五火之动皆中节，相火惟有裨补造化，以为生生不息之运用耳，何贼之有[①]（《格致余论·相火论》）。

《太极图说》原文云："形既生矣，神发知矣。五性感动而善恶分，万事出矣。圣人定之以中正仁义而主静，立人极焉"[②]。人之生，先有形体，再有神，有神则生智，可以"知"。"五性"朱子释为五行之性："形生神发，则阳动阴静之为也。五性感动则阳变阴合，而生水火木金土之性也"[③]。朱震亨谓五性为物所感而动，此动即五火。"五火"出自《素问·解精微论》"夫一水不胜五火，故目眦盲"。论目盲的机理。王冰注："五火，谓五脏之厥阳也"[④]。厥阳即孤阳，《金匮要略·脏腑经络先后病脉证第一》云："经云厥阳独行，何谓也？师曰：此为有阳无阴，故称厥阳"[⑤]。五火即五脏之孤阳妄行，五脏之火妄动。朱震亨弟子戴思恭说："君相之外又有厥阴［"阴"当作"阳"］脏腑之火，根于五志之内，六欲七情激之，其火随起。大怒则火起于肝，醉饱则火起于胃，房劳则火起于肾，悲哀动中则火起于肺。心为君主，自焚则死矣"[⑥]（《金匮钩玄·火岂君相五志俱有论》）。五志之火由七情六欲激起，怒动肝火，醉饱动胃火，房劳动肾火，悲哀动肺火，可知朱震亨所说五性既为物所感，实指五脏所主五志，"五脏各有火，五志激之，其火随起"[⑦]，五志之动，引发五火妄动，由五火之动，又最终导致相火妄动。相火寄于肝肾，以肝肾之阴为体，故火起妄动则耗伤肝肾真阴，"阴虚则病，阴绝则死"。

如何控制相火，使其不能妄动，相火既生于心，其妄动与否，亦皆在于"心"。朱震亨引周子、朱子之言云需心"主静"，以使五火之动"中节"。周子主静，说"无欲故静"，朱子论涵养功夫，又言主敬，"问敬何以用工？曰：只是内无妄想，外无妄动"[⑧]。无妄想则需心静，"只收敛此心，莫令走作闲思虑，则此心湛然无事，自然专一"[⑨]（《朱子语类》卷十二《学六·持守》）。心主神志，喜怒哀乐诸情志皆由心所发，《中庸》云："喜怒哀乐之未发谓之中，发而皆中节谓之和。中也者，天下之大本也。和也者，天下之达道也。致中和，天地位焉，万物育焉"[⑩]。朱子说若喜怒哀乐未发，只是心未发，情是性自心中所发出来，中节与否，亦

---

①朱震亨：《朱丹溪医学全书·格致余论》，田思胜主编，中国中医药出版社，2006，第25页。
②周敦颐：《周敦颐集》，陈克明点校，中华书局，1990，第6页。
③贾顺先：《退溪全书今注今译》第二册，王成儒注译，四川大学出版社，1993，第162~163页。
④《黄帝内经素问》，王冰注，《中国医学大成续集》影印本，上海科学技术出版社，2000，第1377页。
⑤张仲景：《金匮要略》，于志贤、张智基点校，中医古籍出版社，1997，第2页。
⑥朱震亨：《朱丹溪医学全书·金匮钩玄》，田思胜主编，中国中医药出版社，2006，第458页。
⑦朱震亨：《朱丹溪医学全书·局方发挥》，田思胜主编，中国中医药出版社，2006，第37页。
⑧黎靖德：《朱子语类》第一册，王星贤点校，中华书局，1986，第211页。
⑨黎靖德：《朱子语类》第一册，王星贤点校，中华书局，1986，第217页。
⑩陈戍国：《礼记校注》，岳麓书社，2004，第416页。

皆由心出。中，无过、无不及，“中庸之中，本是无过无不及之中”[①]（《朱子语类》卷六十二《中庸·纲领》），即喜怒哀乐皆适度，“只是合当喜，合当怒。如这事合喜五分，自家喜七八分，便是过其节；喜三四分，便是不及其节”[②]（《朱子语类》卷六十二《中庸》第一章）。喜不可过喜，怒不可过怒，悲亦勿过悲，便为中节。心君统率五火，又统率相火，故心在相火妄动的病变上起绝对主导作用，且心君火若妄动，自焚则死，其后果远大过他脏之火动。君火如何不妄动，则须以“道心”“主静”。关于人心、道心，《尚书·大禹谟》云：“人心惟危，道心惟微，惟精惟一，允执厥中”[③]。程颢说人心为私欲，道心为天理：“人心惟危，人欲也。道心惟微，天理也”[④]（《程氏遗书》卷十一）。程颐提出存天理，灭私欲：“人心私欲，故危殆。道心天理，故精微。灭私欲则天理明矣”[⑤]（《程氏遗书》卷二十四）。故人心与道心的对立，即私欲与天理的对立。朱熹并不把心分为二心，而是说人心和道心都是从一心所出，道心觉于理，人心觉于欲：“此心之灵，其觉于理者，道心也；其觉于欲者，人心也”[⑥]（《朱子语类》卷六十二《中庸·章句序》）。觉于理，是指遵从义理；觉于欲，指遵从耳目口鼻的欲望。饥而思食，渴而当饮，是人心；而食所当食，饮所当饮，便是道心。朱子说：“人心生于血气，道心生于天理；人心可以为善，可以为不善，而道心则全是天理矣”[⑦]（同上）。心之善归道心，人形气之善皆由道心而出，若无道心则为恶，朱子以船喻形气，以舵喻道心，“惟有一舵以运之，则虽入波涛无害”[⑧]（同上）。人心是受欲念影响的一种自然之心，未能自觉地追求善、追求道，人心易受制于私欲而为恶，故须以道心进行约束，“道心常为一身之主，而人心每听命焉”[⑨]。这里朱震亨将医学的“心”转化为伦理之心——“人心”与“道心”的伦理道德层面，若不能以道心进行约束，纵容人心私欲，“心动则相火亦动，动则精自走”，阴精即随之而疏泄耗散。

朱子以“静”持敬，以“静”作涵养功夫，心无不敬，“湛然虚定”，念虑不得妄发，无须刻意安排，四体自然收敛舒适。关于“静”，朱子说“不是弃事物以求静”，而主张“静中之动”，“动中之静”：

动静亦不是截然动，截然静，动时，静便在这里。如人来相问，自家去答他，便是动。才答了，便静。这里既静，到事物来便著去应接，不是静坐时守在这里，到应接时便散乱了去。然动静不出是一个理，知这事当做，便顺理做去，便见动而静底意思，故曰知止而后有定，定而后能静。事物之来，若不顺理而应，则虽块然不交于物，心亦不能得静。惟动时能顺理，则无事时始能静；静而能存养，则应接处始得力。须动时做工夫，静时也做工夫。两莫相靠，莫使工夫间断，始得。若无间断，静时固静，动时心亦不动。若无工夫，动时固动，静时虽欲

①黎靖德：《朱子语类》第四册，王星贤点校，中华书局，1986，第1480页。
②黎靖德：《朱子语类》第四册，王星贤点校，中华书局，1986，第1516页。
③《尚书》，冀昀主编，线装书局，2007，第20页。
④程颢、程颐：《二程集》上册，王孝鱼点校，中华书局，1981，第126页。
⑤程颢、程颐：《二程集》上册，王孝鱼点校，中华书局，1981，第312页。
⑥黎靖德：《朱子语类》第四册，王星贤点校，中华书局，1986，第1487页。
⑦黎靖德：《朱子语类》第四册，王星贤点校，中华书局，1986，第1488页。
⑧黎靖德：《朱子语类》第四册，王星贤点校，中华书局，1986，第1486~1487页。
⑨黎靖德：《朱子语类》第四册，王星贤点校，中华书局，1986，第1487页。

求静，亦不可得而静矣。动静恰似船一般，须随他潮去始得。浪头恁地高，船也随他上；浪头恁地低，船也随他下。动静只是随他去，当静还他静，当动还他动[①]（《朱子语类》卷四十五《论语·卫灵公篇》）。

动静不是截然动、截然静，动静不外于理，顺理做去，当静则静，当动则动，便是动静的真义。无论静时动时，心之本体皆寂然不动，湛然常明，不随外在之变化而变化。心主以静，五火亦静，为静中之动，为中节，为常动。心内无妄想，五火之动中节，静能存养，相火赖心静以涵养，动时顺理，相火之动中节，于外无妄动，"以为生生不息之运用"。程子说："静中有动，动中有静，故曰动静一源。"又说："心一也，有指体而言者，寂然不动是也；有指用而言者，感而遂通天下之故是也。"[②]（《河南程氏粹言》卷一《论道篇》）心一分为君相二火，一言体主静，一言用主动，二者亦可谓动静一源，君、相合成一太极，心、五火、相火三者之间形成了一个静中有动、动中有静，在动静中相互依存、相互制约、相互影响的关系。"发而皆中节，则事得其宜，不相凌夺，固感而遂通之和也。然十中其九，一不中节，则为不和，便自有碍"[③]（《朱子语类》卷六十二《中庸》第一章）。五火之发要皆中节，任意一火妄动，皆可导致相火妄动，可见保持相火之动中节殊为不易。朱震亨说："水之体静，火之体动，动易而静难。"

《传》曰：吉凶悔吝生乎动。故人之疾病亦生于动，其动之极也，病而死矣。……儒者立教，曰正心、收心、养心，皆所以防此火之动于妄也。医者立教，恬淡虚无，精神内守，亦所以遏此火之动于妄也。盖相火藏于肝肾阴分，君火不妄动，相火惟有禀命守位而已，焉有燔灼之虐焰、飞走之狂势也哉?《易》兑取象于少女。兑，说也，遇少男艮为咸。咸，无心之感也。艮，止也。房中之法有艮止之义焉。若艮而不止，徒有戕贼，何补益之有[④]（《格致余论·房中补益论》）。

此段论房中补益，说明相火妄动之害。吉凶悔吝与疾病皆生于动，朱子说：吉凶悔吝"四者一善而三恶，故人之所值，福常少而祸常多。"[⑤]人之静时少，动时多，"未有无事时节"，"易得挠乱"，故须时时涵养，"此心之全体皆贯乎动静语默之间"[⑥]（《朱子语类》卷十二《学六·持守》），儒家教人正心、收心、养心，医家教人恬淡虚无，精神内守，都是一义、一个宗旨，即静心，防止相火妄动。少女为兑卦，少男为艮卦，少女遇少男为咸卦，咸卦即艮上兑下。咸卦卦义，程子说："咸，感也。"咸是感无心，"咸有皆义，男女交相感也"。感须以正，"不以正，则入于恶矣[⑦]"。艮有止义，艮在六十四卦排序位于震之后，序卦云："震者动也，物不可以终动，止之，故受之以艮"[⑧]（《周易程氏传》卷三《周易下经》）。相火为震之动，故须以艮止之，使动静合理，不失其时。朱震亨以艮止遏制相火妄动，亦立足于精神内守，即

---

①黎靖德：《朱子语类》第三册，王星贤点校，中华书局，1986，第1161~1162页。
②程颢、程颐：《二程集》下册，王孝鱼点校，中华书局，1981，第1182~1183页。
③黎靖德：《朱子语类》第四册，王星贤点校，中华书局，1986，第1507页。
④朱震亨：《朱丹溪医学全书·格致余论》，田思胜主编，中国中医药出版社，2006，第27~28页。
⑤江永：《近思录集注》，上海书店出版社，1987，第93页。
⑥黎靖德：《朱子语类》第一册，王星贤点校，中华书局，1986，第213页。
⑦程颢、程颐：《二程集》下册，中华书局，王孝鱼点校，1981，第854~855页。
⑧程颢、程颐：《二程集》下册，中华书局，王孝鱼点校，1981，第967页。

心静。世间滥以房中为补益，朱震亨谓世人“资禀日薄”，肝肾之阴不足，又心不易静，既无圣贤之心，又非神仙之骨，难以做到艮止，故不可为，其法“杀人多矣”。

程子论天帝之异，曰：“以形体谓之天，以主宰谓之帝，以至妙谓之神，以功用谓之神鬼，以情性谓之乾，其实一而已，所自而名之者异也。夫天，专言之则道也”[①]（《河南程氏粹言》卷二《天地篇》）。综观朱震亨相火论，亦可以说：“以形体谓之心，以主宰谓之君，以至妙谓之君火，以功用谓之相火，以情性谓之龙雷之火，其实一而已，所自而名之者异也。夫心，专言之则道也。”

五火之动极易导致相火妄动，相火之动，龙雷之火起，则可呈“燔灼之虐焰、飞走之狂势”，以至“煎熬真阴，阴虚则病，阴绝则死”，故朱震亨说“阴虚火动难治”。对阴虚火动，朱震亨创制了著名的大补阴丸，以及四物汤加知母、黄柏之法。其中，泻阴中之火的药物主要有黄芩、黄连、栀子、大黄、黄柏，诸药皆苦寒之性，在药类法象中都属于寒沉藏类。尤其如龟板和黄柏，黄柏归肾经，本泻肾火，朱震亨说其“降心火”“降阴火”“降逆上之气”“走至阴，有泻火补阴之功，非阴中之火不可用也”。《丹溪心法・补损》[②]大补丸，以一味黄柏“去肾经火”；三才封髓丹，以天冬、熟地黄“益肾水”，黄柏“降心火”；又大补丸（今称大补阴丸），以黄柏“降阴火”，熟地黄、龟板“补肾水”。黄柏一药的降火作用，有降心火、降肾火、降阴火、降逆上之气的不同称谓，在用药上直观地反映了朱震亨以相火代心火，诸火合一的医学思想。龟为北方之神，北方之神玄武，即龟与蛇，龟板禀北方阴气而生，故为“阴中至阴之物”[③]（《本草衍义补遗・败龟板》），大补肝肾之阴，朱震亨又说龟为灵物，方家往往用以补心。后至明清，医家皆以龟板为交通心肾之品，清代黄宫绣《本草求真》谓龟性有神，能入心以通肾，“龟首常藏向腹，能通任脉，故取其腹以通心补肾补血”[④]。可用于治疗心肾不交，惊悸不眠，怔忡健忘，重用龟板，以使心肾相交，水火既济，神宁而寐安。

三、阳有余阴不足，气有余血不足

二程论天道自然生生不息，养育万物，阴阳变化，其动“不齐”：“天地阴阳之运，升降盈虚，未尝暂息。阳常盈，阴常亏，一盈一亏，参差不齐，而万变生焉。故曰：物之不齐，物之情也”[⑤]（《河南程氏粹言》卷二《天地篇》）。天地恒于动，天气下降，地气上升，阴阳二气升降盈虚，有如磨盘之磨动，磨盘之齿因磨动而不齐，阴阳二气在自然中之存在并不是等量的、平衡的，阳盈而阴亏，阳多而阴少，由此二气所化生五行之气亦参差不齐，在不齐之中万物化生：“动静者，阴阳之本也，五气之运，则参差不齐矣”[⑥]（同上）。朱震亨以此理比附于人体生命过程中的阴阳状态：

人受天地之气以生，天之阳气为气，地之阴气为血。故气常有余，血常不足。何以言之？天地为万物父母。天，大也，为阳，而运于地之外；地居天之中为阴，天之大气举之。日实

---

①程颢、程颐：《二程集》下册，中华书局，王孝鱼点校，1981，第1225页。

②朱震亨：《朱丹溪医学全书・丹溪心法》，田思胜主编，中国中医药出版社，2006，第153~159页。

③朱震亨：《朱丹溪医学全书・本草衍义补遗》，田思胜主编，中国中医药出版社，2006，第67页。

④黄宫绣：《本草求真》，赵贵铭点校，山西科学技术出版社，2012，第46页

⑤程颢，程颐：《二程集》下册，王孝鱼点校，中华书局，1981，第1226页。

⑥程颢，程颐：《二程集》下册，王孝鱼点校，中华书局，1981，第1227页。

也，亦属阳，而运于月之外；月缺也，属阴，禀日之光以为明者也。人身之阴气，其消长视月之盈缺。

经曰：阳者，天气也，主外；阴者，地气也，主内。故阳道实，阴道虚。又曰：至阴虚，天气绝，至阳盛，地气不足。观虚与盛之所在，非吾之过论。主闭藏者肾也，司疏泄者肝也。二脏皆有相火，而其系上属于心。心，君火也，为物所感则易动，心动则相火亦动，动则精自走，相火翕然而起，虽不交会，亦暗流而疏泄矣。所以圣贤只是教人收心养心，其旨深矣[①]（《格致余论·阳有余阴不足论》）。

“阳者，天气也，主外；阴者，地气也，主内。故阳道实，阴道虚”，引自《素问·太阴阳明论》；“至阴虚，天气绝，至阳盛，地气不足”，引自《素问·方盛衰论》。朱震亨以经文阐明天大而地小，阳盛而阴虚。地为至阴，阴虚于下，地气不足，不能上升交于天，故天气绝；天为至阳，天阳过盛而不能下降，不交于地，故地气不足（后一条经文释义引用明代医家马莳《黄帝内经素问注证发微》注[②]，其注与朱震亨义最为接近），两条经文皆谓天地间阳盛阴虚。又按五运六气，天之六气为厥阴风木、少阴君火、少阳相火、太阴湿土、阳明燥金、太阳寒水，六气配五行，朱震亨说：“五行之中，惟火有二，肾虽有二，水居其一，阳常有余，阴常不足”，“一水不胜二火”[③]。天地五行之用本不平衡，四行各居其一，唯火分君、相二火，肾一水不能胜二火，火有余水不足，故阳有余，阴不足。人肖天地，故而在阴阳消长过程中，人身阴阳亦不相平衡，阳有余而阴不足，表现为气有余而血不足，戴思恭《推求师意》解释说天之阳大于地之阴，地之阴常不敌天之阳，而人禀天之阳为气，禀地之阴为血，所以气常有余，血常不足。按程子之言，此可谓“人之不齐，人之情也”。朱震亨以天地日月为类比，天运于地之外，地居于天之中，由大气托举，日运于月之外，月之光明是禀受日之光以为明，人之阴气与月皆属阴，同类相附，人之阴气亦禀受阳气的滋养而能生成，其消长如月有圆缺。

此处朱震亨所论人之阴气实指天癸，即男精、女经，生殖之精。脏腑的阴阳属性，脏属阴，腑属阳，戴思恭说五脏皆属阴而藏精，肾为五脏阴气之主，受五脏之精而藏之，“故诸阴精血之病皆本于肾”。生殖之精为肾所主所藏，为阴之精华，故朱震亨以之作为阴气（阴精与阴血）的代表。男子十六岁、女子十四岁生殖之精开始发育，《素问》说女子二七、男子二八天癸至，天癸至的前提是肾气盛，《素问·上古天真论》云：“女子七岁，肾气盛，齿更发长，二七而天癸至，任脉通，太冲脉盛，月事以时下……丈夫八岁，肾气实，发长齿更，二八肾气盛，天癸至，精气溢泻，阴阳和，故能有子”[④]。天癸有充足的肾气支持，方能够精通、经行，如月由缺渐圆，可以繁育子嗣。但是阴精此时始成，虽然可与阳气为配，进入成年阶段，然而天癸初至，还未曾发育成熟，并不适宜为人父母，仍需“水谷以养”，至男子三十岁，女子二十岁，阴精才可以完全成熟，如月之正圆，方适宜谈婚论嫁，可见阴精之难成，如月之难圆。《黄帝内经》所云女子身体状态最好的时期是三七和四七之间，三七二十一岁时肾气平均，四七二十八岁时身体盛壮；男子则在三八和四八之间，三八二十四岁时肾气平均，

①朱震亨：《朱丹溪医学全书·格致余论》，田思胜主编，中国中医药出版社，2006，第7页。
②马莳：《黄帝内经素问注证发微》，田代华主校，人民卫生出版社，1998，第658~659页。
③朱震亨：《朱丹溪医学全书·格致余论》，田思胜主编，中国中医药出版社，2006，第35页。
④《黄帝内经素问校释》上册，山东中医学院、河北医学院校释，人民卫生出版社，1982，第7~8页。

四八三十二岁时筋骨隆盛，最适宜有子。故朱震亨说："古人必近三十、二十而后嫁娶，可见阴气之难于成，而古人之善于摄养也。"[①]月圆则缺，人之天癸成熟之后，随着年龄增长逐渐减少，人也随之衰老，至四十岁时阴气自半而起居衰。《上古天真论》谓女子七七任脉虚，太冲脉衰少，天癸竭；丈夫八八天癸竭，精少，肾脏衰。男子六十四岁精绝，女子四十九岁经断，进入更年期，是衰老的开始，故而天癸在一生中能为人身所用，只有三十年，"夫以阴气之成，止供得三十年之视听言动，已先亏矣"。阴精难成易亏，于人如此珍贵，自须精心摄养，不可随意损耗，朱震亨按照天癸衰旺的生命规律把人生分为三个阶段，一为少年时，天癸未至；二为壮年时，天癸充盛；三为老年时，天癸竭绝，详细阐述了不同阶段的养生之道。

《格致余论·慈幼论》[②]将十六岁以前（按男子生命规律）的生命状态比作"如日方升，如月将圆"，少年人气血旺盛，生长发育十分迅速，然而天癸未至，阴精不足，故饮食起居以养阴为要。少儿因生长发育需要，食物消化速度较快，但是身体发育尚未成熟，肠胃功能与成人相比较为脆弱，若不谨慎，更容易受到伤害，故不可"纵口"，"但是发热难化之物皆宜禁绝"。何谓发热难化之物，即容易生内热、伤阴津、不易消化之物。《慈幼论》提到的，一类是食物性状上，稠黏干硬的不可食；一类是食物气味上，酸咸甜辣等味道重、刺激性强的不可食；又一类是食物烹制方法上，烧炙煨炒的不可食；又一类是食物品种上，鱼肉、木果、湿面不可食。可予干柿、熟菜、白粥，"非惟无病"，"可以养德"。小儿之病，往往因妇人"畏其啼哭，无所不与"，积久而成痼疾，尤其富贵之家，有子过于娇养，往往多病，皆不能忌口之害。衣着上，朱震亨说"童子不衣裘"，裘皮过于保暖，小儿本为阴虚内热的体质，着裘皮使热愈甚，阴愈伤。又下体不宜过热，下体属阴，"得寒凉则阴易长，得温热则阴暗消"，故小儿下体不宜穿着过厚、过热，恐伤阴气。

壮年时天癸已至，阴精与阳气俱足，是生命力最旺盛的阶段。然而"人之情欲无涯，此难成易亏之阴气，若之何而可以供给也"。心为物所感则心易动，心动则相火亦动，相火动则肝肾阴精耗伤，下为阴亏，上见阳亢，即《黄帝内经》所谓"至阴虚，天气绝，至阳盛，地气不足"，所以朱震亨说要"收心养心"。关于阴精之摄养，朱震亨提出勿犯"四虚"，即一年之虚、一月之虚、一日之虚和"不止于一日之虚"。天地四时更迭，五行随之衰旺，人脏腑亦随之而衰旺。四月、五月入夏，是火旺之时，火盛克金，肺金因而衰弱。六月长夏，湿土之气盛，土又克水，肾水因而衰弱。金生水，肺为肾之母脏，一损俱损，金水又皆属阴，肺肾皆为阴脏，在阴精的养护上，于此火土旺盛时，保养金水二脏至为重要。又《素问》云："藏于精者，春不病温。"[③]藏精之时在十月、十一月亥子之月，此二时阳气潜藏，"为来春发生升动之本"，若此时恣情纵欲，损耗阴精，扰动阳气，戕害根本，来年必发温病。夏月火土旺时与冬月火气伏藏之时，计5个月，是为一年之虚。每月上弦前与下弦后，即月初与月末，是月空之时，也是人阴精亏虚之时，是为一月之虚。如遇恶劣天气，大风大雾、霓虹飞电、暴寒暴热、日月薄蚀，是谓一日之虚；而人自身情绪起居失常，如忧愁愤怒、惊恐悲哀、醉饱劳倦、谋虑勤动，亦谓一日之虚。另有"不止于一日之虚"，指患病和病初愈之时。朱震亨谆谆告诫，说要保全

---

①朱震亨：《朱丹溪医学全书·格致余论》，田思胜主编，中国中医药出版社，2006，第7页。
②朱震亨：《朱丹溪医学全书·格致余论》，田思胜主编，中国中医药出版社，2006，第10页。
③《黄帝内经素问校释》上册，山东中医学院、河北医学院校释，人民卫生出版社，1982，第52页。

天和，不可犯此四虚（主要指禁欲），否则壮年便有老态，“深可惊惧”。

六十岁、七十岁后，天癸竭绝，《格致余论·养老论》[①]说此时“精血俱耗，平居无事，已有热证”。天癸竭，阴精衰少，必生内热，因而老年人正常状态下自然呈现阴虚内热之象。其表现有头昏目花，眼眵增多，肌肤瘙痒，小便频数，流鼻涕，流口水，失眠健忘，足步不利，面垢发脱，肠燥便秘，久坐兀睡（忽然睡着而不自知），形寒畏冷，食而易饥，笑则有泪，种种老境，不一而足。养老之法，朱震亨说一不可服乌附丹剂，二忌饮食。六七十岁后，阴精匮乏，阴不足以配阳，而使“孤阳几欲飞越”，乌附丹剂燥热之性强，耗伤阴血，使相火妄动，助飞越之孤阳，切不可妄用。饮食上“以饮食忠养之”，突出一个“忠”字。何谓忠，“忠”对“孝”而言，朱震亨针对当时孝道“甘旨养老”，以厚味奉养老人的习俗，说“君子爱人以德，小人爱人以姑息”，饮食用以养生，而不应以之致疾，若以所养转为所害，则不可称孝与敬。甘旨，美味的食物。“甘旨养老”是古人养老的一个标准，鸠摩罗什所译《佛说父母恩重难报经》讲如何回报父母恩情，其中一条即“应奉甘旨，供养尊亲”。《列女传》《二十四孝》均记载了“姜诗夫妻孝奉甘旨”的故事，元代诗人仇远《题季路负米图》诗：“高堂有亲今老矣，孝子晨昏奉甘旨。”至明代，仍主张以甘旨奉养老人，如《增广贤文》云：“早把甘旨勤奉养，夕阳光景不多时。”[②]《养老论》说“肉食不及幼壮，五十方才食肉”，可见当时社会礼法，只有五十岁以上的老年人才能名正言顺地用肉食，“为子为妇，甘旨不及，孝道便亏”。但是这一养老方式不仅不能达到奉养的目的，反而“害老”，老年人脾弱胃热，胃热则容易饥饿，脾弱则食物不易消化吸收，过饱积食，气郁生痰，故而朱震亨说“好酒腻肉、湿面油汁、烧炙煨炒、辛辣甜滑皆在所忌”。这些饮食可以耗气伤血，使筋柔（松弛）骨痿（软弱无力），肠胃壅瘀，涎沫充溢（痰多）。然而“好生恶死，好安恶病，人之长情”，口舌之快，忌之不易，为子孙者，“必先开之以义理，晓之以物性，旁譬曲喻，陈说利害，意诚辞确，一切以敬慎行之”，又当身体力行，为老人之榜样，“以身先之”。老人饮食需茹淡，“淡”，指自然冲和之味。《格致余论·茹淡论》云：

味有出于天赋者，有成于人为者。天之所赋者，若谷菽菜果，自然冲和之味，有食人补阴之功，此《内经》所谓味也。人之所为者，皆烹饪调和偏厚之味，有致疾伐命之毒，此吾子所疑之味也。今盐醯之却，非真茹淡者，大麦与栗之咸，粳米、山药之甘，葱、薤之辛之类，皆味也，子以为淡乎？安于冲和之味者，心之收，火之降也；以偏厚之味为安者，欲之纵，火之胜也，何疑之有？《内经》又曰：阴之所生，本在五味。非天赋之味乎？阴之五宫，伤在五味，非人为之味乎？[③]

《素问》说：“精不足者，补之以味。”[④]味可补阴精。朱震亨将味分为两类，一类为天赋，可称为天赋之味；一类为人为，可称为人为之味。天赋之味是自然所赋予，如谷物、蔬菜、瓜果，属于“自然冲和之味”，可以养人，可以补阴。朱震亨认为《内经》所说的“味”指的就是自然冲和之味，此味的性质，朱震亨总结为“淡”。此处“淡”并不是“无味”，而是

---

①朱震亨：《朱丹溪医学全书·格致余论》，田思胜主编，中国中医药出版社，2006，第8~10页。

②《增广贤文》，杨根乔，沈跃春评注，安徽文艺出版社，2010，第7页。

③朱震亨：《朱丹溪医学全书·格致余论》，田思胜主编，中国中医药出版社，2006，第26页。

④《黄帝内经素问校释》上册，山东中医学院、河北医学院校释，人民卫生出版社，1982，第94页。

无人为之味，通俗地说就是没有添加盐、醋等调味品。谷菜瓜果自然有天赋之味，如大麦与粟味咸，粳米、山药味甘，葱、薤味辛。粳米甘淡，禀土之德，属阴而最补。这些自然之味属于“冲和之味”，对老人而言最为适宜，无过无不及，足以养人，可以收心降火。而烹饪调和之味添加各种调味品，属于人为之味，朱震亨说其味偏厚，过度，是纵口舌之欲，可导致火盛伤阴，“有致疾伐命之毒”。著《茹淡论》时朱震亨年过七十，“神茂而色泽”，其归功于茹淡，“尽却盐醯［醯，醋。盐醯指代各种调味品］”之故。

四、本于气一元论的阴升阳降

人生于气，朱震亨持气一元论思想，说“天地以一元之气化生万物”，人与天地相参，“与天地同一橐籥”，故人身之气随天地而升降浮沉，“气升亦升，气浮亦浮，气降亦降，气沉亦沉”。《夏月伏阴在内论》云：

天地以一元之气化生万物，根于中者曰神机，根于外者曰气血，万物同此一气。人灵于物，形与天地参而为三者，以其得气之正而通也。故气升亦升，气浮亦浮，气降亦降，气沉亦沉，人与天地同一橐籥①。

朱震亨弟子戴思恭《推求师意》释曰：

夫天和者，天真元气也。负阴抱阳，元精立其体，元神致其用。苟不摇其精，则体全而用不竭；不劳其神，则用专而体不亏。然精之秘，非惟奉养天真而已，精秘则阴实……然元气者，在身有根有苗，在太虚非阴非阳。其根也自天地开发，周流上下四方，随其所至以化行者，仲景所谓五脏元真是也。在肝则温化，其气升；在心则热化，其气浮；在脾则冲和之化，其气备；在肺则凉化，其气降；在肾则寒化，其气藏，犹天以一元之气行于四时也②（卷之下《内伤》）。

张载以气为万物之原，说：“太虚者，气之体。”③（《正蒙》二）程子又提到真元之气，“真元之气，气之所由生，不与外气相杂，但以外气涵养而已”④（《河南程氏遗书》卷十五）。世间各种气都由真元之气所生，真元之气又有赖于其他诸气的滋养。戴思恭将朱震亨所说一元之气又称为“天真元气”，简称天真、元气、元真、真气。元气根于天地，在太虚非阴非阳，元气负阴抱阳，形成一太极，以元精立体，以元神致用，即天真元气负元精之阴，抱元神之阳，元精与元神统一在元气一太极之中。元气周流四方寰宇，万物随其所至以化生运行，元气周流人身，化为五脏元真之气。天以一元之气行于四时，人以元真之气行于五脏，在肝应春季，春气温，肝气与之同气相求，则温化，其气主升；在心应夏季，夏气热，心气则热化，其气主浮；在脾则冲和之化，其气备；在肺应秋季，秋气凉，肺气则凉化，其气主降；在肾应冬季，冬气寒，肾气则寒化，其气主藏。元气在天地无形，在人身则有根苗，即有形。戴思恭引《素问》所云“阳化气，阴成形”，以说明阴精对人形体的重要作用，“阴实则形全，阴虚则形敝”，阴成形，阴精充实则形体全整，阴精衰少则形体凋敝，形体凋敝则阳气出入废、

①朱震亨：《朱丹溪医学全书·格致余论》，田思胜主编，中国中医药出版社，2006，第11页。
②戴思恭：《推求师意》，左言富点注，江苏科学技术出版社，1984，第37~38页。
③张载：《张子全书》，林乐昌编校，西北大学出版社，2015，第57页。
④程颢、程颐：《二程集》上册，王孝鱼点校，中华书局，1981，第165页。

升降息，“孤阳之气安得不亢而飞越乎”？元气根苗即元精，脏属阴，肾受五脏之精而藏之，为五脏阴气之主，故诸阴精、阴血皆本于肾，元精亦本于肾，藏于肾，肾是养育元气根苗之所在，是“立寿命本始之地”。然而人因为情志喜怒、饥饱劳役、色欲而使相火妄动，煎熬肾水，使精血枯竭，“故诸阴精血之病皆本于肾”，病本皆在于肾精、元精亏虚。元精元气又依靠脾胃受纳水谷精微以滋养，故云“资元气独在脾胃”。元气周流一身，化为五脏气，故其病亦各从五脏之元真论治，不足者补之，太过者泻之，唯肾是元气根植之地，是立命之本始，不可泻，故宗钱乙之说，有补无泻。脾胃与肾皆为元气之本，“论元气独在脾胃者，此重水谷以资天真也”。故治脾胃与治肾，俱为求本之治。

关于气与火的关系，朱震亨说“气有余便是火”。戴思恭作《气属阳动作火论》，探讨了气火之间的关系，说：

捍卫冲和不息之谓气，扰乱妄动变常之谓火，当其和平之时，外护其表，复行于里，周流一身，循环无端，出入升降，继而有常，源出中焦，总统于肺，气曷尝病于人也。及其七情之交攻，五志之间发，乖戾失常，清者遽变之为浊，行者抑遏而反止，表失卫护而不和，内失健悍而少降，营运渐远，肺失主持，妄动不已，五志厥阳之火起焉，上燔于肺，气乃病焉。何者？气本属阳，反胜则为火矣……气之与火，一理而已，动静之变，反化为二①（《金匮钩玄》）。

气与火本为一体，只是动静变化时的不同称谓，此处“动”不是常动，而是妄动，常动则称为“静”。常动之静时称为“气”，妄动之动时称为“火”，火是气运行失常时的病理状态，这种运行失常戴思恭称为“反胜”，即不是气的正常充盛，而是异常充盛。气本属阳，在反胜的病理状态下即化为火，表现为火热之象。元气周流全身，在外护卫肌表，抵抗外邪，称为卫气；在内推动血液运行，滋养组织器官，称为营气；在脏腑化为五脏六腑之气，支持脏腑功能活动。气正常运行的状态为“冲和之气”，戴思恭谓其功能为“捍卫冲和不息”，肺主气，肺气总统一身之气，此“冲和之气”由肺气统率。若五志七情失常，气由清气变为浊气，气的流行受到阻碍，失于冲和，在外不能护卫肌表，在内不能健行，失于营运，不能上升而反下降，气机失于条畅，肺气亦不能统率诸气，使气的运行紊乱，即“妄动”。气的运行妄动不已，影响到五脏气，五脏之气随之妄动，则“五志厥阳之火起焉”，最终导致相火妄动。

一年之中，气的升降浮沉随四时有序运行，气升之时在子月，子月即十一月，从每年十一月至来年四月为阳气上升之时，一月一阳，合称六阳。子月一阳生，是阳气初动之时，寅月三阳生，阳气出于地表，地气上升，“此气之升也”，人身之气亦随之而上升。巳月六阳生，阳气尽出于上，“此气之浮也”，人身之气亦随之而浮。朱震亨说此时人身之气浮于肌表，散于皮毛，故肌表气实，腹中气虚，即所谓“夏月伏阴在内”，此阴字即有“虚”之义。夏月内虚外实，故纳凉须审慎，如“凉台水馆，大扇风车，阴水寒泉，果冰雪凉”，其伤自内及外，以温热方可除之。阴阳往来升降，无有穷已，朱震亨将人身阴阳往来升降皆归于五脏。在阴阳升降的关系上，朱震亨从几个层面加以阐述，其一，阴升阳降；其二，水升火降；其三，血升气降。

心肺阳也居上，肾肝阴也居下，脾居中，亦阴也，属土……脾具坤静之德，而有乾健之运，故能使心肺之阳降，肾肝之阴升，而成天地交之泰，是为无病。今也七情内伤，六淫外

①朱震亨：《朱丹溪医学全书·金匮钩玄》，田思胜主编，中国中医药出版社，2006，第459页。

侵，饮食不节，房劳致虚，脾土之阴受伤，转运之官失职，胃虽受谷，不运化，故阳自升，阴自降，而成天地不交之否[①]（《丹溪心法》）。

心肺居于上焦，为阳，肾肝居于下焦，属阴，脾位于中焦，亦属阴。脾属土，其数五，在卦应坤。坤卦卦辞说："元，亨，利，牝马之贞。"乾坤二卦卦辞皆称"元亨利贞"，而坤之贞为牝马之贞，程子释曰："取牝马为象者，以其柔顺而健行，地之类也。行地无疆，谓健也。乾健坤顺，坤亦健乎？曰：非健何以配乾，未有乾行而坤止也。其动也刚"[②]（《周易程氏传》卷一《周易上经》）。坤土顺承乾天之始，以厚德载物，"含弘光大，品物咸章"，配合天道运行，以生育万物，其本性柔顺，其德包容、宽裕、昭明、博厚，又同时兼备乾天的刚健、中正，健行不息的特点，故《文言》曰："坤至柔而动也刚，至静而德方。"程子释曰："坤道至柔，而其动则刚；坤体至静，而其德则方。动刚故应乾不违，德方故生物有常。阴之道不倡而和，故居后为得，而主利成万物，坤之常也。含容万类，其功化光大也"[③]（《周易程氏传》卷一《周易上经》）。脾属坤土，《素问・经脉别论》论脾的作用，说："饮入于胃，游溢精气，上输于脾，脾气散精，上归于肺，通调水道，下输膀胱，水精四布，五经并行，合于四时五脏阴阳，揆度以为常也"[④]。脾将胃消化吸收的水谷精微向周身布散，以营养支持脏腑组织器官的功能活动，合于坤土资生、生成、抚育之功，故朱震亨说脾具"坤静之德，而有乾健之运"，同时脾位于中焦，其位中正，"天地交而万物生于中"，李杲言其为精气升降运动的枢纽。坤之用，"天地变化草木蕃"，程子说："天地交感，则变化万物，草木蕃盛"，若"天地闭隔，则万物不遂"[⑤]（《周易程氏传》卷一《周易上经》）。脾之用同，脾土居中斡旋，可使心肺之阳降，肾肝之阴升，而成天地交泰，泰卦乾下坤上，阳降阴升，天地阴阳之气相交而和合，以生化万物。若脾土受伤，转运失职，胃所吸收的水谷精微不能通过脾土运化输布，故心肺之阳不降而升，肝肾之阴不升而降，阳上阴下，乾上坤下，则天地不交，万物否塞不通，为否卦，为病象。

水升火降是朱震亨尤其关注的一对升降关系，即心肾相交、水火既济。心为君主，朱震亨说肾听命于心，肾为藏精之府，心肾二脏"贵乎水火升降"[⑥]，水火升降，心肾相交，水火既济，才能保证肾藏精功能发挥作用，使精气内持。水升火降不仅限于心肾，朱震亨又依据心与小肠、肾与膀胱的脏腑表里关系，将其扩展至小肠与膀胱。小肠为受盛之官，可分清别浊，将食物进一步消化分解成清浊两部分，清者即水谷精微，为小肠所吸收，浊者即食物残渣和部分水液，则下注大肠或渗入膀胱。朱震亨认为水潴于膀胱而泄于小肠，小肠与膀胱是相通的，也可谓水府。既然如此，小肠按说应同样归于肾，"然小肠独应于心者何哉"？小肠何以与心为表里脏腑，"盖阴不可以无阳，水不可以无火，水火既济，上下相交，此荣卫所以流行，而水窦开阖所以不失其司耳"[⑦]。小肠与心之间也体现了水火既济的关系，心火下移，小肠之水上

①朱震亨：《朱丹溪医学全书・丹溪心法》，田思胜主编，中国中医药出版社，2006，第142页。
②程颢、程颐：《二程集》下册，王孝鱼点校，中华书局，1981，第706~707页。
③程颢、程颐：《二程集》下册，王孝鱼点校，中华书局，1981，第711页。
④《黄帝内经素问校释》上册，山东中医学院、河北医学院校释，人民卫生出版社，1982，第306页。
⑤程颢、程颐：《二程集》下册，王孝鱼点校，中华书局，1981，第712~713页。
⑥朱震亨：《朱丹溪医学全书・丹溪心法》，田思胜主编，中国中医药出版社，2006，第148页。
⑦朱震亨：《朱丹溪医学全书・丹溪心法》，田思胜主编，中国中医药出版社，2006，第143页。

济，而使荣卫流行，水道开合有司。朱震亨论小便不通，认为其病机即在于心肾不交，阴阳不调，水道涩而不通，与心、肾、膀胱、小肠都有关系。心肾相交、水火既济思想朱震亨较多用于阐释生殖系统疾病，如赤白浊①（小便浑浊不清），朱震亨认为此病由于思虑不节，嗜欲过度，导致“水火不交，精元失守”。赤为热，是心虚有热，因思虑得之；白则寒，是肾虚有寒，因淫欲得之。赤浊需清心调气，白浊则温补下元肾气，同时又须清上焦心热，使水火既济，阴阳协和，然后精气自固。又如木肾②（睾丸肿大坚硬而麻木），病起于“嗜欲内戕，肾家虚惫”，以至阴阳不相交，水火不相济，沉寒痼冷凝滞其间，而胀痛痹结。若心火下降，则肾水得温，真阳下行，肾气得和，既温且和，自无木强之患。又淋证、梦遗、滑精等皆从心肾不交、水火不济论病，以交通心肾、调谐水火论治。

关于血升气降，其云：“气为阳宜降，血为阴宜升，一升一降，无有偏胜，是谓平人”③。此段议论出自《局方发挥》，谈及当时“奉养之家”以“诸汤”待客之道。北宋时流行以汤药待客，朱彧《萍洲可谈》记载：“今世俗客至则啜茶，去则啜汤。汤取药材甘香者屑之，或温或凉，未有不用甘草者，此俗遍天下”④（卷一《茶汤俗》）。北宋的待客汤药是以甘草等药材和香料为主要原料熬煮的饮品，《太平惠民和剂局方》卷十“诸汤”，列汤方20首⑤：豆蔻汤、木香汤、桂花汤、破气汤、玉真汤、薄荷汤、紫苏汤、枣汤、二宜汤、厚朴汤、五味汤、仙术汤、杏霜汤、生姜汤、益智汤、茴香汤（2首）、檀香汤、缩砂汤、胡椒汤。这20种汤方中都含有甘草，其中厚朴汤曾经是宋朝文德殿用以招待朝士的汤品⑥。厚朴汤用药有厚朴、枣、丁香皮、丁香枝、甘草，主治脾胃虚冷，腹痛泄泻，胸膈痞闷，胁肋胀满，呕逆恶心，不思饮食。方后云：“常服温中顺气，进饮食。”诸汤所用药物如豆蔻、丁香、木香、檀香、紫苏、茴香等皆为香燥之品，可以清痰消积，快气化食，至元代仍然流行于公卿间，普遍认为可以“平居无事，思患预防”，“主者以此为礼，宾朋以此取快”。朱震亨说香辛之药可以升气，渐至于散气，朱震亨弟子戴思恭曾详述诸香药之害，木香行中下焦气，紫苏散表气，厚朴泄卫气，脑麝（即冰片、麝香，详见下文）散真气。诸汤所用药物皆为温热之性，积热渐久，引发郁火内生。甘草味甘，甘味可导致中焦胀满，甘又入脾，过甘而使脾本经自病，传化失职，清浊不分，阴阳升降失常，终至“阳亢于上，阴微于下”，阴不能平，阳不能秘，“将求无病，适足生病，将求取乐，反成受苦”。

朱震亨又提到一种饮料，名为舍利别，是元代颇为盛行的一种夏季饮品，可以生津止渴。舍利别源自阿拉伯与波斯，自元代由西亚传入中国后很快风靡朝野，元代宫廷还特别设置了一种职务，称为舍里八赤，专门负责调制舍利别。舍利别又称“渴水”，又有摄里白、舍儿别、舍儿八、沙刺必等别名，舍利别是波斯语 Sherbet 的音译，义译可称为果子露、果汁、果酒，具有祛暑止渴、清心补益等作用，尤其适宜夏季消暑之用⑦。元代《居家必用事类全集》记载

①朱震亨：《朱丹溪医学全书・丹溪心法》，田思胜主编，中国中医药出版社，2006，第148页。
②朱震亨：《朱丹溪医学全书・丹溪心法》，田思胜主编，中国中医药出版社，2006，第185页。
③朱震亨：《朱丹溪医学全书・局方发挥》，田思胜主编，中国中医药出版社，2006，第44页。
④朱彧、陆游：《萍洲可谈　老学庵笔记》，李伟国、高克勤校点，上海古籍出版社，2012，第10页。
⑤太平惠民和剂局：《太平惠民和剂局方》，刘景源整理，人民卫生出版社，2007，第293~297页。
⑥刘海永：《北宋先茶后汤的待客食俗》，《汴梁晚报》，2016年11月26日，第一版。
⑦侯如艳：《风行元代的清凉饮品——舍利别》，《中医药文化》，2016，第1期，第58~60页。

有八种渴水——御方渴水、林檎渴水、杨梅渴水、木瓜渴水、五味渴水、蒲萄渴水、香糖渴水、造清凉饮。如杨梅渴水的制法："杨梅不计多少，探搦取自然汁，滤至十分净。入砂石器内慢火熬浓，至入水不散为度，若熬不到则生白醭。贮以净器。用时，每一斤梅汁入熟蜜三斤、脑麝少许。冷热任用。如无蜜，球糖四斤入水熬过亦可"[①]。蒲萄渴水，以生蒲萄（即葡萄）擂碎取汁，熬稠浓，临用时入熟蜜及檀香末、脑、麝少许。脑即龙脑，又称冰片，是香药的一种，明代医家缪希雍称其香为百药之冠，气味清凉，可通窍散火，祛翳明目，消肿止痛，主要用于治疗中风、惊痫、疮痈等病。麝即麝香，有开窍辟秽、通络散瘀的功效，与龙脑相似。二药在宋元时期饮品中极为常用，《居家必用事类全集・诸品茶》中即载有脑麝香茶，将冰片、麝香用纸包裹放在茶盒之中，茶叶便自然带有香气："脑子随多少，用薄藤纸裹，置茶合上，密盖定，点供自然带脑香，其脑又可移别用。取麝香壳安罐底，自然香透尤妙"[②]。《局方发挥》提到几种舍利别，朱震亨说南人称之为煎，有金樱煎、杏煎、杨梅煎、蒲桃煎、樱桃煎、桑椹煎，诸煎主要载于元代方书《医方大成》，皆称可美容养颜，如金樱煎，金樱子取汁，慢火熬成膏，再入檀香诸香在内，瓦罐收贮，其功效活血驻颜。金樱子是收涩药，其药效可固精缩尿、涩肠止泻，用于遗尿泻痢等症，因此朱震亨说金樱煎缩小便，即可以使小便短少 。金樱煎应在北宋时期即已流行，《苏沈良方》也曾论及，谓金樱子"止遗泄，取其温且涩也。世之用金罂［金罂即金樱］者，待其红熟时，取汁熬膏用之，大误也"[③]。杏煎、杨梅煎、蒲桃煎、樱桃煎发胃火，积久而成湿热。舍利别之气味较前诸汤"香辛甘酸，殆有甚焉"，其祸"有不可胜言者"，惟桑椹煎无毒而可用。这些渴水、煎剂的制法类似于今之果酱，果汁经过熬制浓缩，其中加入大量蜜、糖，含糖量极高，再配以冰片、麝香等香药，味虽甘美，性非中和，久服耗气伤津，积湿生热，其害非轻。《苏沈良方》载有一消渴医案，眉山杨颖臣得消渴[④]，"日饮水数斗，食倍常而数溺"，以为必死，蜀中良医张姓者为其治，谓其"果实酒过度，虚热在脾"，其病源于酒果之毒。风行宋元的这一待客之道实为流弊无穷，长期饮用此类汤品必然形成阴虚内热的体质，从而引发各种疾病，因此不难理解朱震亨为何如此强调阳有余阴不足。

受道教影响，服用金石的风气由来已久，及至宋代，金石丹药的使用仍极为普遍，如《苏沈良方》说金石之精是"英精之气味"，可随真气洞达肌骨，犹如天地之气贯穿金石土木，曾无留碍。《苏沈良方》收录一方王倪丹砂，此方"无所不主，尤补生，益精血"[⑤]，久服不死。王倪是晋丞相王遵十二代孙，方后说其久服此方，后仙去。《太平惠民和剂局方》收载含有金石的丹药方剂近50首，如养气丹，治诸虚百损，用药26味，其中金石药有禹余粮石、紫石英、赤石脂、代赭石、磁石、朱砂、阳起石、钟乳粉8种，禹余粮石、紫石英、赤石脂、磁石各半斤，代赭石1斤，朱砂、阳起石、钟乳粉各1两，计51两（宋代药量1斤为16两，半斤为8两），余药计19两半，金石药用量近余药的3倍。震灵丹，此方出自《道藏》，为紫府元君南岳魏夫人方，有夺造化冲和之功，可治男子真元衰惫，五劳七伤，并妇人无子，用药8味，金石药有禹

①《居家必用事类全集》，邱庞同注释，中国商业出版社，1986，第20页。
②《居家必用事类全集》，邱庞同注释，中国商业出版社，1986，第5页。
③沈括、苏轼：《苏沈良方》，杨俊杰、王振国点校，上海科学技术出版社，2003，第126~127页。
④沈括、苏轼：《苏沈良方》，杨俊杰、王振国点校，上海科学技术出版社，2003，第36~37页。
⑤沈括、苏轼：《苏沈良方》，杨俊杰、王振国点校，上海科学技术出版社，2003，第1页。

余粮石、紫石英、赤石脂、代赭石、朱砂5种，方后注云："久服轻身，渐入仙道"[1]。又有来复丹，为铁瓮城八角杜先生方，可"均调阴阳，夺天地冲和之气，乃水火既济之方"[2]；宝林真人谷伯阳养正丹，"常服济心火，强肾水，进饮食"[3]；丹阳慈济大师受神仙桑君方黑锡丹，服之可"使五脏安宁，六腑调畅，百病不侵"[4]，甚至于返老还童。诸多金石之药，不一一复述。金石丹药服用近期疗效极为显著，朱震亨亦说"服之者随手得效"，世间也常用于壮阳，养气丹的主治即有一项为"男子阳事痿怯"。《古今医统大全》记载金石丹药用于壮阳之害："阴痿不能快欲，强服丹石以助阳，肾水枯竭，心火如焚，五脏干燥，消渴至近。"[5]金元医家都极为重视消渴一病，刘完素还专门著有《三消论》阐述消渴的机理与证治，皆与这一用药风气，加以上述汤品流行，导致消渴多发有关。

时人以黑锡丹、养正丹、养气丹等丹药降气，用于治疗"冷气从下而上"之症。金石有重镇安神之效，可用以安神降气，但过用、滥用则为害。朱震亨说丹性热燥，可除湿祛痰，获一时清快，然而丹药助火，气之升多出于人欲，五性厥阳之火起而煽动相火，此气之升实为相火妄动所致，丹药助妄动之相火，越发使阴血耗伤，相火妄动越甚，气升则越甚，"被此祸者，滔滔皆是"。须以辛凉、辛温之剂制约龙雷之火，再予咸寒、甘温、苦甘、甘淡之品补养阴血，使飞越之相火归于本位，气降血升，"阳自相附，阴阳比和"。朱震亨对滥用《太平惠民和剂局方》香燥之品、金石丹药深恶痛绝，《本草衍义补遗·石钟乳》云："斯民何辜，受此气悍之祸而莫知能救，哀哉！"[6]其友人亦曾因久服玄明粉驻颜益寿，不信劝阻而亡。尤其师白云山人许文懿，因患心痛，数十年服用此类药物，"用药燥热香辛，茄丁（丁香）、附（附子）、桂（肉桂、桂枝）、姜（干姜、生姜）辈，治数十年而足挛痛甚"，又用灵砂、黑锡丹、岁丹之类，"杂治数年而痛甚"，几乎成为废人，后经朱震亨以倒仓法治愈，"节节如应，因得为全人"[7]。

---

①太平惠民和剂局：《太平惠民和剂局方》，刘景源整理，人民卫生出版社，2007，第151页。
②太平惠民和剂局：《太平惠民和剂局方》，刘景源整理，人民卫生出版社，2007，第151页。
③太平惠民和剂局：《太平惠民和剂局方》，刘景源整理，人民卫生出版社，2007，第152页。
④太平惠民和剂局：《太平惠民和剂局方》，刘景源整理，人民卫生出版社，2007，第153页。
⑤徐春甫：《古今医统大全》下册，崔仲平，王耀廷主校，人民卫生出版社，1991，第1397页。
⑥朱震亨：《朱丹溪医学全书·本草衍义补遗》，田思胜主编，中国中医药出版社，2006，第53页。
⑦朱震亨：《朱丹溪医学全书·格致余论》，田思胜主编，中国中医药出版社，2006，第24页。

下编　明清医学哲学

明清时期是我国古代社会比较稳定的时期，既有明代中前期经济文化的高度发展，亦有明末清初朝代更替引起的经济文化的衰退。明代理学的兴盛仍然为医学哲学的发展提供了良好的文化基础，明清医学承袭宋金元余绪，医学家辈出，医学书籍的写作、流传呈现出历史上少见的盛况，其中不乏影响至今的鸿篇巨著，如李时珍《本草纲目》、张介宾《景岳全书》等。诸家皆以理学阐发医理，医学哲学在宋金元基础上又有深入发展，医学家们不遗余力，代代相续，终于完成了医学哲学体系的总体建构，并将这一体系与临证实践充分融合。这一时期医学哲学特点可以概括为以下几点：

其一，完成了基于气本论、心本论的医学哲学本体论体系建构。

明清医学哲学的发展基于宋金元医学哲学气本论与心本论，其学术集中反映在以太极为哲学基础的命门太极学说的建立。命门太极学说的体系构架由孙一奎、赵献可、张介宾合力完成，三家均以朱熹“理一分殊”思想为哲学指归，物物一太极，人人一太极，谋求太极与人体的对应，即心为太极、命门为太极。其建构依据人体结构和功能，以道教命门、真气理论为构架，填充了理学太极本体论的哲学内核，将理学太极图、阳明心学、全真道内丹学思想，以及佛教“一心生万法”“真如心”“如来藏”等学说熔于一炉，形成了以太极为中心，集理气、阴阳、水火、动静、体用、心肾、精神、道器、先后天等哲学范畴为一体的，综合了气本论与心本论的医学哲学体系，即“心-命门太极本体论”。

明代三教合一以“在心性之学上达到高度统一”为最高特征，是三教融合的哲学基石。医学本体论的建构将医学哲学提升到心本体的高度，一方面以儒学为本，统一于心性之学；另一方面也以医为本，将解剖学的“心”同化为哲学之心，是医学融摄三教的最高成就，也是与三教哲学的终极融合。医学因而出现了自己的本体论，形成了有别于儒、道、佛三教的具有自身特征的完整的生命哲学，彰显了医学对生命本原和维护生命之道的自觉追求，是对历代发展的总结与超越，促进了医学理论体系的成熟与完善。

其二，医学“去实体化”路向的发展与完善。

命门太极学说以真水、真火替代二肾的作用，并将二火从肾脏中移除，统归于命门。赵献可又将“心”概念的范畴扩展为心与命门的集合，心与命门（命门为小心）一心二相，合而为一大心。这些改动将心肾关系从心脏与肾脏的有形实体中置换于命门无形水火之下，使医学从有形有象的形而下到无形无象的形而上“去实体化”路向的发展逐步深入。清代医学家郑寿全又在气一元论的基础上提出万病一气说，将疾病总病机归根于真气的盛衰。邪气所伤，伤在先天真气而非后天形体，伤在道而非器，论治则从道而非从器，将辨证论治也去实体化，纳入医学哲学理论体系的范畴，使医学哲学化路向的归属更为彻底。

其三，五脏五行生克制化关系的重构。

命门为“先天之太极”，医学上即形成了先天与后天两个范畴。命门藏精化气，兼具水火，人身五行中的水火即出现了二水与二火，火有君火、相火之分，水也有肾水、真水之别，五行范畴随即扩展为先天水火与后天五行的集合。先天主宰后天，先天水火即代替了作为后天的心火、肾水，进入五行生克制化的关系网络，使五脏原有的五行关系发生了重大变化，出现了水养火、水生金、水补土、木培土、真火生脾土、乾金生真水等新的五行关系，医学因而形成了两套五行关系体系，这些变化也进一步影响了相关疾病的辨证论治，在重大疾病、危重病证的论治上皆从先天入手，为虚证、重大疾病的辨治带来了新途径、新方法。

其四，人体生命道器论的形成。

张载的气本论主张气即是道，气以无形生有形，是道器之间转化的中间状态，是形上与形下的统一、道与器的统一。张介宾在这一哲学思想基础上，根据人体生命特点，提出了以形体为器，以气为道的人体生命道器论。先天之气充盈并支配后天形体，精、气、神三位一体，在气化运行中道器相合，体用一源，显微无间，人是道器合一的完美体现。

其五，宇宙生成论与本体论的融汇。

医学哲学本体论的建立，使医学出现了宇宙生成论和本体论两套哲学体系，直至明末清初，两套体系仍未能很好地融合，故而造成医学哲学理论的割裂现象。郑寿全在阴阳五行的关系上，提出五行之气在阴阳二气之中，二气在五气之内，二气浑为一气（一气指先天太极元气），五气总归为一气，对两套体系进行弥合，将宇宙生成论融汇于本体论之中，实现了中国医学从理论到实践在哲学上的最终完美统一。

第六节　李汤卿　李梴

李汤卿，元明之际医学家，著有《心印绀珠经》。李汤卿生平无可考，有关记述仅见于《心印绀珠经》儒医朱撝（字好谦）的序文①。据朱序云，其祖为儒医，曾与李汤卿一同就学于东平王太医，王太医之传承可以追溯到河间刘完素，刘完素传于刘荣甫，再传于刘吉甫，王太医为刘吉甫门人。朱父继承祖业，又受业于李汤卿，得李“传心之书”九篇，即此《心印绀珠经》。该书是综合性医书，二卷九篇，依次为原道统、推运气、明形气、评脉法、察病机、理伤寒、演治法、辨药性、十八剂。以河间主张的运气学说为核心，融会诸家思想，论述提纲挈领，简明扼要，嘉靖嘉兴府知府赵瀛重刊序评说其“微而臧，约而达”②。“心印”，道家、佛教、儒家都有此用语，该书开卷即论道统，朱序又说“儒有道统，医有源流”，医儒并论，故可推论“心印”是理学用语，借以指对历代可称为道统的医家学说在心性上的领会。“绀珠”又名记事珠，出自五代王仁裕《开元天宝遗事》卷一，说宰相张燕公有绀珠，见之则能记事不忘：“开元中，张说为宰相，有人惠说一珠，绀色有光，名曰记事珠。或有阙忘之事，则以手持弄此珠，便觉心神开悟，事无巨细，涣然明晓，一无所忘。”③又宋人编有小说集《绀珠集》，收录百家小记，《心印绀珠经》收录并整理了其所称为道统的自伏羲、神农、黄帝以下扁鹊、张仲景，以及金元刘完素、李杲、张从正等医家的理论与经验，以期彰明医道，使记事而不忘。

一、演绎医之道统，一源三歧

道统是儒家传道的脉络系统、传授谱系，最早滥觞于孟子，认为孔子的学说是上接尧、舜、汤、周文王，孟子自命是继承了孔子的正统④，至韩愈明确提出“儒家始终一以贯之的是有异于佛老的道”⑤。“斯吾所谓道也，非向所谓老与佛之道也”⑥（《原道》）。这个儒者之

---

①王立子：《心印绀珠经述评》，《医古文知识》，2000，第3期，第26~27页。

②李汤卿：《心印绀珠经》，明嘉靖赵瀛刊本影印本，中医古籍出版社，1985，第2页。

③王仁裕：《开元天宝遗事》，丁如明等校点，上海古籍出版社，2012，第9页。

④刘培：《理学对人生的塑造与规范——以朱熹辞赋为中心》，《南京师大学报》社会科学版，2018，第4期，第101页。

⑤彭永捷：《论儒家道统及宋代理学的道统之争》，《文史哲》，2001，第2期，第36页。

⑥韩愈：《韩昌黎文集校注》，马其昶校注，马茂元整理，上海古籍出版社，2014，第20页。

道，即指作为儒家思想核心的“仁义道德”：“博爱之谓仁，行而宜之之谓义，由是而之焉之谓道，足乎己无待于外之谓德。仁与义，为定名；道与德，为虚位”①（《原道》）。韩愈说此道孟子之后不传，他又接续其传承。至朱熹，提出了“道统”一词，“《中庸》何为而作也？子思子忧道学之失其传而作也。盖自上古圣神继天立极，而道统之传有自来矣”②（《四书集注·中庸章句序》）。认为儒家的道统是以周敦颐、二程上承孟子的，而自己又继周、程为正统。宋儒以后皆以朱子为正统，如《心印绀珠经》朱撝序说：

儒有道统，医有源流。周孔之道，惟颜、曾、思、孟四传焉。孟子殁后，其传泯矣。轩岐之法，惟长沙太守一人焉。仲景殁后，其法讹矣。寥寥千载之下，能续儒之道统者，程朱二先生而已；能继医之源流者，刘张二先生而已。程朱既出，则周孔之道焕然而复明；刘张既出，则轩岐之法截然而归正。程朱既可与孟子为派，刘张亦可与仲景为俦。呜呼！学儒而不遵程朱，异端之学也；术医而不宗刘张，非正之术也③。

朱撝序以儒喻医，较为简洁地概括了李汤卿的医学道统传承谱系。周公、孔子之道，由颜回、曾子、子思、孟子四人传承，而孟子之后传承泯灭，至程子、朱子始接续之，使道统恢复昌明。医学道统自黄帝、岐伯《内经》始，能继承轩岐之法的，只有长沙太守张仲景一人而已。仲景殁后，医之道法渐至讹误错乱，千载之下，能续儒之道统者寥寥，能继医之源流者亦寥寥，只有刘完素、张从正二先生而已。刘张二人接续了张仲景的道统，使《内经》之法理重新归于正统。不遵程朱之儒是异端之学，不宗刘张之医则为非正之术。将刘张之学与程朱相类比，将二家推到一个极高的地位。关于医学道统的“道”是什么，朱撝说“道”即是“理”：

范文正公有曰：达则頠为良相，穷则頠为良医。良相，深乎道者也；良医，明乎理者也。相以道统国政，所以能成天下致治之化也；医以理察民疾，所以能成天下延龄之生也。道者何？吾儒修己治人之道也。理者何？吾儒观天察地之理也。相深乎道，则能渐仁摩义，移风易俗，使天下万民安；医明乎理，则能释缚脱艰，全真导气，使天下万民寿。为相不知道，则政化不修，纪纲不正，岂能为民之父母哉？为医不知理，则标本不明，阴阳不审，岂能为人之司命哉？④

范仲淹愿为良医的事迹见于宋人吴曾的《能改斋漫录》卷十三《文正公愿为良医》：“范文正公微时，尝诣灵祠求祷，曰：他时得位相乎？不许。复祷之曰：不然，愿为良医。亦不许。既而叹曰：夫不能利泽生民，非大丈夫平生之志……夫能行救人利物之心者，莫如良医。果能为良医也，上以疗君亲之疾，下以救贫民之厄，中以保身长年。在下而能及小大生民者，舍夫良医，则未之有也。”⑤反映了儒者“达则兼济天下，穷则独善其身”和“齐家治国平天下”的思想。良相要深谙于道，以道统治理国政，教化天下，良医要究明乎理，以理诊疾续命。何谓医之理，医之理即天地之理，是儒者观察天地之理，所得人身之理。医者只有明理，审阴阳，明标本，才能释缚脱艰，全真导气，以寿天下万民。“释缚脱艰，全真导气”，出自王冰《重广补注黄帝内经素问序》，此序开篇即云：“夫释缚脱艰，全真导气，拯黎元于仁寿，

---

①韩愈：《韩昌黎文集校注》，马其昶校注，马茂元整理，上海古籍出版社，2014，第15页。
②朱熹：《四书章句集注》，中华书局，1983，第14页。
③李汤卿：《心印绀珠经》，于恒、苏妆校注，中国中医药出版社，2015，序第1~2页。
④李汤卿：《心印绀珠经》，于恒、苏妆校注，中国中医药出版社，2015，序第1页。
⑤吴曾：《能改斋漫录》，商务印书馆，1941，第332页。

济羸劣以获安者，非三圣道，则不能致之矣”[①]。三圣指伏羲、神农、黄帝。《素问》第一篇《上古天真论》云有得道者，谓之真人、至人、圣人、贤人，“释缚脱艰，全真导气”，似应指修真者通过全真导气之法脱离肉体凡胎的束缚而成就仙道，而朱撝引此文应指为医者洞察天地之理，进而明了医之理，豁然贯通所达到的境界。医之理载于《素问》，医之《素问》犹儒之《易经》，“医而不读《素问》，犹儒而不知《易经》”。《心印绀珠经·原道统》云：

医之太原，《素问》一书而已。二十四卷，八十一篇，其间推原运气之加临，阐明经络之标本，论病必归其要，处治各得其宜，井然而有条，粲然而不紊，若《天元纪大论》《六元正纪大论》《五常政大论》《气交变大论》《至真要大论》数篇，乃至精至微之妙道，诚万世释缚脱艰，全真导气，拯黎元于仁寿，济羸劣以获安者之大典也[②]。

李汤卿以《素问》为医学源头，又以运气为《素问》核心，充分体现了河间学派的传承。《心印绀珠经》第一篇《原道统》，第二篇就是《推运气》，《天元纪大论》等也是运气七篇大论中的五篇。李汤卿说七篇大论所论医理至精至微，是妙道，是大典，后世能够继承《素问》的，隋唐以前有扁鹊《难经》、皇甫谧《针灸甲乙经》、杨上善《太素》、全元起《注黄帝素问》（已佚）、王冰次注。但是诸家并未能通盘继承，李汤卿认为扁鹊演述《难经》，仅“得其一二”，其后诸家又次之，因诸家所奉源头极为正统，“所谓源洁则流清，表端则形正”，故可称历代之明医。此处医称为“明”，意为明道、明理。《素问》阐述医学原理，其中关于临证应用的内容很少，诸家演绎注释本于《素问》原文，也较少涉及应用，故李汤卿称为“明医”。

而在应用一道，则首推张仲景，李汤卿说仲景“揣本求源，探微赜隐”，所制伤寒诸方如桂枝汤、麻黄汤、大小青龙汤等，是千载不传之秘。仲景《伤寒杂病论》序说其“勤求古训，博采众方”，撰用《素问》《九卷》《八十一难》等书，所求应为《素问》诸书之古训，即本与源，所制诸方反映了探赜之微与隐，故仲景亦源洁流清，表端形正，不仅可位列明医，并因伤寒诸方之功绩，继轩岐之后，超越以上诸家，可比孟子，称为亚圣：“乃大贤亚圣之资，有继往圣开来学之功。”亚圣之说本于刘完素。朱子说汉唐以来道统不传，李汤卿秉承朱子，也认为汉唐以后能反映《素问》学理的少之又少，说其理深幽，无径可入，如巢元方《诸病源候论》、孙思邈《千金方》。《诸病源候论》50卷，隋代巢元方撰，对临床各科病证予以系统分类，全书67门，载列各种疾病证候1700余条，叙述了诸证候的有关病因病状，不记载治疗方药。《千金方》包括《备急千金要方》和《千金翼方》，二书载方合计6500余首。《诸病源候论》《千金方》皆为鸿篇巨著，但是卷帙过于浩繁，不便于学习应用，“辞益繁而理愈昧，方弥广而法失真”。李汤卿认为巢氏、孙氏皆未能继承发扬《素问》法理，不能列入道统。

至宋代，随着《伤寒论》的普及，研究者越来越多，如著名的宋以前伤寒八家，有王叔和、孙思邈、韩祗和、郭雍、许叔微、庞安时、成无已等。李汤卿尤提到朱奉议，即宋代朱肱，伤寒八家之一，字翼中，号无求子，吴兴（今浙江湖州）人，曾官拜奉议郎，人称朱奉议。朱肱潜心研修《伤寒论》，著有《南阳活人书》，又名《伤寒百问》《类证活人书》。该书在宋代颇为流行，甚至于“知有活人书，而不知有长沙之书”。但李汤卿认为朱肱有曲解仲景之意，差之毫厘，谬以千里，“活人也固多，其死人也不寡矣”，故以上伤寒诸家也不能列入道

---

①《重广补注黄帝内经素问》，王冰注，中医古籍出版社，2015，序第1页。

②李汤卿：《心印绀珠经》，于恒，苏妆校注，中国中医药出版社，2015，第2页。

统。宋金元时期可以继承道统的，李汤卿仅提出三人，即刘完素、张从正和李杲。

大哉，守真之刘子乎！《要旨论》《原病式》二书既作，则《内经》之理昭如日月之明；《直格书》《宣明论》二书既作，则长沙之法约如枢机之要。如改桂枝麻黄各半汤为双解散，变十枣汤为三花神佑丸，其有功于圣门也不浅矣。同时有张子和者出，明《内经》之大道，续河间之正源，与麻知几讲学而作《儒门事亲》之书，乃曰吐中有汗，泻中有补，圣人止有三法，无第四者，乃不易之确论，至精之格言，于是有刘、张之派矣。若东垣老人，亦明《素问》之理，亦宗仲景之法，作《济生拔萃》十书以传于世，是以有王道、霸道譬焉。明脉取权衡规矩，用药体升降浮沉，知此则可入医道矣①。

刘完素《运气要旨论》和《素问玄机原病式》两书主要讨论运气的系统理论及与疾病的关系，刘氏以运气作为天人相参的中介，并以之辨证，制定论治法则，以运气为医之道、法，较少涉及临证治疗的具体方法，故李汤卿认为两书昭示了《内经》学理。《直格书》全称《习医要用直格书》，全书三卷，上卷以运气论脏腑脉候，中卷论伤寒原理，下卷载论治诸方。李汤卿说“改桂枝麻黄各半汤为双解散”，考《习医要用直格书》中未见记载双解散，有关内容主要见于刘完素《伤寒标本心法类萃》，此讲伤寒治法用方，两书合订本名为《伤寒直格》。《直格》（指《伤寒标本心法类萃》）与《黄帝素问宣明论方》属于方书，其中记载的主要是临证用方，包括《伤寒论》《太平惠民和剂局方》等方，以及刘完素自制的很多方剂，如著名的防风通圣散、益元散、双解散等。桂枝麻黄各半汤为《伤寒论》方，主治伤寒太阳病，得之八九日，其人如疟状，发热恶寒，热多寒少。双解散是刘完素制方，为防风通圣散、益元散合方。双解指表里双解，既可以解表寒，又可以清里热，主治风寒暑湿、饥饱劳役、内外诸邪所伤。双解散应用范围极为广泛，在伤寒病的治疗上，刘完素说：“凡表证脉浮，身体肢节疼痛，恶风、恶寒者，可汗之，不可下也。伤寒无汗麻黄汤，伤风自汗桂枝汤。一法不问风寒，通用双解散或天水散最妙”②。《伤寒论》中太阳病伤寒无汗用麻黄汤，伤风有汗用桂枝汤，刘完素用双解散一方通治伤寒伤风无汗、有汗，相当于桂枝麻黄各半汤的作用，故李汤卿说刘完素改桂枝麻黄各半汤为双解散。十枣汤也是《伤寒论》方，主要作用是攻逐水饮，今常用于治疗肝硬化腹水、肺炎、胸腔积液、心包积液等病，药用甘遂、大戟、芫花，三药药力峻猛，体弱之人慎用。刘完素在十枣汤中加入牵牛、大黄、轻粉三味药，名为三花神佑丸。三药皆为攻下之品，全方药效较十枣汤更强，但刘完素改汤为丸，丸者缓也，药力反而减缓，虚人、老人也可以服用。清代医家张璐评论说此方“较十枣倍峻，然作丸缓进，则威而不猛，其法最良”③（《张氏医通》卷十六）。刘完素对《伤寒论》既做了理论上的发挥，使其医理更加明晰，又在临证上创制新方，拓展了伤寒治法，可谓仲景之功臣。其对《内经》《伤寒论》两书的研究功绩皆至为突出，故李汤卿说其“有功于圣门”，是为道统传承的正脉。

尽管李汤卿将仲景作为道统传人，但《伤寒论》一书论述医理的内容其实很少，较为系统的篇章只有《伤寒例》《辨脉法》《平脉法》，而三篇基本是王叔和所作。如宋代郭雍《伤寒补亡论》卷二，论辨脉、平脉二法，说：“世以仲景之法，止此二篇，垂百世之师范，虽王叔

---

①李汤卿：《心印绀珠经》，于恒、苏妆校注，中国中医药出版社，2015，第3页。

②刘完素：《刘完素医学全书·伤寒标本心法类萃》，宋乃光主编，中国中医药出版社，2015，第176页。

③张璐：《张氏医通》，李静芳，建一校注，中国中医药出版社，1995，第452页。

和撰次，一字不敢妄易”[①]。宋徽宗也称仲景医学为“术”，而不是“道”。后世经方家发挥仲景医理，依据的都是《黄帝内经》，如成无己《注解伤寒论》等。刘完素用运气理论阐发伤寒医理，是较早的成体系的理论发挥，李汤卿要把刘完素作为道统正脉的传人，就不得不承认仲景在道统中的地位，其中的关系实际有些微妙。

能够接续河间之正源的，是攻邪学派的张从正（字子和），张从正学宗河间，赏用运气，论病攻邪，善用汗、吐、下三法，是霸道的代表。李汤卿认为三法是圣人之法，也属于《内经》大道。可以列入道统的第三人即李杲（号东垣），王道的代表。李杲之所宗，亦为《素问》之理、仲景之法（李杲著有《伤寒会要》，今佚）。明脉法，知取脉的权衡规矩，懂药性，晓用药的升降浮沉，这些都是医道的主要内容。李汤卿作“道本一源医归一理图”（图2-1），表示道统传承谱系[②]：

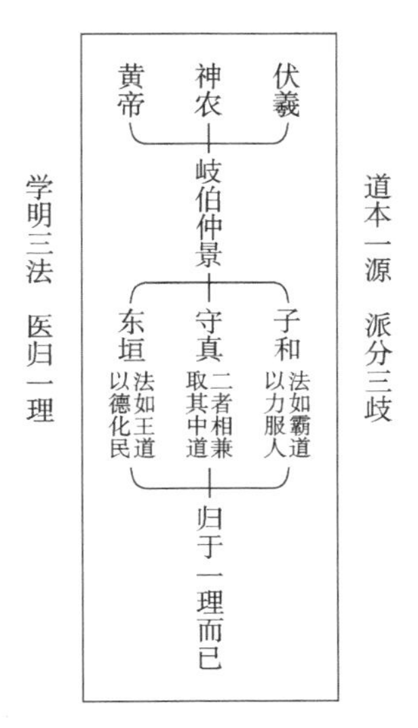

图2-1 道本一源医归一理图

伏羲、神农、黄帝为源，伏羲传有《天元玉册》（《天元玉册》有关内容见刘完素一节），神农传有《神农本草经》，黄帝传有《黄帝内经》（包括《素问》《灵枢》）。岐伯、张仲景接续道统，向下派分三歧，即刘完素、张从正、李杲。张从正汗、吐、下三法主张祛邪，以力服人，其法如霸道。李杲《脾胃论》主张扶正，以德化民，其法如王道。而刘完素则兼顾王霸二道，李汤卿谓之为“取其中道”。《天元玉册》讲运气，后归于《素问》，《神农本草经》讲药性，也由运气统领。可见“道本一源”，“上古圣神继天立极”，这个源即三皇（有关三皇的内容见刘完素医教三坟一节），道即以运气天人相参为核心理论体系的，包括形气（脏腑经络）、脉法、病机、治法、药性（《心印绀珠经》的主要纲目）在内的以《素问》七篇大论为代表的医学原理；“学明三法”，三法即王道、霸道与中道；“一理”，自然就是运气了。

二、道统说的内涵与道术合流

有学者认为，儒家道统说在哲学内涵上可以归结为三个方面，即认同意识、正统意识和弘道意识[③]。

认同意识是儒者对儒家思想的认同，在医，是儒医对医学思想的认同。医学的发展历程之中，一直包含了道与术两个方面，能够反映思想的是道而非术。儒家道统源于古圣先贤的思想，医学早期经典存世的仅有《黄帝内经》与《神农本草经》。《神农本草经》讲药物，理论内容极少，《黄帝内经》的《灵枢》部分以经络为主，也较少反映医学思想，全面系统又较为纯粹的理论性著作唯有《素问》，虽然李汤卿以三皇为源，实质所宗的也是《素问》，奉《素问》为医道之源，在这一点上后世也并无争议。儒者即物穷理，《素问》为道，道之理即《素问》之理。《素问》通篇皆是理，而大多数篇章的理论都很分散，难以形成完整体系，其中运

①郭雍：《仲景伤寒补亡论》，上海科学技术出版社，1959，第8页。
②李汤卿：《心印绀珠经》，明嘉靖赵瀛刊本影印本，中医古籍出版社，1985，第23页。
③彭永捷：《论儒家道统及宋代理学的道统之争》，《文史哲》，2001，第2期，第36~42页。

气七篇大论以其系统性、完整性和应用性在全书中便突显出来，尤其经过王冰、刘温舒、刘完素、张元素等医家的整理、归纳和演绎，至金元时期，运气学说已经形成了一个与临证结合紧密的较为完善的应用性理论体系，运气学说可以说是医学道与术合流的关键介质，其中所蕴含的思想、蕴含的理，能够负担起支撑《素问》医道的重任，故而这一学说获得了儒医的认同，而被李汤卿奉为“医归一理”。其后明清时期以至于民国，医学家几乎无人不讲运气，无人不用运气，运气学说也因此而得到空前发展，理论体系也随之越发繁复，是宋以后医学体系的基础理论、核心理论，其独特的理论内涵与临床价值极大地促进了医学发展，也表明运气学说作为《素问》医道的“理”，实至而名归。

关于王道与霸道，二道皆是儒者之道。孔子即王霸并举，董仲舒《春秋繁露·俞序第十七》说：“霸王之道，皆本于仁”[①]。至朱熹称颂王道，贬斥霸道，而陈亮与朱熹的王霸之辩，认为王霸须并用，没有霸道就没有王道，王道正是通过霸道来实现的[②]。李汤卿对王道与霸道的态度明显是取于陈亮，故而在道统的传承上亦王霸并举，以李杲为王道的代表，张从正为霸道的代表，一主扶正，以德服人；一主祛邪，以力服人；刘完素则取于中，是王霸合和之中道，使刘完素的地位高于李杲、张从正。二人各有一偏，刘完素则“源洁流清，表端形正”，兼二家之长而无其短，是道统正传的中坚。

儒家正统意识是在多个学派或学术分支并立的情况下，儒者把自己或自己一派视为正统，而把异己视为非正统，正统之争实质是学术之争。医学学派划分由来已久，《汉书·艺文志·方技略》把方技分为四类——医经、经方、房中、神仙，其中医经与经方就是医学的两个体系，或称派系，后世称为医经家、经方家，又称医经学派、经方学派。医经家《汉书·艺文志》记载有七部著作，即医经七家，分别是《黄帝内经》《黄帝外经》《扁鹊内经》《扁鹊外经》《白氏内经》《白氏外经》《白氏旁篇》，除《黄帝内经》以外，其他六部皆已亡佚。经方家记载有著作十一部，称经方十一家，皆亡佚，今经方主要指《伤寒杂病论》（包括《伤寒论》与《金匮要略》）方，广义经方则包括了宋以前的方书。按宋徽宗对两部书性质的判定，《黄帝内经》代表医经家，所传为道，《伤寒杂病论》代表经方家，所用为术，故《黄帝内经》是医经学派的代表作，《伤寒杂病论》则可以视为经方学派的代表作（见谢观《中国医学源流论》）。而《伤寒杂病论》因其所载方剂的实用性、主治病证的广泛性，在医学上的地位不容忽视，故自宋以后，医家纷纷以《黄帝内经》注释该书（主要是注释《伤寒论》），试图从其“术”中探求其所蕴含的“道”，使道术合流。这类研究历久不衰，以至于形成了伤寒学派千位学者、千种著作的洋洋大观，该书的医学地位也逐渐与《黄帝内经》并行，张仲景的医学地位也从亚圣逐步上升到医圣。至今这种探求仍未结束，即是说《伤寒论》终极的“道”尚属于未知，可谓医学界的一部奇书。

关于道术合流，李汤卿道统谱系涵盖了两个方向，第一，《黄帝内经》与临证医学的合流。《伤寒杂病论》虽然是东汉时期的著作，其方也一直在民间流行，但该书的刊印面世是北宋时期开始的，经过短暂的流行期，在金元时期就已经兴起了与经方模式不同，根据《内经》（主要是《素问》）运气学说论病机，根据病机辨证论治的全新临证模式，这些医家不再依赖于伤

---

①苏舆：《春秋繁露义证》，钟哲点校，中华书局，1992，第161页。

②侯外庐、邱汉生、张岂之：《宋明理学史》上卷，人民出版社，1984，第434~435页。

寒方，而是纷纷创立新的学说，创制新的方剂，传世名方迭出，引发了金元医学的中兴。在金元医学基础上，明清时期大多承其余绪，如明代张介宾著有《新方八阵》，制方180余首，数量蔚为可观。这个合流的形式可以称为以道御术。第二，《黄帝内经》与《伤寒论》的合流。《伤寒论》以条文的形式著成，其辨证方法称为方证对应，也称方证相应，用方主要按照条文将病证和条文一一对应，对应上就可以用方，“有是证便用是方”，更多体现的是经验，也可以称之为经验医学。至宋金元，儒者入医日渐增多，不再满足于条文的经验，而更加重视如何用理解析条文，使条文理论化，从而使条文的应用更为准确，更有层次。这种解析，能够选择的成型理论只有《黄帝内经》，故而宋代开始了运用《内经》对《伤寒论》大规模的注释发挥，之后历代名家亦无人不研究《内经》，无人不研究《伤寒论》，使该书逐渐摆脱术的范畴，亦渐近于道，这个合流的形式可以称为以道明术。然而，近千年的研究发挥，仍未能窥见其真理，清代以来，又有学者呼吁回归方证的经方辨证方法，似乎《内经》之道与《伤寒论》之术的切合度并不是如最初儒者想象的那样理想和完美，未来此书的研究之路还依然很漫长。

李汤卿道统谱系之中前代方书、本草著作之类以术为主的医者皆未列入，对当时儒医重道轻术的态度可见一斑。牟宗三先生说，宋明儒学对孔子传承有一确定之认识，并“确定出传承之正宗，为定出儒家之本质”[①]，李汤卿道统传承，同样是“确定出传承之正宗，为定出医家之本质”。这一道统说基本为后世儒医所接受，如李梴《医学入门》就把《心印绀珠经·原道统》全篇收录，并在篇末补入了朱震亨，谓其伤寒、内伤、杂病无不精研，并引宋濂语称其“集医家之大成”，以及明代陶节庵（继承仲景）、薛己（补充李杲）、葛可久（学宗朱震亨）等医家，最后总结说：“后学知道统之自，则门径不差，而医道亦可近矣”[②]。李梴，字健斋，江西人，明代著名儒医。少习儒，为邑庠生，青年时期因病学医，常以儒理释医理，著有《医学入门》。李梴补充的道统谱系可表示如图2-2（图本无，作者依李汤卿图补），可见金元四家是明代较为公认的道统传人。李梴的道统谱系增补了朱震亨，朱震亨是医学与理学结合的典型代表，尤其是在生命本原问题上的探讨，使儒学学理从宇宙本原延伸到人体生命本原，也表明道统至元代，其中的“理”在运气学说天人相参基础上，开始关注基于生命本质的形而上与形而下的关系，使医学视角步入了一个更高层次。从朱震亨的相火论到孙一奎、赵献可、张介宾等的命门学说，在哲学宇宙生成上的依据皆为周子《太极图说》，可见宋明理学在哲学层面对医学学理的发展起到了不可替代的建构作用。

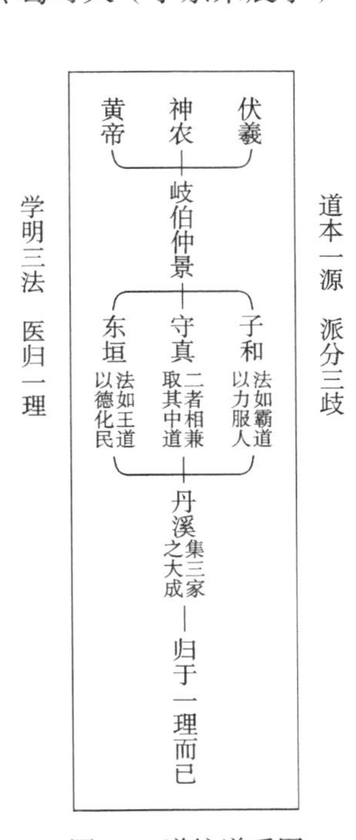

图2-2　道统谱系图

虽然如此，大约李梴觉得这个道统谱系还是太过于单薄，于是在书中专列一篇《历代医学姓氏》，分为上古圣贤、儒医、明医、世医、德医、仙禅道术六个大类，儒医指秦汉以后，有通经博史、修身慎行、闻人巨儒等兼通于医者；明医指对医理极其明白透彻者；世医指以医为业，世代相承者；德医指明医、世医中之有德者。上

①彭永捷：《论儒家道统及宋代理学的道统之争》，《文史哲》，2001，第2期，第36~42页。

②李梴：《医学入门》，金嫣莉等校注，中国中医药出版社，1995，第25页。

古圣贤除三皇以外，还列入僦贷季、岐伯、伯高、少俞、鬼臾区、俞跗、桐君、雷公、巫咸、伊尹，其余五类200人，王叔和、巢元方、朱肱等列入明医类，孙思邈列入儒医类。

弘道意识是指儒家学者强烈的担当意识，认为自己是道统的继承者，传续道统和弘扬道统是义不容辞的学术使命[1]。朱撝说："理之未明，由儒而后始明。术之未精，由儒而后始精。道之未行，由儒而后始行。"[2]著书立说的目的在于弘道，"犹为相以阐夫正大之道"，使治病有法，治世有方。李汤卿把《素问》和刘完素、张从正、李杲三家有关道的部分摘录出来，重列纲目，编制成书，后世儒医也纷纷著书立说，明清时期医学著作的数量呈暴发式增长，远超前代，既是弘扬道统，"为去圣继绝学"，也有儒者"当今之世，舍我其谁也"[3]（《孟子·公孙丑下》）的一份担当。

①彭永捷：《论儒家道统及宋代理学的道统之争》，《文史哲》，2001，第2期，第36~42页。
②李汤卿：《心印绀珠经》，于恒、苏妆校注，中国中医药出版社，2015，序第2页。
③焦循：《孟子正义》，沈文倬点校，中华书局，1987，第311页。

第七节　孙一奎

孙一奎（约1522~1619年），生活于明嘉靖、万历年间，字文垣，号东宿，别号生生子，安徽休宁人。明代著名医家，因学问深厚，医效显著，浔阳山人董份赠诗赞誉云："此日孙思邈，医功更有神"①（《赠太医东宿孙君二首》）。

孙一奎家世习儒，幼承家学，精研《易经》，稍长，往浙江括苍（今浙江丽水东南）一带经商，自谓遇异教仙家，授以禁方，验而多奇中，于是舍商贾而从医，又就学于丹溪一脉汪石山弟子黄古潭先生。孙一奎挟医术游历四方，遍访名贤，足迹遍布江南诸地，经过30年勤求博采，学验俱丰，屡起沉疴，决死生多效验，名噪当时。孙氏治学极博，学宗《内经》《难经》，其医学思想以《易经》太极为核心，融汇儒释道三教之理，其号生生子即源于《易经》。明代宿儒九龙山人陈履祥（字光庭）为《医旨绪余》作后序，说："生生之谓易，此为一言以蔽之者""医出于儒，而称生生子，则不问可知大意矣"②。

孙氏著作有《赤水玄珠》《医旨绪余》《孙氏医案》等。《赤水玄珠》书名为罗浮道人所提，取黄帝探"玄珠"于"赤水"之意。按《庄子·天地》载："黄帝游乎赤水之北，登乎昆仑之丘而南望，还归遗其玄珠。使知索之而不得，使离朱索之而不得，使喫诟索之而不得也。乃使象罔，象罔得之"③。玄珠在道教指道真，紫阳真人张伯端《悟真篇》论炼金液还丹，说："攒簇五行，和合四象，龙吟虎啸，夫唱妇随，玉鼎汤煎，金炉火炽，始得玄珠成象，太乙归真"④（《悟真篇》自序）。《赤水玄珠》卷首列有参考文献265种，《凡例》说："采用经史、国典、郡书、诸杂家言，统计二百六十五种，非徒骋博洽，资口吻也，以为不广搜远引，不足发明天人合一之旨，与圣贤立功立命之意"⑤。其中除历代医书182种外，经史群书计93种，儒家经典如《周易》《洪范》《周礼注疏》《孔子家语》《汉书》《白虎通》《朱子纲目》等，道家经典如《阴符经》《道德经》《南华经》《黄庭经》《清静经》《悟真篇》《吕纯阳集》《金丹大全》等，佛教经典如《心经》《金刚经》《圆觉经》《法宝坛经》等。三教经典以儒为首，道、释为

①孙一奎：《孙一奎医学全书·孙氏医案》，韩学杰、张印生主编，中国中医药出版社，2015，第719页。
②孙一奎：《医旨绪余》，王雅丽校注，中国医药科技出版社，2012，第103页。
③庄周：《庄子》，冀昀主编，线装书局，2007，第126页。
④张伯端：《悟真篇集释》，翁葆光注，中央编译出版社，2015，第10页。
⑤孙一奎：《孙一奎医学全书·赤水玄珠》，韩学杰、张印生主编，中国中医药出版社，2015，第15页。

羽翼，孙一奎说："儒之穷理尽性，以至于命，固当取以折衷。而老氏性命兼修，释氏明心见性，道理自可参观，故兼采二氏为翼"①。著书目的在于弘道，"人能弘道，非道弘人"。其命门太极本体论从哲学角度关注生命的本源问题，使医学形上学本体论研究达到一个极高层次，可谓"发前哲之金钥，正后学之南车"②（《孙文垣医案》潘士藻序）。

一、太极为本，理气合一

孙一奎在理气关系上执理气合一思想，人与天地并立而为三才，他说："人之与天地万物同者，同此理气也。"太极是理与气的统一：

生生子曰：天地间非气不运，非理不宰，理气相合而不相离者也。何也？阴阳，气也，一气屈伸而为阴阳。动静，理也。理者，太极也，本然之妙也。所以纪纲造化，根柢人物，流行古今，不言之蕴也。是故在造化则有消息盈虚，在人身则有虚实顺逆，有消息盈虚则有范围之道，有虚实顺逆则有调剂之宜……故深于《易》者必善于医，精于医者必由通于《易》，术业有专攻，而理无二致也③（《医旨绪余》卷上《不知易者不足以言太医论》）。

阴阳本一气，气之伸为动而为阳，气之屈为静而为阴，屈伸动静就是理，太极即气之屈伸动静之理的表达，即天地之本然。自然的变化有消息盈虚，皆符合"范围之道"，《周易·系辞上》云："范围天地之化而不过，曲成万物而不遗，通乎昼夜之道而知，故神无方而易无体"④。此理也即《易》之理，可范围天地，曲成万物，《中庸》称为"赞天地之化育"⑤。天地消息盈虚，曲成万物，是尽物之性，在人有虚实顺逆而致病，可以节宣调剂，"调燮札瘥疵疠而登太和"（《不知易者不足以言太医论》），尽人之性。札瘥，《左传·昭公十九年》云："郑国不天，寡君之二三臣札瘥夭昏，今又丧我先大夫偃。"⑥因疫病而死称为"札"，一般病死称为"瘥"。《黄帝内经》《难经》二经皆据此理而立，故医必通易，知医而不知易，拘泥方术之学，是一隅之见，通此易理，"即通之万世而无弊也"（《不知易者不足以言太医论》）。在理气的关系上，朱子说"理在气先"，"理气决是二物"。至吴澄理气论，从朱子的理本论转向气本论，提出"理在气中"，"无理外之气，亦无气外之理"，开启了明代理气一元论的先河。再至罗钦顺，不仅主张理在气中，还说"理气为一物"：

理果何物也哉？盖通天地，亘古今，无非一气而已。气本一也，而一动一静，一往一来，一阖一辟，一升一降，循环无已。积微而著，由著复微，为四时之温凉寒暑，为万物之生长收藏，为斯民之日用彝伦，为人事之成败得失。千条万绪，纷纭胶轕而卒不可乱，有莫知其所以然而然，是即所谓理也。初非别有一物，依于气而立，附于气以行也⑦。

理并非依附于气而立而行，理存在于气的动静、往来、阖辟、升降的循环之中，"理只是气之理"，"理须就气上认取"，理与气不是二物，理只是气运动变化的规律，气是实体，理只

①孙一奎：《孙一奎医学全书·赤水玄珠》，韩学杰、张印生主编，中国中医药出版社，2015，第16页。
②孙一奎：《孙一奎医学全书·孙氏医案》，韩学杰、张印生主编，中国中医药出版社，2015，第708页。
③孙一奎：《医旨绪余》，王雅丽校注，中国医药科技出版社，2012，第2~3页。
④朱熹：《周易本义》，廖名春点校，中华书局，2009，第227页。
⑤朱熹：《四书章句集注》，中华书局，1983，第32页。
⑥杨伯峻：《春秋左传注》，中华书局，1981，第1403~1404页。
⑦阎韬译注：《困知记全译》，巴蜀书社，2000，第242页。

是这一实体自身的规定，是这一实体固有的属性与条理[①]，太极则是“众理之总名”。孙一奎与罗钦顺的理气论在内容上极为相近，可以看出，孙一奎明显受其影响，主张理气合一，并将二者统一在一太极中。孙思邈说“不知易不足以言太医”，孙一奎谓其是“洞彻理气合一之旨者”。

《医旨绪余》开卷即将周子太极图录于卷首，并作《太极图抄引》以说明：

生生子曰：天地万物本为一体，所谓一体者，太极之理在焉。故朱子曰：太极只是天地万物之理。在天地，统体一太极；在万物，万物各具一太极。即阴阳而在阴阳，即五行而在五行，即万物而在万物。夫五行异质，四时异气，皆不能外乎阴阳。阴阳异位，动静异时，皆不能离乎太极。人在大气中，亦万物中一物耳，故亦具此太极之理也。惟具此太极之理，则日用动静之间，皆当致夫中和，而不可须臾离也。医之为教，正示人节宣天地之气，而使之无过不及。攻是业者，不能寻绎太极之妙，岂知本之学哉[②]。

朱子论太极，认为太极是天地万物之理，《朱子语类》卷一说：“太极只是天地万物之理。在天地言，则天地中有太极；在万物言，则万物中各有太极”[③]。“人人有一太极，物物有一太极”“太极非是别为一物，即阴阳而在阴阳，即五行而在五行，即万物而在万物，只是一个理而已”[④]（《朱子语类》卷九十四）。孙一奎引朱子之言，从“理一分殊”，说明阴阳、动静、五行、四时，天地万物，都统一在太极之中，人是万物中之一物，故也具太极之理。一理摄万理，万理归于一理，人与天地相参，是通过太极之理相参，体现了人与宇宙本体的统一性。对“理一分殊”，罗钦顺有不同解释，“理一”是指人与物具有的共同本性，“分殊”是人与物各自具有的不同特性[⑤]，他说：“人物之生，受气之初，其理惟一，成形之后，其分则殊”[⑥]。人有人的太极之理，万物各有各的太极之理，孙一奎建立的命门太极说，充分反映了这两种“理一分殊”思想，在人与宇宙本体的统一性之下，体现了人体生命太极之理的“分殊”性。

太极动静之间皆当致中和，而使之无过无不及，人节宣天地之气，也当致中和。“节宣”，出自《左传·昭公元年》：“君子有四时，朝以听政，昼以访问，夕以修令，夜以安身。于是乎节宣其气，勿使有所壅闭湫底，以露其体”。杜预注：“宣，散也。”[⑦]指人应天地之气而调适之，使气不散漫，不壅闭。朱子“理一分殊”思想，一理摄万理，万理归于一理[⑧]，孙一奎以此解释周子太极图，引山阳度氏（山阳度氏，指度正，字周卿，合州巴川，今重庆铜梁人。少从朱熹学，淳熙元年进士，官至礼部侍郎。著述有《周子年谱》《性善堂文集》《太极图说》《周濂溪年表》等）之言，太极图最上一圈，是太极本然之妙。动静而分阴阳，阴阳一太极；阴阳变合而生五行，五行合而一太极，水火木金土各具一圈，五行分而各具一太极；其下一圈，乾男坤女，男女一太极。“以见太极之妙，流行于天地之间者，无乎不在，而无物不然

①陈来：《元明理学的“去实体化”转向及其理论后果》，《中国文化研究》，2003，第2期，第1~17页。
②孙一奎：《医旨绪余》，王雅丽校注，中国医药科技出版社，2012，第1页。
③黎靖德：《朱子语类》第一册，王星贤点校，中华书局，1986，第1页。
④黎靖德：《朱子语类》第六册，王星贤点校，中华书局，1986，第2371页。
⑤陈来：《元明理学的“去实体化”转向及其理论后果》，《中国文化研究》，2003，第2期，第1~17页。
⑥阎韬译注：《困知记全译》，巴蜀书社，2000，第245页。
⑦左丘明：《左传》，杜预注，上海古籍出版社，2016，第702~704页。
⑧侯外庐，邱汉生，张岂之：《宋明理学史》上册，人民出版社，1997，第385页。

也。”又引元末道士李道纯《中和集》解释太极图最上一圈太极本然：

上之一圈者，释曰圆觉，道曰金丹，儒曰太极。所谓无极而太极者，不可极而极之谓也。释氏云：如如不动，了了常知。《易·系》云：寂然不动，感而遂通。《丹书》云：身心不动，以后复有无极真机。言太极之妙本也，是知三教所尚者，静定也，周子所谓主于静者是也。盖人心静定，未感物时，湛然天理，即太极之妙也。一感于物，便有偏倚，即太极之变也。苟静定之时，谨其所存，则天理常明，虚灵不昧，动时自有主宰，一切事物之来，俱可应也。静定功夫纯熟，不期然而自然，至此无极之真复矣，太极之妙应明矣，天地万物之理悉备于我矣[①]。

圆觉，圆满觉悟，佛家修成正果的灵觉之道。《圆觉经》云：“无上法王有大陀罗尼门，名为圆觉，流出一切清净真如、菩提、涅槃及菠萝蜜。”又云：“皆依圆照清净觉相，永断无明，方成佛道。”[②]“如如不动”，出自《金刚经》：“不取于相，如如不动”[③]。“寂然不动，感而遂通”，出自《周易·系辞》：“易无思也，无为也，寂然不动，感而遂通天下之故，非天下之至神，其孰能与于此”。孔颖达释寂然不动即无思无为，而后有感必应，万事皆通[④]。按李道纯用佛家圆觉、道家金丹、儒家太极称呼太极图的上圈，虽名称不同，三教的核心都是“静定”，由静定而成佛，成仙，成圣。这个静定指人心的静定，如《丹书》所云，身心不动，心静未感外物，可体会天理湛然，领悟太极之妙。而一旦为物所感而心动，有所偏倚，则是太极之变。心静时体会天理，领悟太极，是谓中，心动时则动而正，无有偏倚，即动而中节，是谓和。李道纯引《礼记》云：“喜怒哀乐未发，谓之中，发而皆中节，谓之和。未发谓静定，中谨其所存也。故曰中存而无体，故谓天下之大本。发而中节，谓动时谨其所发也，故曰和。发无不中，故谓天下之达道，诚能致中和于一身”[⑤]。动静之间致中和，也是《中和集》命名之由来。孙一奎借以强调太极之妙，是无过无不及，太极动静之间皆当致中和。关于动静，朱子称动静为太极的“机”，是“太极之妙”，“太极之有动静，是天命之流行也”，“太极者，本然之妙也；动静者，所乘之机也”[⑥]（《太极图说解》）。罗钦顺以之作为识理的途径，“至理之源，不出乎动静两端而已”，理之在人，须于动静求之，“静无形而动有象，有象者易识，无形者难明”。故孙一奎也极为强调动静在太极中的作用。周子《太极图说》首句即“无极而太极”，关于“无极”，朱子《太极图说解》释太极图最上一圈，说：“此所谓无极而太极也，所以动而阳、静而阴之本体也。然非有以离乎阴阳也，即阴阳而指其本体，不杂乎阴阳而为言尔”“无极而太极，非太极之外复有无极也”[⑦]。“无极”，《医旨绪余》除在李道纯《中和集》引文中出现以外，其《太极图抄引》《不知易者不足以言太医论》《命门图说》等有关太极的论述均未提及。同时，《太极图说》关于中正仁义、立地之道、立人之道等内容也未涉及，仅就周子有关阴阳五行、二气交感的部分予以发挥，也表明孙一奎的理气太极论完全立足于气本论，将周子《太极图说》太极宇宙论改编为太极生命论，充分体现医学学理的特点。

---

①孙一奎：《医旨绪余》，王雅丽校注，中国医药科技出版社，2012，第2页。
②罽宾沙门佛陀多罗译：《圆觉经》，宋先伟主编，大众文艺出版社，2004，第4页。
③鸠摩罗什译：《金刚经》，史建、霍震注，华夏出版社，2006，第48页。
④李学勤：《十三经注疏·周易正义》，北京大学出版社，1999，第284页。
⑤李道纯、萧廷芝：《中和集》，影印本，上海古籍出版社，1989，第3页。
⑥周敦颐：《周敦颐集》，陈克明点校，中华书局，1990，第4页。
⑦周敦颐：《周敦颐集》，陈克明点校，中华书局，1990，第1~4页。

二、命门太极，体用一源

孙一奎太极理论在医学集中体现为命门太极说，以太极论命门，探讨生命本源。孙一奎作《命门图说》，认为命门是先天之太极，是肾间动气，除《难经》外，其命门太极构架主要取自道教内丹术，引用的道教经典有《黄庭经》《中和集》《黄帝阴符经》等。《难经·三十六难》认为两肾非皆肾，左者为肾，右者为命门，命门是“诸精神之所舍，原气之所系”，是男子藏精，女子系胞之处。《难经》一是指出命门的位置在右肾，二是提出命门的作用，藏精舍神，为元气所在之处。道教内丹术中，命门是一个重要概念，如道教经典《黄庭经》中多次提到命门，据务成子、梁丘子注，此书中的命门至少有四种含义，即下丹田、脾、脐和鼻，是精气聚集、出入之重要部位或关窍①。命门与肾有关者，《黄庭内景经·肾部章》说：“两部水王对生门，使人长生升九天”②。据梁丘子注，肾部有玄关一宫，分左右两部，左为肾关，男子藏精之所，右为命门，女子系胞之处。肾关与命门两两相对，中央即“生门”“生命之门”，下丹田正在两肾之间。故《黄庭经》命门的位置在这一注释中基本同于右肾，其作用也基本同于《难经》。日本丹波康赖《医心方》引道教著作《圣记经》（今佚），云人身中有三元宫，即泥丸宫、绛宫、命门宫，所处位置分别是上丹田、中丹田、下丹田。下丹田命门宫，在脐下三寸，“其中婴儿，字元阳”③（卷二十七《谷神第二》），隐喻了下丹田命门宫为阳气之根、一元之阳的含义④。关于命门太极的功能作用，孙一奎更多取自程朱理学，以太极原气为本体，原气之阳动为太极之用，体现了“体用一源”“体用一元”的理学精神。故而孙一奎太极命门学说的构建，实质是以道教命门、真气理论为构架，填充了理学太极本体论的哲学内核而最终成型。

生生子曰：天人一致之理，不外乎阴阳五行。盖人以气化而成形者，即阴阳而言之。夫二五之精，妙合而凝，男女未判，而先生此二肾，如豆子果实，出土时两瓣分开，而中间所生之根蒂，内含一点真气，以为生生不息之机，命曰动气，又曰原气，禀于有生之初，从无而有。此原气者，即太极之本体也。名动气者，盖动则生，亦阳之动也，此太极之用所以行也。两肾，静物也，静则化，亦阴之静也，此太极之体所以立也。动静无间，阳变阴合，而生水火木金土也。其斯命门之谓欤⑤。

命门乃两肾中间之动气，非水非火，乃造化之枢纽，阴阳之根蒂，即先天之太极⑥。

“肾间动气”出自《难经·八难》“诸十二经脉者，皆系于生气之原。所谓生气之原者，谓十二经之根本也，谓肾间动气也”⑦。孙一奎在《太极图抄引》《太极图说》两篇中反复强调了太极动静之妙，朱子说太极是理，动静是气，一气屈伸而为阴阳动静，动静反映了太极之

①何振中：《试论道教内丹术与命门水火概念的变迁》，《宗教学研究》，2007，第3期，第175~177页。
②魏华存传，梁丘子等注：《黄庭经集释》，中央编译出版社，2015，第360页。
③〔日〕丹波康赖：《医心方》，影印本，人民卫生出版社，1955，第617页。
④汪剑、和中浚：《道教上清派炼养术与中医命门学说流变的关系》，《南京中医药大学学报》社会科学版，2012，第13卷第4期，第201~204页。
⑤孙一奎：《医旨绪余》，王雅丽校注，中国医药科技出版社，2012，第3~4页。
⑥孙一奎：《医旨绪余》，王雅丽校注，中国医药科技出版社，2012，第5页。
⑦秦越人：《难经》，科学技术文献出版社，1996，第4页。

理，命门正是能够将太极、阴阳、动静、元气、肾间动气等生命本原相关概念统一起来的最佳介质。阴阳气化，“二五之精”，朱子谓“二”即阴阳，“五”指五行，阳变阴合，阴阳五行交互错杂，以类凝聚，而成万物，成人形。孙一奎以豆子果实的生长比喻命门的形态，二肾如豆苗的两个豆瓣，中间的“根蒂”芽尖，即真气、原气，这个气的性质是阳，阳主动，故又称动气，有这个动气，才能生生不息，这是太极的用。两肾就是太极的静，两肾属水，水为阴，阴主静，是太极的体。肾藏精，肾间动气由精所化，体用相合，动静无间，阳变阴合而生五行，动而有象，“五行由此而生，脏腑以继而成”。命门豆子果实的比喻明显来自道教内丹术，宋明内丹著作《性命圭旨》论“至道之精”，说：“人受天地中气以生，原有真种可以生生无穷。”又说：“惟此真精，乃吾身中之真种子是也。以其入于混沌，故名太极；以其为一身造化之始，故名先天；以其阴阳未分，故名一气。又名黄芽，又名玄珠，又名真铅，又名阳精”。这个真精、阳精所在之处，“不在心肾，而在乎玄关一窍”①。真种子不在心肾，故孙一奎将其置于命门，并据王惟一《铜人腧穴针灸图经》命门穴的位置，置于两肾之间，也应有以命门为玄关之意。

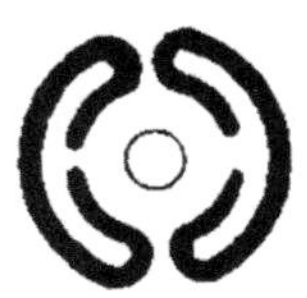

图2-3 命门太极图

孙一奎又作命门太极图（图2-3。原图无标题，据文义补），两边月牙代表两肾，中间小圆圈代表动气，谓命门是“儒之太极，道之玄牝”，命门与两肾共同构成了一个太极图。真气、原气、动气是命门太极的核心、关键，孙一奎称为太极之“本体”。关于三气，其用不同，其实则一，论其实质应为道教内丹学的“先天一气”。“先天一气”是丹道学的本体概念，又名“真一之气”“元始祖气”“虚无一气”“乾元一气”等，《中和集》谓祖气非呼吸之气，“乃先天虚无真一之元气”②。先天一气是道化万物虚实转换的中间环节，并非纯物质性概念的“气”；同时又是“一点真阳”，并非纯精神性概念的“灵”，是“灵”与“能”的统一体，是心物二元对立还没有开展的本原状态。先天一气为先天真种子，其中潜在蕴含有未分开的、统一状态的精气神，后天精气神都由之而生③。动气的作用《难经》已有所述，孙一奎又引《黄庭经》曰：“肾气经于上焦，营于中焦，卫于下焦”，肾气总统周身，拱卫三焦。动气又有司呼吸的作用，引《中和集》曰：“阖辟呼吸，即玄牝之门，天地之根。”“阖辟”也是道教修炼概念：“所谓阖辟者，非口鼻呼吸，乃真息也。”肺出气，肾纳气，呼在肺而吸在肾，《医旨绪余·原呼吸》④将人之呼吸分为两类，口鼻呼吸归于肺，“肺主呼吸，天道也”；原气的真息，道教又称为胎息，元始祖气，是胎儿在胞胎内随母呼吸，受气而成，由肾主司，“肾司阖辟，地道也”。孙一奎说呼吸根于原气，即“先天太极之动静”（主要是动），即肾间动气。

命门为肾间动气，是先天之太极、造化之枢纽、阴阳之根蒂，极为符合朱子对无极的解说，《太极图说解》释“无极而太极”，云：“上天之载，无声无臭，而实造化之枢纽，品汇之根

---

①尤侗：《性命圭旨》，屈丽萍点校，山西人民出版社，1988，第175~176页。
②李道纯、萧廷芝：《中和集》，影印本，上海古籍出版社，1989，第35页。
③戈国龙：《道教内丹学论“先天一气”》，《宗教学研究》，2017，第1期，第44~47页。
④孙一奎：《医旨绪余》，王雅丽校注，中国医药科技出版社，2012，第23页。

柢也。故曰无极而太极，非太极之外复有无极也”[①]。又说太极不属有无，不落方体，“周子所以谓之无极，正以其无方所，无形状，以为在无物之前而未尝不立于有物之后，以为在阴阳之外而未尝不行乎阴阳之中，以为通贯全体，无乎不在，则又初无声臭影响之可信也”[②]（《晦庵集》卷三十六《答陆子静》）。太极是形而上，故无方所，无形状，无声色臭味，不属于有。命门是无极而太极，故亦无声无臭，无方所，无形状，不可有形质，不可属水、属火，不可属脏、属腑，根于五脏而高于五脏，贯通全体，无乎不在，其性质属坎中之阳。命门犹如坎卦，命门与两肾间的关系，从形态上构成坎卦的卦象，一阳居于二阴之间，故称“坎中之阳”。

孙一奎所建构的太极图，应脱胎于周子太极图的第二圆圈，即水火匡廓图，又名坎离相抱图，最早见于东汉魏伯阳《周易参同契》，水火即坎离，原图左半边阳动，白黑白，为离卦；右半边阴静，黑白黑，为坎卦，朱子注云：“乾坤位乎上下，而坎离升降乎其间”[③]（毛奇龄《太极图说遗义》引朱注）。命门太极图的构图应包含两层含义，其一，按照解剖形态，两肾属阴，命门属阳，命门在两肾之间，正构成一个坎卦，即坎离相抱图的右半边阴静，命门太极图是坎卦的形象化。其二，命门太极图以原气为太极本体，原气动则为阳，名动气，又名命门，是中间的小圆圈，是把坎离相抱图的左半边阳动（离卦）与小圆圈太极本体合于一体。朱子以图的左半边为阳之动，右半边代表阴之静，中间的小圆圈则是太极，是本体，阳动阴静的本体。阳之动，是“太极之用所以行也”，阴之静，是“太极之体所以立也”，区分了太极的体和用，认为阳动是太极之用流行的表现，阴静则是太极之体得以贞立的状态[④]。

关于体用，是中国古代哲学使用很广泛的一对范畴，体指形而上之本体，用指本体表现之现象、功用。程颐在二者关系上提出了“体用一源”思想：“至微者理也，至著者象也。体用一源，显微无间”[⑤]（《周易程氏传序》）。理无形不可见，故曰“微”，为体；象有形而可见，故曰“显”“著”，为用。本体与现象作用虽有显微之别，二者之间却是“一源”和“无间”的关系。有体必有用，有用必有体，体和用并生共存[⑥]。其后朱子对体用一源作以解释，说：“自理而言，则即体而用在其中，所谓一原也；自象而言，则即显而微不能外，所谓无间也”[⑦]（《晦庵集》卷三十《答汪尚书》）。并用体用的范畴对太极图进行了解说。孙一奎命门太极图以原气为太极本体，原气动则为阳，名动气，又名命门，“此太极之用所以行也”，原气与动气一体一用，在体用的关系上，孙一奎执即体即用，体用一源思想。两肾静物为阴之静，静则化，是小圆圈外的两个弧形，构成一个大圆圈，“此太极之体所以立也”。阳生于阴，原气为肾之阴精所化生，故两肾为太极本体原气所以立的物质基础。命门与两肾体用一源，“动静无间，阳变阴合，而生水火木金土”，按朱子将五行分为“质具于地者”与“气行于天者”，“以质而语其生之序，则曰水火木金土”“以气而语其行之序，则曰木火土金水”[⑧]，故可知孙一奎

①周敦颐：《周敦颐集》，陈克明点校，中华书局，1990，第4页。
②朱熹：《晦庵集卷三十六》，《文渊阁四库全书》，台湾商务印书馆，1982，第15页。
③周敦颐：《周敦颐集》，陈克明点校，中华书局，1990，第141~142页。
④陈来：《朱子〈太极解义〉的哲学建构》，《哲学研究》，2018，第2期，第41~48页。
⑤程颢，程颐：《二程集》下册，王孝鱼点校，中华书局，1981，第689页。
⑥汤建荣：《朱熹“体用一源”思想论析》，《兰州学刊》，2008，第7期，第6~10页。
⑦朱熹：《晦庵集卷三十》，《文渊阁四库全书》，台湾商务印书馆，1982，第21页。
⑧陈来：《朱子〈太极解义〉的哲学建构》，《哲学研究》，2018，第2期，第41~48页。

此处五行指质具于地者，即五脏六腑，由命门肾间动气与两肾阴精动静相合而生。又说命门是“造化之枢纽，阴阳之根蒂”，此句化裁于朱子论太极“实造化之枢纽，品汇之根柢也”，对原气、动气的运动而言，命门是枢纽，对人身脏腑生成而言，命门是种子，是根蒂。

自唐代到宋金元，在医学上命门的属性一直属相火，至孙一奎始定性为坎中之阳。命门属性的变迁根本上是受道教内丹思想影响，随道教心肾相交思想的发展而逐渐形成。唐代阴长生《金碧五相类参同契·铅汞章第四》说：“铅汞并是下元命门之根”[①]，铅汞是肾之二气相合，本为一体，生于肾中，汞属阳，亦名婴儿，又名真火；铅属阴，亦名姹女，又名真水。铅汞上下分属南北离宫、坎户，二者相随，上下翻变。铅汞、坎离、真水、真火、肾气均与命门发生联系。至《钟吕传道集·论水火第七》，明确了真水真火的含义：“肾，水也，水中生气，名曰真火”“心，火也，火中生液，名曰真水”[②]。可见“真火”是肾水中所生之气，即肾气。在卦象上，“真龙出于离宫，真虎生于坎位，离坎之中有水火”（同上）。以上两书内容虽有差异，亦可知肾与命门大略是一体，真火即肾气，肾气的五行性质属火，医学中又称相火，肾在五行本属水，相火落于命门自然较为顺理成章。“坎中之阳”源于道教取坎填离、水火既济思想，孙一奎说：

夫坎，水也，上下皆坎，《易》故曰习坎。观先天图，乾南坤北，后天图，离南坎北，五行火高水下，故仙家取坎填离，以水升火降，既济为道。谓采坎中之一阳，填离中之一阴，此还乾坤本源之意也[③]。

取坎填离，是道教内丹修炼方法，人成胎后，由先天八卦的乾坤相对变为后天八卦的坎离相对，坎离二卦是由乾坤各中间一爻互换位置而成，人之脏腑的解剖关系，心上肾下，火上水下，是为未济。《性命圭旨·取坎填离说》云：“龙居南方离火之内，而离中阴爻原属于坤，混沌颠落之后，坤因含受孕育，得配于乾。坤之中爻实而为坎，坎本铅舍，故曰离中玄女是铅家也。似此男女异室，铅汞异炉，阴阳不交，则天地否矣。圣人以意为黄婆，引坎内黄男配离中玄女，夫妻一媾，即变纯乾，谓之取坎填离，复我先天本体。故《悟真篇》云：取将坎内中心实，点化离宫腹内阴。正此义也”[④]。《天人合发采药归壶》引白玉蟾（南宋时内丹家）语说：“一点真阳生坎位，补却离宫之缺”[⑤]。心肾未济，阴阳不交，孙一奎引《撄宁生卮言》谓之为“心高肾下，水火不相射”。如何交通心肾，既济水火，就通过取坎填离之法，取坎中之阳爻，填离中之阴爻，道教喻为坎内黄男（婴儿）配离中玄女（姹女），夫妻交媾，变为乾卦，即复先天之本体。其中媒介就是黄婆，丹道以肾为婴儿，心为姹女，脾为黄婆，黄婆喻媒婆。吕纯阳《谷神歌》云：“婴儿姹女见黄婆，儿女相逢两意和。”《中和集》说黄婆指人之胎意：“黄者中之色，婆者母之称。万物生于土，土乃万物之母，故曰黄婆”[⑥]。黄婆在脏腑指脾，脾藏意，属土，色黄，脾又能养诸脏，有母之意，故有此称谓。孙一奎说：“脾处于中

---

①阴长生：《中华道藏·金碧五相类参同契》，第16册，詹石窗主编，华夏出版社，2014，第43页。

②施肩吾：《钟吕传道集》，上海古籍出版社，1989，第18~20页 。

③孙一奎：《医旨绪余》，王雅丽校注，中国医药科技出版社，2012，第6页。

④尤侗：《性命圭旨》，屈丽萍点校，山西人民出版社，1988，第78页。

⑤尤侗：《性命圭旨》，屈丽萍点校，山西人民出版社，1988，第182页。

⑥李道纯：《中和集》，吕光荣：《中国气功经典·金元朝部分》上册，人民体育出版社，1990，第397页。

焦，上交于心，下交于肾。道家交媾心肾，以脾为黄婆，正是此意"[①]。在解剖上，心位于上焦，肾位于下焦，脾处于中焦，脾在心肾之间，正是交通心肾的关键位置。坎中之阳爻即肾中真阳、命门动气。肾为坎水，二肾则组成坎卦的重卦，上下皆坎，二坎相重，故称习坎。习，重之意。又《黄庭经》曰："北方黑色，入通于肾，开窍于二阴，左肾为壬，右肾为癸。"孙一奎注云："壬癸皆水也。"[②]左右二肾"二而一，一而二"，皆统属于足少阴肾经。据此认为二肾皆属水，右肾不可属火，否定了前人右肾属相火的说法，"若肾则封藏之本，精之处也"[③]。

相火在医学、道教各种语境中名称极多，在气的层面称为原气、元气、真气、肾气，在阴阳层面又名元阳、真阳、肾阳，在五行层面称真火、相火、肾火、命火、少火，在病理层面称为阴火、龙火、雷火、龙雷之火、壮火、游火、无根之火，等等，不一而足。孙一奎立命门动气说，以动气代替相火，进而又把动气和相火分别为二物看待。右肾既然不属火，相火所在位置必然有所变动，不能再位于下焦肾部，孙一奎以其为包络之火，将其置于上焦，说包络乃护心之脂膜，不离于心，故应位于膈上，相不能离君太远，"包络之护心，与宰相之近君一也"。又从五行之意，阳在上，阴在下，"地二生火，二，阴数也。午，南方火之位也"[④]，论证火不在下部。又作《丹溪相火篇议》，否定朱丹溪相火论，谓君相之火不可分天人，相火既不是肝肾阴火，亦非龙雷之火：

而《格致余论·相火篇》亦以龙雷之火为相火，又分君火为人火，相火为天火，愚甚惑焉。尝按《内经·阴阳应象大论篇》有壮火气衰，少火气壮之言。《天元纪大论篇》有君火以名，相火以位之言，并无天火、人火、龙雷火之说。至丹溪而始言之，何哉？愚度丹溪之意，既谓肝肾之阴悉具相火，是以指肝肾之阴火为相火。又曰：见于天者，出于龙雷，则木之气；出于海，则水之气。或以龙雷皆动物，凡动皆属火，故以相火为天火耶。假若以动皆属火，而遂以相火为天火，然则君火亦有动之时也，独不可属之天哉。愚谓火为造化生息之机，不能不动，第不可以妄动，火有天人之分，不可以君相分属天人。何言之？盖天有六气，君火主二之气，相火主三之气，是君相皆可以天火称也。人有十二经，十二经中心为君火，包络、三焦为相火，是君相皆可以人火称也[⑤]。

孙一奎说君火、相火皆有动时，在天地，二火皆为小运的主气，都可以称为天火；在人，二火都主一经，也都可以称为人火。而肝肾阴火、龙雷之火不是相火，而是五志之火，实际是只承认相火的生理性，而否认其病理性。相火概念原本层次、名称虽然很多，但其实为一，在藏象整体中的位置和作用还是比较清晰的，孙一奎把相火、阴火、五志之火各自独立，试图从概念上明确区分火的生理性和病理性，反而使这一概念碎化和复杂化。相火的作用为代君宣行火令，"而所以营于中，卫于外，大气抟于胸中以行呼吸，使脏腑各司其职，而四肢百骸奠安者，孰非相火斡旋之功哉"。[⑥]在相火的功能上仍然引用丹溪之言说此火是造化生息之机，主动，又不可妄动，"天非此火，不能生物，人非此火，不能以有生"，并引李杲语，说相火是

---

①孙一奎：《孙一奎医学全书·赤水玄珠》，韩学杰、张印生主编，中国中医药出版社，2015，第235页。
②孙一奎：《医旨续余》，王雅丽校注，中国医药科技出版社，2012，第21页。
③孙一奎：《医旨绪余》，王雅丽校注，中国医药科技出版社，2012，第6页。
④孙一奎：《医旨续余》，王雅丽校注，中国医药科技出版社，2012，第20页。
⑤孙一奎：《医旨续余》，王雅丽校注，中国医药科技出版社，2012，第43页。
⑥孙一奎：《医旨续余》，王雅丽校注，中国医药科技出版社，2012，第19页。

人身元气："三焦相火及包络之脉，人之元气也，周身何处无之。是名相火用事，主持阴阳之气，神明之腑也。"[①]可见孙一奎虽然将相火独立在命门动气之外，但相火仍然具备与命门动气相同的作用，故其在命门动气与相火的关系处理上还有明显漏洞，未能自圆其说。另如真阴、真阳与命门的关系等核心问题亦未见讨论，表明命门学说构建初期，其体系尚显粗糙，不够完善。

坎中之阳的定性，使命门从五行火的层次提升到阴阳气的层次，这一概念的属性涵盖了主宰先天八卦的乾坤和主宰后天八卦的坎离，更符合其作为生命本原的地位，并使其内涵与气本论更好地融合。陈来《朱子〈太极解义〉的哲学建构》一文论及朱子对太极的哲学建构，概括有太极本体论、太极本原论、太极本性论和全体太极之道，这也是孙一奎命门太极说哲学建构的张本。朱子"谋求太极与人极的对应"，命门太极说则"谋求太极与人体的对应"，其建构依据人体结构和功能，形成了以太极为中心，集理气、阴阳、动静、体用、命门两肾为一体的一套医学哲学体系。孙一奎在这套体系上建立了人体生命运动的基本模式，或谓模型，说明了生命构成与运行的机制。胡瑗治学主张"明体达用"，医学作为一门实学，孙一奎这一学说也充分体现了宋明学者"明体达用""明体适用"的学术指归。

命门太极说首次在医学上明确使用了"本体"概念，建构了以太极命门为本体的生命本体论，表明哲学在医学上的运用从散在的思考到有意识地建立系统体系的转化，标志着医学哲学体系从宇宙生成论层次正式上升为以太极为核心的本体论层次。从朱丹溪相火论到孙一奎命门太极说，医学对人体生命本原的探讨是一个层次逐渐提升的过程，生命的动力从相火升华为命门动气，所在位置从有形有象的肾脱离出来，转化为无形无象的命门太极，如果说理学在元明时期经历了"理"的"去实体化"转向[②]，以此为参照，可以说，在其影响下，医学哲学体系亦开始了从有形有象的形而下到无形无象的形而上"去实体化"路向的发展，孙一奎是这一转折的关键环节。这一命门太极说虽然以原气为体，动气为用，但仍以两肾静物为太极立体之本，命门太极不能完全脱离两肾而存在，可见其"去实体化"的形而上改造仍然以人体生命基本构造为基础，在医学形上学的建构上，无论如何也不可能脱离这一根本，这也是医学哲学化进程中有别于儒释道三家的根本与关键。

中国医学理论体系是以人体生命构造为基础的哲学延伸，人体组织器官的生理功能是基于哲学基本原理推演的结果，随着医学哲学形而上理论的深入发展，组织器官本身的实体意义已经逐渐弱化，医学甚至于并不关心组织器官本身的存在与否，在对疾病的解释与治疗上亦是如此。

三、流戊就己，纳气归元，取坎填离，既济水火

孙一奎命门太极说的构建，深入拓展了心肾相交、水火既济的内涵，心肾相交、水火既济不再仅仅是心火下移、肾水上济，而是进一步补充了以命门动气、坎水中之阳填补心离火之阴，其中有赖于脾土的斡旋，道教内丹法称为流戊就己。在医学上，使水火既济法从金元时期以刘完素为代表的以寒凉滋润之品补肾水泻心火，演化为以取坎填离为理论基础的以温热药补

---

①孙一奎：《医旨续余》，王雅丽校注，中国医药科技出版社，2012，第16页。

②陈来：《元明理学的"去实体化"转向及其理论后果》，《中国文化研究》，2003，第2期，第1~17页。

肾气（补命门坎中之阳）、补脾气（补黄婆）法。

戊己土，内丹法又称“真土”，是成丹的一个关键因素，宋代内丹家李简易《玉溪子丹经指要》说：“真土者，戊己也，中宫也，坤宫也。”又说：“当铅投汞之时，非真土不能融结，提剑偃戈，以镇四方”①。《参同契》云：“坎戊月精，离己日光。”坎水为阴，戊土为阳；离火为阳，己土为阴，元代内丹家陈致虚谓之为“逆用阴阳”，是成丹的原理。《周易参同契分章注·乾坤设位章第二》云：

坎戊月精者，北之正位为坎，中有真土，是为阳土。女宿主事，幽潜阳精，戊为之门，月毂之地，藏无角兔，内白外黑，是为阴中之阳，外雌而内雄也。离己日光者，南之正位为离，中有真土，是为阴土。柳宿主事，沦匿阴光，己为之户，日轮之所，藏三足乌，内黑外白，是为阳中之阴，内雌而外雄也……万物非土则不能芽蘖，而日月尤所以孕乎土也②。

坤土繁育万物，春生夏长，秋收冬藏，秉于戊己二土之德，故“阴阳分位各居，凡所用者必借于土”，坎水、离火中含有戊己真土，龙虎交媾，须真土居中而使之合和。《性命圭旨》说：

夫戊与己，是黄庭真土之体，因太极一判，分居龙虎二体之中。

原夫龙之情性常在于戊，虎之情性常在于己，只缘彼此各有土气，二土合并而成刀圭。是以坎离交而天地泰，龙虎交而戊己合也。戊己合为一体，则四象会合而产大药也③。

紫阳曰：离坎若还无戊己，虽函四象不成丹，盖缘彼此怀真土，遂使金丹有返还。甯真人曰：大药不离真戊己，仙家故曰一刀圭。刀者金之喻，圭者二土之喻，饮刀圭者，流戊就己也④。

坎离各有土气，坎中有戊土，离中有己土，取坎填离，坎离交、龙虎交而成金丹大药，须戊己二土相合，二土叠加成一“圭”字，流戊就己（图2-4，摘自《中和集》⑤），故隐语为“饮刀圭”。孙一奎在虚损的治疗上极为重视脾胃，他说：“治虚损之症吃紧处工夫，只在保护脾胃为上”⑥（《赤水玄珠》卷十《虚怯虚损痨瘵门总论》）。孙一奎按五脏将虚损分为五类，其中上焦心肺，心虚与肺虚皆从补脾入手，“损其肺者益其气”，方用四君子汤、十全大补汤、黄芪建中汤、补中益气汤等；心虚，“损其心者益其荣卫”，方用人参养营汤、十全大补汤、养心丸等，诸方皆补脾气。可见对于上焦心肺之虚，孙一奎将其病机归结为脾气亏虚，不能取坎填离，交通心肾。对朱丹溪治虚损的滋阴降火法，孙一奎认为其专用寒凉，过于偏颇，虚损之症皆是下寒上热，“所谓火水不交者也”，以心肾亏损为多。“夫五谷化为精血，非火不能。虚损之微，有真火尚存，服寒凉犹可，虚损之甚者，真火已亏，药用

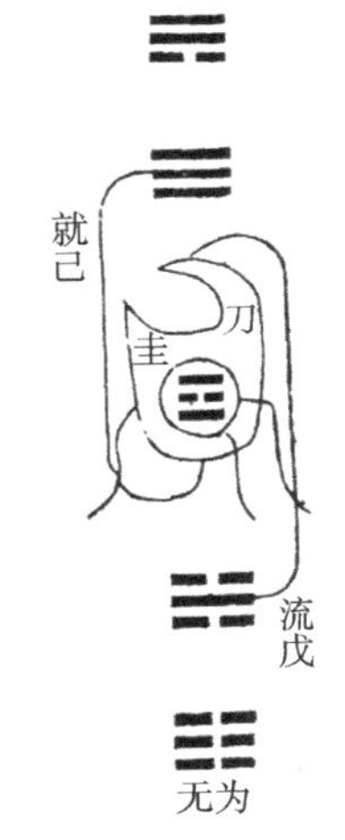

图2-4　内药图

①李简易：《玉溪子丹经指要》，《道藏气功要集》上册，洪丕谟编，上海书店影印本，1991，第380页。
②陈致虚：《周易参同契分章注》，吴树平整理，天津古籍出版社，1988，第576~577页。
③尤侗：《性命圭旨》，屈丽萍点校，山西人民出版社，1988，第141~142页。
④李简易：《玉溪子丹经指要》，《道藏气功要集》上册，洪丕谟编，上海书店影印本，1991，第380页。
⑤李道纯、萧廷芝：《中和集》，影印本，上海古籍出版社，1989，第32页。
⑥孙一奎：《孙一奎医学全书·赤水玄珠》，韩学杰、张印生主编，中国中医药出版社，2015，第230页。

寒凉，岂能使之化为精血以补其虚乎？”[①]五谷饮食入胃，如煮饭相似，釜下须有火，水谷亦须有真火的腐熟作用，才能转化为人身精血。虚损之人真火本已衰微，寒凉之品使之伤损更甚，并不能达到填精补血的作用，反而使虚者更虚。“上焦方苦烦热，初得寒凉则暂快，遂以为药之功，故喜服之。久而下注，则下元愈寒，火热为寒迫而上行，使上焦复热愈甚，辗转反复，遂致沉痼而不可救，盖暗受其害而不觉也。”[②]虚损之人多发热，初用寒凉药，其热得清，暂可获效，故曰“快然”。然而寒凉药伤及命门元阳元气，寒迫相火妄动而上行，发热越甚，导致恶性循环，“沉痼而不可救”。对于这类水火不交，总的治疗法则是以温养之法调心补肾，以缓取效：“经曰：形不足者温之以气。温，养也，温存以养，使气自充，气充则形完矣。”一则调养脾胃，“善治者，当病势未深之时，调养脾胃，安镇心神，滋补肾水，俾心肾气交，脾胃充实，饮食日进，血气自生，病无不差”[③]。如论消渴[④]（《医旨绪余·下卷·肾消》），孙一奎认为本病小便甜，是由于肾气不足，下焦虚寒，犹如釜中无火，不能助脾胃蒸化谷气，谷气下泄而为小便，甘为谷之本味。口干渴，亦是由于下焦无火，不能蒸腾水液，水气不得上升，故肺不得润。治法须“暖补肾气”，宜用八味肾气丸。若投以滋阴降火之剂，寒凉坏脾胃，则小便愈多，“味益甘”，“渴益甚”，或发疮疡，或肿满而亡。又如其著名的治疗肾虚臌胀的壮原汤，方中用桂心、附子、干姜大热之药补肾阳，温暖下焦，是为取坎填离，清代医家高鼓峰将肉桂、附子称为“坎卦之一阳画”，说“非此则不成坎矣”，谓附子辛热纯阳，为“三焦命门之药”[⑤]；而用人参、白术之类培补中焦脾气，因而属于流戊就己，是较为经典的一个脾肾双补的方剂。

在水火既济法中，孙一奎尤其深入讨论了纳气归元法（古籍中“元”“原”多混用，引文尊重原文用字）。此法主治肾不纳气所导致的如眩晕等病证。纳气归元法较早见于南宋杨士瀛《仁斋直指方论》，该书论咳嗽，云：“肺出气也，肾纳气也，肺为气之主，肾为气之藏。凡咳嗽暴重，动引百骸，自觉气从脐下逆奔而上者，此肾虚不能收气归元也，当以补骨脂、安肾丸主之，毋徒从事于宁肺”[⑥]。又论眩晕的病因病机，为淫欲过度，肾家不能纳气归元。收气归元、纳气归元，这些说法亦源自丹道家言。内丹法有所谓“气归元海”，论胎息的一种状态。元明之际内丹家阳道生《真诠》注释《圣胎诀》[⑦]“一气聚于气海，肾气不上升，则其息住”，说胎息是“调息久久，神愈凝，息愈微，久久则鼻中全无呼吸，止有微息在脐上往来，与婴儿在胎中一般，所以谓之胎息”。又引《圣胎诀》说：“修炼必至于胎息，而后气归元海，方是纯坤十月之功。”纯坤十月为复卦，复，意为阳气复生于下。纯坤十月一阳来复，阳气升动，“天地不闭塞，蛰虫不坯户，草木不葆合，来岁发育之功必不畅茂矣”。若不能闭住口鼻呼吸，则其人之神气有所泄漏，阳气升动于上，不能潜藏于下，修炼则不能成功。气归元海，闭住口鼻呼吸的前提是“一气聚于气海，肾气不上升”，故而可知气不归元，即是指肾气上升，气不

---

①孙一奎：《孙一奎医学全书·赤水玄珠》，韩学杰、张印生主编，中国中医药出版社，2015，第235页。
②孙一奎：《孙一奎医学全书·赤水玄珠》，韩学杰、张印生主编，中国中医药出版社，2015，第236页。
③孙一奎：《孙一奎医学全书·赤水玄珠》，韩学杰、张印生主编，中国中医药出版社，2015，第231页。
④孙一奎：《医旨绪余》，王雅丽校注，中国医药科技出版社，2012，第53~54页。
⑤高鼓峰：《医宗己任编》，唐文奇，唐文吉校注，学苑出版社，2010，第46页。
⑥杨士瀛：《仁斋直指方论》，盛维忠等校注，福建科学技术出版社，1989，第277页。
⑦阳道生：《真诠》，吕光荣：《中国气功经典·金元朝部分》下册，人民体育出版社，1990，第425页。

能聚于气海；纳气归元，即是指使上升之肾气重新下降，归聚于气海。《仁斋直指方论》论重症咳嗽，而至于引动百骸，自觉脐下有气逆奔而上，此气又称为奔豚气，谓其病机是肾虚不能收气归元，即是肾气上升不能聚于元海，故不可从肺本脏论治，而应当“纳气归元”，从肾论治。同理，眩晕因“淫欲过度”者，亦为肾家不能纳气归元所导致，治法相同。孙一奎在眩晕病证上重新论“纳气归元”法，认为《仁斋直指方论》的治法不完善，有所偏颇，如治疗咳嗽用到枳壳，治疗眩晕用木香、乳香等品行气降气，甚至用到震灵丹、黑锡丹等金石丹药镇坠降气，孙一奎认为这些药物过于燥热，耗伤阴津，殊为不宜。肾虚气不归元既有肾气虚（阳虚），也有肾阴虚（血虚），故须“体认夫真阴真阳之虚实”[①]，若为肾气虚，可予安肾丸之类，若为肾之真阴不足，自当益肾阴，补阴血，如六味地黄丸之类。

孙一奎命门太极说的构建，在医学上的作用可体现为，其一，理清了气的运行机制。人以命门太极原气为本，“人与天地生生不息者，皆一气之流行尔”。命门原气周流不息，五脏六腑“得其所司而行焉”。谷气入胃，化成宗气积于胸中，原气赖其滋养，二者合为一体，故“原气言体，谷气言用”，原气与宗气之间即体与用的关系。此气之运行，“肺得之而为呼，肾得之而为吸，营得之而营于中，卫得之而卫于外”，虽有卫气、营气、肺气、肾气、脏腑之气等诸气，名谓各不相同，功能也分别有异，但只“一气之流行尔”[②]。其二，人体生命活动的基本运行机制是在命门原气本体基础上的心肾相交、水火既济。其三，人体疾病，尤其是虚证，其本质是气虚，即命门原气本体的亏虚。其四，虚证的基本机制，或谓基本病机是心肾不交、水火未济。其五，治疗虚证的基本法则是取坎填离，既济水火。

---

①孙一奎：《孙一奎医学全书·赤水玄珠》，韩学杰、张印生主编，中国中医药出版社，2015，第373页。

②孙一奎：《医旨绪余》，王雅丽校注，中国医药科技出版社，2012，第26页。

第八节　赵献可

赵献可，字养葵，号医巫闾子，明代医学家，约生活于万历（1573年）至崇祯（1644年）年间，鄞县（今浙江宁波）人。赵献可生卒年不详，据黄宗羲《张景岳传》说其“与介宾［张景岳］同时，未尝相见，而议论往往有合者”①。故赵献可、张介宾当属同时期人，张介宾生卒年代为公元1563~1640年，故赵献可生活年代应与之相近。《浙江通志》说其“好学淹贯，尤善于易，兼精医”②。赵献可一生著述甚多，有《内经钞》《素问注》《经络考》《正脉论》《二朱一例》等，惜皆不存，唯《医贯》一书流传甚广，影响较大，充分反映了其学术思想。赵献可以命门为人身之大主，命门相火是人身之至宝，是生命活动之源，强调了命门在人体生命活动中的重要作用。

儒道佛三教合一是宋元明时期社会思想发展的主流，也是中医哲学本体论体系建构所借鉴的思想基础。宋以后佛道归儒，明代则是三教融汇的鼎盛时期，医者多同时习儒、修道、参禅，医学融摄三教成为一种学术自觉，有别于两汉隋唐时期的新医学理论体系建构趋于完善而大成，最终达到了超越自我、四教合一的境界。明代三教合一以“在心性之学上达到高度统一”为最高特征，是三教融合的哲学基石，医学哲学的建构也尽力向这一方向靠拢。赵献可在儒道佛三教学理上皆有极高修养，为融摄三教、四教合一的典型代表，《医贯》即广引《易经》《礼记》《论语》《中庸》《道德经》《心经》《黄庭经》等三教典籍，以及孔子、老子、庄子、释迦牟尼佛、周敦颐、朱熹、王阳明等思想。其“大心本体论”将医学哲学提升到心本体的高度，一方面以儒学为本，统一于心性之学；另一方面也以医为本，将医学之“心”同化为哲学之心，是与三教哲学的终极融合。

赵献可融摄三教的根本在于儒学，《医贯》之意，取自《论语》“一以贯之”。《论语·里仁》云：“子曰：参乎！吾道一以贯之。曾子曰：唯。子出，门人问曰：何谓也？曾子曰：夫子之道，忠恕而已矣”③。曾子说忠恕之道是贯通孔子仁学思想的根本原则，赵献可用以表明自己的医道原则，即重命门元阳、真火。其时翰林院侍讲薛三省为之作序，说：“所重先天之火者，非第火也，人之所以立命也。仙炼之为丹，释传之为灯，儒明之为德者，皆是物也。一

---

①张介宾：《张景岳医学全书·质疑录》，李志庸主编，中国中医药出版社，1999，第1838~1839页。
②严世芸：《中国医籍通考》，上海中医学院出版社，1993，卷一《内经钞》，第83页。
③朱熹：《论语集注》，齐鲁书社，1992，第34页。

以贯之也，故命其名曰《医贯》。”[①]这个元阳、真火，道教称为“丹”，佛教称为“灯”，儒家称为“德”，医家称为“火”，寓有三教合一、四教合一之意。赵献可字养葵，葵花向日而倾，养葵即养阳、养火之义。

赵献可引用道教思想尤多，命门学说以理学奠基人周敦颐太极图为构架，内容多采自内丹学，如脏腑内景、命门黄庭、肺为橐龠等皆为道教用语。《医贯》各卷命名也大都引自道教，如卷一《玄元肤论》，卷四、五《先天要论》，卷六《后天要论》，应脱胎于陆西星内丹学著作《玄肤论》。陆西星，明代著名内丹家，道教内丹派东派创始人，也是三教合一的倡导者和践行者。陆西星早年习儒，屡试不第，转而修道，晚年又喜参禅，以道法解佛理，著有《楞严经约说》《楞严述旨》等书。《玄肤论》中有《阴阳互藏论》《先后天论》《元精元气元神论》等篇目，对赵献可医学思想影响很大。“玄肤”之意，陆西星自序说：“言玄理肤浅，非精诣也”[②]。太华山人姚更生跋云：“其文也，约而该，精而逌，深入肤理，动中肯綮，剪去诸家枝叶之繁，发明圣师诲谕之旨……玄肤数语所谓反而说到至约之地”[③]。赵献可《玄元肤论》设《内经十二官论》《阴阳论》《五行论》三篇，阐述其心、命门太极学说的核心思想，本卷命名应为精该、至约之意。

赵献可对佛教亦很有研究，书中数引佛教“万法归一”“空中无色”等思想。为明确心与命门的关系，还专门拜访了一位高僧，请教佛教心学有关学理，在其启发下豁然开悟。《玄元肤论》记录了与高僧会面的经历：“余一日遇一高僧问之……因与谈《内经》诸书及《铜人图》，豁然超悟，唯唯而退”[④]。可见高僧也极精通医理，遗憾的是书中未记录姓名，无从得知是为何人。

一、大心本体论，心与命门一心二相

赵献可最著名的学说是“命门为真君真主说”，这一学说否定了《黄帝内经》心为君主之官的论断，被后世指责为离经叛道，如徐大椿《医贯砭》说：“开口即辟《内经》，此乃邪说之根”“此等怪论，自开辟以来未之或有”[⑤]。从哲学的角度而言，“命门为真君真主说”不仅仅是一个学说，可谓是医学哲学史上的最高成就，这一学说所建构的“大心本体论”，使医学与儒释道三教哲学在“心”范畴上相统一，是医学既融摄三教，又独立于三教之外自成一教，建立具备自身特征的医学哲学的最终体现，故而应当重新认识赵献可，重新评估其学术价值，给予其应有的学术地位。

佛教哲学中，“心”是一个重要范畴。佛教所说的心大约有四种，分别是肉团心、缘虑心、集起心、坚实心，坚实心又称真如心、如来藏心，方立天《中国佛教哲学要义》说：“四种心本同一体。”肉团心指心脏，人身物质的心。缘虑心是指具有精神意识活动的心，集起心指集种子生起现行的第八识，真如心、如来藏心，指“众生乃至宇宙万物中具有真实本性的真

---

①赵献可：《医贯》，晏婷婷校注，中国中医药出版社，2009，序第2页。

②陆西星：《道教五派丹法精选》第3集，王沐选编，中医古籍出版社，1989，第236页。

③陆西星：《道教五派丹法精选》第3集，王沐选编，中医古籍出版社，1989，第239~240页。

④赵献可：《医贯》，晏婷婷校注，中国中医药出版社，2009，第3页。

⑤徐大椿：《徐灵胎医书全书》，刘洋主编，中国中医药出版社，1999，第79~80页。

心”[1]。印度佛教经典《大乘起信论》阐扬一心生万法说，立“一心二门”的法门，一心即众生之心，心摄一切世间法与出世间法；二门为心真如门和心生灭门。心包括了真如和生灭，真如即本体，生灭指生起与灭尽，故心有二相，即真如相和生灭相，二者相合，就是阿赖耶识[2]。禅宗以心为万法之根本，留宋日僧荣西《兴禅护国论序》云：“大哉心乎！天之高不可极也，而心出乎天之上；地之厚不可测也，而心出乎地之下；日月之光不可逾也，而心出乎日月光明之表；大千沙界不可穷也，而心出乎大千沙界之外。其太虚乎！其元气乎！心则包太虚而孕元气者也。天地待我而覆载，日月待我而运行，四时待我而变化，万物待我而发生。大哉心乎！吾不得已而强名之也”[3]。医学的心，既指心脏，同时心主神明、主神志，故实为肉团心和缘虑心的集合体。赵献可借鉴了《大乘起信论》“一心二门”说，将“心”的范畴扩充到真如心、如来藏心的层次，心与命门一心二相，建构了一个在佛教心本体论基础上的，儒释道三教合一的，理论上综合了形而上与形而下的命门学说体系，或可称为“大心”本体论体系。

心为君主之官，为十二官之一。《素问·灵兰秘典论》又说“主不明则十二官危”[4]，赵献可据此提出心不是真正的君主，心君“当与十二官平等，不得独尊心之官为主。若以心之官为主，则下文主不明则十二官危当云十一官矣”。

或问心既非主，而君主又是一身之要，然则主果何物耶？何形耶？何处安顿耶？余曰：悉乎问也！若有物可指，有形可见，人皆得而知之矣。惟其无形与无物也，故自古圣贤因心立论，而卒不能直指其实。孔门之一贯，上继精一执中之统，惟曾子、子贡得其传。然而二子俱以心悟，而非言传也。若以言传，当时门人之所共闻，不应复有何谓之问也。后来子思衍其传而作《中庸》，天命之性，以中为大本，而终于无声无臭。孟子说不动心有道，而根于浩然之气，及问浩然之气而又曰难言也。老氏《道德经》云：谷神不死，是为玄牝。玄牝之门，造化之根。又曰：恍恍惚惚，其中有物。佛氏《心经》云：空中无色，无受想形识，无眼耳鼻舌身意。又曰：万法归一。一归何处？夫一也，中也，性也，浩然也，玄牝也，空中也，皆虚名也，不得已而强名之也。立言之士皆可以虚名著论，至于行医济世，将以何味的为君主之药，而可以纲维一身之疾病耶？余一日遇一高僧问之：自心是佛，佛在胸中也？僧曰：非也。在胸中者是肉团心，有一真如心是佛。又问僧曰：真如心有何形状？僧曰：无形。余又问：在何处安寄？僧曰：想在下边。余曰：此可几于道矣[5]。

赵献可从“自古圣贤因心立论”而引申出儒道释三家对“心”的解读。“孔门之一贯”，出自《论语·里仁》，孔子对曾子说：“吾道一以贯之。”曾子解释为“忠恕”之道[6]。“精一执中”，出自古文《尚书·大禹谟》：“人心惟危，道心惟微；惟精惟一，允执厥中”[7]。此十六字以“心”为主题，蔡沈《书经集传序》说“精一执中”是尧舜禹相授之心法[8]，赵献可说曾

①方立天：《方立天文集–第五卷–中国佛教哲学要义》（上），中国人民大学出版社，2012，第217页。
②方立天：《方立天文集–第五卷–中国佛教哲学要义》（下），中国人民大学出版社，2012，第647~651页。
③北京大学哲学系东方哲学史教研组：《日本哲学》第一集《古代之部》，商务印书馆，1962，第44页。
④《黄帝内经素问校释》上册，山东中医学院、河北医学院校释，人民卫生出版社，1982，第125页。
⑤赵献可：《医贯》，晏婷婷校注，中国中医药出版社，2009，第2~3页。
⑥鲍建竹：《论语》，当代世界出版社，2007，第80页。
⑦《尚书》，冀昀主编，线装书局，2007，第20页。
⑧蔡沈：《书经集传》，上海古籍出版社，1987，第1页。

子、子贡得孔子之传都是心悟，古圣贤“因心立论”，这个“心”不是指心脏的实体，而是指“心性”。心既为实体之心脏，又具有主宰精神意识的功能，《黄帝内经》中“心”即两个层次的统一体，既主血脉，又主神明。儒家对心主要论心性，如孟子云尽心知性，二程说人为天地心，朱子谓心统性情，心学更主张心即理，心概念范畴在儒学主要体现其伦理性、本体论的形而上层面，故朱子说五脏之心受病可以用药补，“这个心，则非菖蒲、茯苓所可以补也”[①]（《朱子语类》卷五《性理二》）。陆九渊言“宇宙便是吾心，吾心即是宇宙”，明代心学名家湛若水也说所谓的心，“非偏指腔子里方寸内”的心，而是能够包容宇宙，其著有《心性图说》，并作《心性图》（图2-5）说明其心学思想（《心性图》摘自《明儒学案》）。

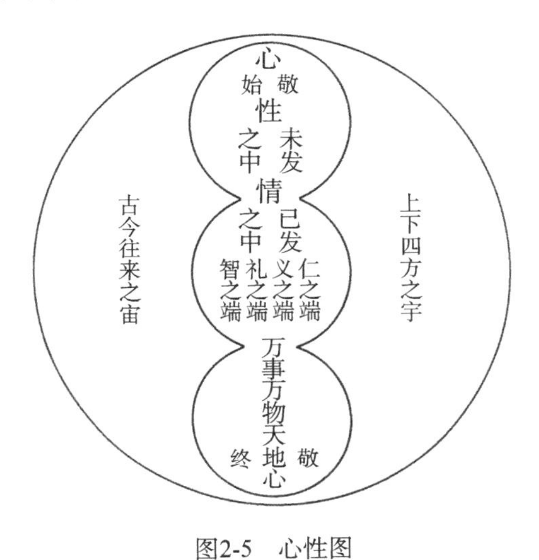

图2-5　心性图

性者，天地万物一体者也。浑然宇宙，其气同也。心也而不遗者，体天地万物者也。性也者，心之生理也，心性非二也……曰：何以小圈？曰：心无所不贯也。何以大圈？曰：心无所不包也。包与贯，实非二也。故心也者，包乎天地万物之外，而贯夫天地万物之中者也。中外非二也。天地无内外，心亦无内外，极言之耳矣。故谓内为本心，而外天地万物以为心者，小之为心也甚矣[②]（《明儒学案》卷三十七《甘泉学案·心性图说》）。

湛若水所说的“心”是包含贯穿天地万物的“大心”，客观上心是“宇宙之心”，是宇宙意志、万物本体；主观上心又能够体认天理、认识万物。天地与心同于一气，天地万物皆在此心中。图中小圈表明心贯穿于天地人三才，大圈表明心包含宇宙，包于天地万物之外，恻隐、羞恶、辞让、是非，仁义礼智，皆发于此心。未发之谓性，已发之谓情，修心养心，皆须从“敬”始，以“敬”终。此图比照于人身，则心位于上焦，一心贯通三焦，统摄内外，无所不包，五脏六腑、经络四肢百骸，皆归心所统摄，天人一理，天人一气，天人一心。“心”在儒释道三家哲学中都是非常重要的概念，明代甚至发展出了三教同心说，如明末高僧真可曾说：“学儒而能得孔氏之心，学佛而能得释氏之心，学老而能得老氏之心，则病自愈。”儒、释、老，皆为名谓而已，并非实质也。其实质是为心，“心也者，所以能儒能佛能老者也”。

①黎靖德：《朱子语类》第一册，王星贤点校，中华书局，1986，第87页。

②黄宗羲：《明儒学案》下册，沈芝盈点校，中华书局，1985，第876~878页。

"三家一道"名不同，而心则一[①]（《紫柏老人集》卷之九《长松茹退》）。

《性命圭旨》开篇录有三圣图，即孔子、如来和老子。

故三教圣人，以性命学开方便门，教人熏修，以脱生死[②]。

儒曰存心养性，道曰修心炼性，释曰明心见性。心性者，本体也。儒之执中者，执此本体之中也；道之守中者，守此本体之中也；释之空中者，本体之中本洞然而空也。道之得一者，得此本体之一也；释之归一者，归此本体之一也；儒之一贯者，以此本体之一而贯之也。余于是而知，不执中，不一贯，其成圣而孔子乎？不守中，不得一，其能玄而老子乎？不空中，不归一，其能禅而释迦乎？唯此本体，以其虚空无朕，强名曰中；以其露出端倪，强名曰一。言而中即一之藏也，一即中之用也。故天得此而天天，地得此而地地，人得此而人人。而天地人之大道原于此也[③]。

《性命圭旨》以心性为三教之本体，是天地之大道，赵献可说这个心在儒释道三家又称"一""中""性""浩然""玄牝""空中"，这些名称都是虚名，本来无法命名，"不得已而强名之也"。可见赵献可对心性的看法受《性命圭旨》的影响极大，但《性命圭旨》所说的心性本体是"虚空无朕"，而这个"虚"，在三教"皆可以虚名著论"，道家论"无"，佛教讲"空"，儒家主"静"，其实都是一个"虚"字，心中有窍，中空，亦正应一个"虚"字，湛若水说"虚者心之所以生也"，王廷相亦云"虚灵者，心之体"。李道纯《中和集》讲三教一理，皆在于一个"虚"字："为仙为佛与为儒，三教单传一个虚，亘古亘今超越者，悉由虚里作工夫"[④]。然而行医济世，却无法从虚论治，心既非真君主，三教之本体又不能脱离于心，为解决这一矛盾，赵献可从肉团心以外提出了真如心。

"自心是佛"，追溯这一说法应源于唐代马祖道一的洪州宗。马祖道一提出了"即心即佛"说，其后希运禅师又进一步发展为"心即是佛"。若自心是佛，那么佛当在胸中，而高僧却说这个佛的"心"不是肉团心，而是真如心，故而不在胸中，而在"下边"。这个"心"既然不是肉团心，就不存在物质的形象。真如心的特征，希运禅师形容为"不曾生不曾灭，不青不黄，无形无相，不属有无，不计新旧，非长非短，非大非小，超过一切限量名言""犹如虚空，无有边际，不可测度"[⑤]。真如心作为最高真实和绝对心体，是绝对无相的[⑥]。赵献可指这个真如心是真正的君主，故而亦无形无相。于人身寄于何处，僧曰："想在下边。"这个作为君主的真如心是什么，"下边"又是何处，《中和集》解释太极图的第一层，说："释氏曰：○，此者，真如也。儒曰：○，此者，太极也。吾道曰：○，此乃金丹也。"[⑦]真如心即太极，即金丹，在心与太极的关系上，邵雍即持心本体论，提出"心为太极"（《皇极经世·观物外篇》），李道纯亦将太极原有的生成义转化为心性本体义[⑧]，为赵献可将真如心转化为命门太极

---

①紫柏真可撰述，明学主编：《紫柏大师全集》，上海古籍出版社，2013，第195~222页。
②尤侗：《性命圭旨》，屈丽萍点校，山西人民出版社，1988，第7页。
③尤侗：《性命圭旨》，屈丽萍点校，山西人民出版社，1988，第8页。
④李道纯：《李道纯集》，张灿辉校点，岳麓书社，2010，第57页。
⑤希运禅师：《黄蘖山断际禅师传心法要》，《禅修入门》，释延佛整理，九州出版社，2012，第270页。
⑥方立天：《方立天文集–第五卷–中国佛教哲学要义》（下），中国人民大学出版社，2012，第648~649页。
⑦李道纯：《李道纯集》，张灿辉校点，岳麓书社，2010，第39页。
⑧卿希泰：《中国道教思想史》第三卷，人民出版社，2009，第283页。

说提供了理论依据。同时赵献可为其真如心命门太极说也找到了医学上的依据：

《内经》曰七节之旁有小心是也，名曰命门，是为真君真主，乃一身之太极，无形可见，两肾之中是其安宅也[①]。

小心，出自《素问·刺禁论》“七节之傍，中有小心”。王冰注：“小心谓真心，神灵之宫室”[②]。《针灸甲乙经》《太素》小心均作“志心”，杨上善注说肾神为志，志心即肾之神。关于七节，各家说法不一，大都认为节指脊椎，七节指自下往上数第七椎，正是命门所在的位置。明代医家吴昆认为命门相火代君行事，故称小心，张介宾亦谓小心即命门，为真阳之所在，可见小心命门说在明代是一个较为普遍的说法。这个小心又称真心，故真心即命门，命门在两肾之间，赵献可说是元神所藏之处，又合于“志心”“神灵之宫室”，故代替心君为真君真主即名正而言顺。赵献可真如心命门太极说无论是在哲学上还是在医学上，其理论依据皆极为充分。

医学上心自此开始有二相，即真如心命门（可比作真如相），以及主精神意志的缘虑心（可比作生灭相），生灭相依附于作为心脏实体的肉团心，真如心命门为形而上，无形无相，源于先天，居于两肾之间；肉团心（包括缘虑心）为形而下，有形有相，成于后天，居于胸中。医学上“心”概念的范畴由此扩展为心与命门的集合，心与命门一心二相，合而为一大心，胸中之心为肉团心、缘虑心；下焦命门为真如心，为小心，为生命之本始。

二、命门太极说与先后天范畴形成

赵献可糅合儒释道三教之理，依据《太极图说》《心性图说》，同时参照《性命圭旨》反照图构建了人身命门太极图，将两肾、真水、真火统一其中，较孙一奎命门太极图更精致，更完善，使医学关于人体生命本原的探讨达到了一个较为完美的哲学高度。他说，“中”字象形，正是太极之形，人禀受天地之中以生，故而太极之形亦在人身之中，此论应源于邵雍“中为太极”说（《皇极经世·观物外篇》）。

赵献可太极形象图（图2-6）[③]取用了周子太极图的第一、二、三层。第二层水火匡廓图，根据人身（背向而坐）左右阴阳属性作以相关改动，将原图由内而外的四圈，保留第一、二圈，去掉第三、四圈，并将第二圈左右阴阳互换，以应命门、两肾的形态。第一圈中圈，周子谓其为太极之本体，赵献可以其为命门本体，其中两孔象征命门二窍，藏有真水、真火。周子太极图阳动在左，阴静在右，赵献可改为左阴右阳，对应图2-7、图2-8（二图标题原无，据文义补）的左肾（阴水）、右肾（阳水）。水火匡廓图左半边阳动为离卦，右半边阴静为坎卦，朱子注云：“乾坤位乎上下，而坎离升降乎其间”[④]（毛奇龄《太极图说遗义》引朱注）。赵献可之改动，由两肾之阴与中央命门之阳合成一坎卦，原坎离水火置于命门二窍，“升降乎其间”，在人身百骸周流不息。周子太极图第三层五行火在左，水在右，赵献可改为左水右火，对应图2-7、图2-8的左真水、右相火，原图五行之间有象征相互关系的连线，水火易位后，这个关系不能再按原图表示，故去掉了这些连线。这种改动使太极图与命门形态相吻合，使人身太极图具象化，较孙一奎太极图更加精细、完善。

①赵献可：《医贯》，晏婷婷校注，中国中医药出版社，2009，第6页。

②《黄帝内经素问》，王冰注，《中国医学大成续集》影印本，上海科学技术出版社，2000，第654页。

③赵献可：《医贯》，郭君双整理，人民卫生出版社，2005，第7~8页。

④周敦颐：《周敦颐集》，陈志明点校，中华书局，1990，第141~142页。

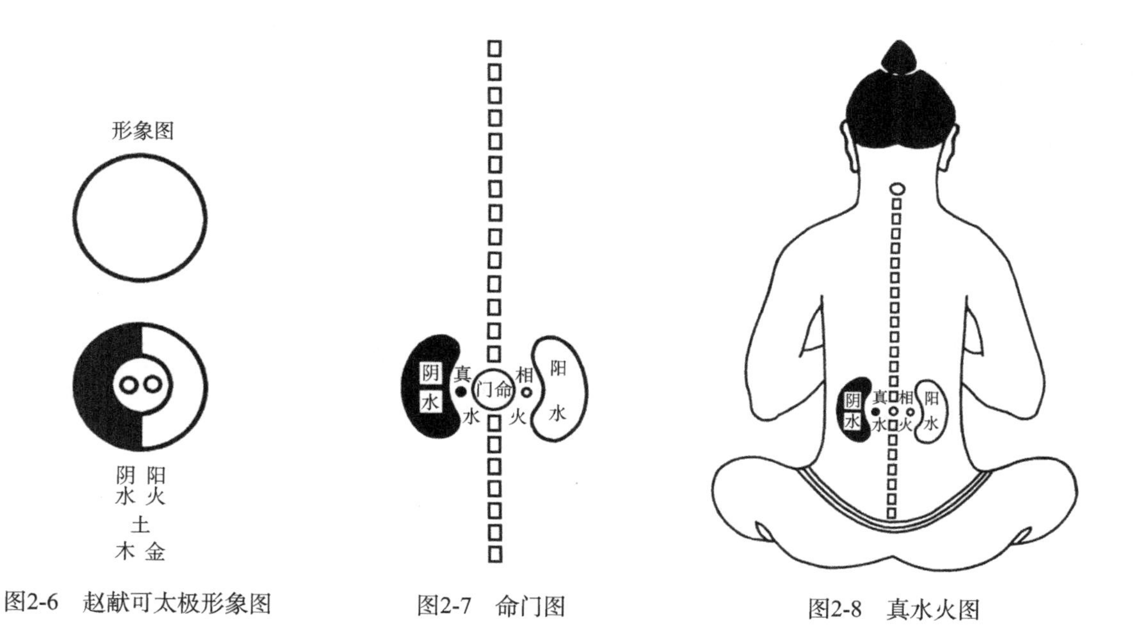

图2-6 赵献可太极形象图　　图2-7 命门图　　图2-8 真水火图

命门即在两肾各一寸五分之间，当一身之中，《易》所谓一阳陷于二阴之中，《内经》曰七节之旁有小心是也。名曰命门，是为真君真主，乃一身之太极，无形可见，两肾之中是其安宅也①。

命门在两肾中，命门左边小黑圈是真水之穴，命门右边小白圈是相火之穴。此一水一火俱无形，日夜潜行不息，两肾在人身中合成一太极……左边一肾属阴水，右边一肾属阳水，各开一寸五分。中间是命门所居之宫，即太极图中之白圈也。其右旁一小白窍，即相火也；其左旁之小黑窍，即天一之真水也，此一水一火俱属无形之气②。

对于命门的位置和属性，赵献可与孙一奎的思想较为一致，均认为其在两肾之间，无形无象，为一身之太极。是一阳陷于二阴之中，为坎中之阳，肾间动气。赵献可将原属于肾的真水与相火统一到命门之中，肾中之水，左肾属阴水，右肾属阳水，将肾水与真水从整体上分割开来，至此，人身之火有君火、相火之分，水也有肾水、真水之别。二水、二火的区别何在，赵献可引入了“先天”与“后天”的范畴说明之。赵献可将三焦从心包络转移到命门右旁小窍，“其右旁有一小窍即三焦”，三焦中的相火即顺理成章地流行在小窍之中，“如天君无为而治，宰相代天行化”，禀君命而行，周流于五脏六腑之间，是谓“先天无形之火”，心火君火为“后天有形之火”。命门左旁小窍流行者为天一真水，随相火潜行于周身，此水为“先天无形之水”，两肾所主之水为“后天有形之水”。“先天”与“后天”，在道教内丹家主要指精气神的划分。先天精气神包括元精、元气、元神，称为三宝，其中元气之气，内丹家又创造了一个专用字，即“炁”字，三宝之中，元神具宰制之能，为三宝之主。后天精气神，后天精指淫佚之精及其他体液，后天气指呼吸之气，后天神指思虑之神③。赵献可并作《先天要论》与《后

①赵献可：《医贯》，晏婷婷校注，中国中医药出版社，2009，第6页。
②赵献可：《医贯》，晏婷婷校注，中国中医药出版社，2009，第8~9页。
③卿希泰：《中国道教思想史》第三卷，人民出版社，2009，第297~298页。

天要论》，提出了医学上人体的先后天范畴，构成命门太极的元气、相火、真水为先天，“所谓先天者，指一点无形之火气也”，此先天无形之火，与后天有形之心火不同。后天则指有形的身体，一属有形，俱为后天，“自脏腑及血肉皮肤与夫涕唾津液皆是也”[①]。并将心、脾、肺、肝、肾五脏称为“后天有形之物”，心火、肾水皆属于后天。无形之火须配无形之水，此谓“同气相求”，故火有君相之分，水亦必有肾水与真水之别。赵献可的命门太极图在构图上与《性命圭旨》反照图（图2-9，摘自尹真人高弟《性命圭旨》，中央编译出版社，2013，第21页。）极为相似，可谓是反照图的简化与改良，只保留与命门有关的部分，将命门改置于两肾中间，“虎水”改为真水，置于命门左边小黑圈，“龙火”改为相火，置于命门右边小白圈，两肾分别为阴水、阳水。

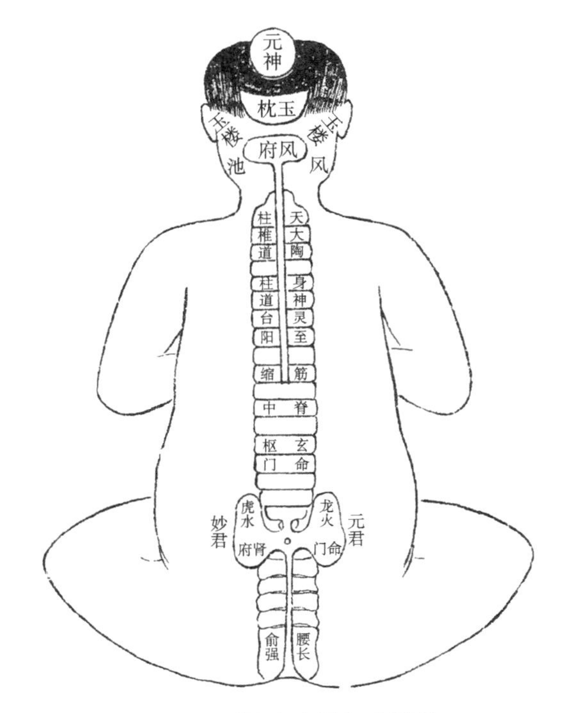

图2-9　《性命圭旨》反照图

水火为阴阳之根，“而误认心肾为水火之真，此道之所以不明不行也”。并以五星与日月为例，五星喻五脏，为后天，日月喻真阴真阳（真水真火），为先天，“试观之天上，金木水火土五星见在，而日月二曜所以照临于天地间者，非真阴真阳乎？”[②]这种改动使真水与相火之间形成了以命门太极为整体的水火既济关系，将心肾关系从心脏与肾脏的有形实体中置换于命门无形水火之下，从理论上完成了医学哲学从形下学到形上学的去实体化体系的建构。

三宝之中，赵献可以命门为元神，相火为元气，真水为元精，元神统率元气、元精，命门统领真水、相火，并以先天水火统御后天百骸，称命门为十二经之主，五脏六腑诸脏腑功

---

①赵献可：《医贯》，晏婷婷校注，中国中医药出版社，2009，第136页。

②赵献可：《医贯》，晏婷婷校注，中国中医药出版社，2009，第16页。

能皆依赖于命门的主宰作用。肾无命门则无以作强，“而伎巧不出”；膀胱无命门则三焦不能气化，“而水道不行”；脾胃无命门蒸腐水谷，“而五味不出”；肝胆无命门则不能决断，“而谋虑不出”；大小肠无命门则不能变化，“而二便闭”；心无命门则神明昏，“而万事不能应矣”。这就是《黄帝内经》所谓“主不明则则十二官危”的含义。以脾胃为例，饮食入于胃，“犹水谷在釜中，非火不熟”。唐代道士张果《太上九要心印妙经·八卦朝元统要》论火生土，云：“一气者，火也，火生戊己”[①]。中央戊己土，由元气相火所生，脾胃能运化食物，皆有赖于少阳无形之相火在下焦蒸腐，赵献可说脾胃中之火是土中之火，纳音所谓炉中火。炉中火是命理学甲子纳音中火的一种，赵献可喻脾胃为炉，脾胃之火为炉中火，命门相火为煤炭，以说明命门相火在脾胃运化水谷中的重要作用，“中焦无形之气，所以蒸腐水谷，升降出入，乃先天之气”，脾土的功能，“非得先天之气不行”。

先天无形，本来无可称呼，称为君主，但为不得已，勉强立名而已。

余所谓先天者，指一点无形之火气也。后天者，指有形之体，自脏腑及血肉皮肤与夫涕唾津液皆是也……至于先天者，无形可见，即《易》中帝出乎震之帝、神也者，妙万物而为言之神是也。帝与神，即予《先天要论》中所称真君真主，本系无形，不得已而强立此名，以为主宰先天之体，以为流行后天之用[②]（《医贯·后天要论·补中益气汤论》）。

赵献可用先后天对人体的功能和形体作了区分，命门真火支配有形的身体。其对先后天的划分源于陆西星《玄肤论》，是书《先天后天论》说：“先天之真不可见，凡可见者，皆后天也。今之言涕唾津精气血液者，皆有形滓质之物，俱属后天。”先后天相互依存，若“后天之用竭，而先天不存也”[③]。命门先天君主无形无相，其作用如出乎震之帝与神，神是指“妙万物而为言”的自然规律。对道教元气、元神、元精，王阳明曾说：“只是一件，流行为气，凝聚为精，妙用为神”[④]（《传习录》上）。三者涵三为一，统一于命门之中，为先后天主宰，故命门“主宰先天之体，流行后天之用”。考赵献可命门太极学说，在参考道教思想以外，又较多受到阳明心学的先后天与本体工夫相关思想影响。如晚明王门名儒吕坤论先后天、太极，说：

有在天之天，有在人之天。有在天之先天，太极是已；有在天之后天，阴阳五行是已。有在人之先天，元气、元理是已；有在人之后天，血气、心知是已[⑤]（《呻吟语·天地》）。

太极、阴阳五行是天之先天、后天，元气、元理，血气、心知，是人之先天、后天，血气代表人的肉体，心知指人的精神，血气、心知来源于先天之元气[⑥]。孙一奎在太极命门说中引入了理气关系，而赵献可不欲务虚，故不谈理，只借以论先天元气、后天血气心知，先天统摄后天，并据此将心主宰的精神意志也归结于后天的范畴。关于体用，王阳明说“体用一源，有是体即有是用”[⑦]（《传习录》上）。江右王门王畿（龙溪）论感与寂之体用，未发者为先天，

①张果：《太上九要心印妙经》，《道藏气功要集》，洪丕谟编，上海书店出版社，1991，第311~312页。

②赵献可：《医贯》，晏婷婷校注，中国中医药出版社，2009，第136~137页。

③陆西星：《道教五派丹法精选》第3集，王沐选编，中医古籍出版社，1989，第245~246页。

④王守仁：《王阳明全集》上册，吴光等编校，上海古籍出版社，2017，第17页。

⑤吕坤：《呻吟语》，岳麓书社，1991，第196页。

⑥张学智：《中国儒学史·明代卷》，北京大学出版社，2011，第429页。

⑦王守仁：《王阳明全集》上册，吴光等编校，上海古籍出版社，2017，第16页。

云先天之功用在后天：

夫寂者，未发之中，先天之学也。未发之功，却在发上用。先天之功，却在后天上用……即寂而感行焉，即感而寂存焉[①]（《致知议辩》）。

又关于主宰与流行，浙中王门季本将主宰、流行与理、气相结合，主张流行中有主宰，主宰在内，流行在外[②]。

理者，阳之主宰，气者，阴之包含。时乎阳也，主宰彰焉，然必得阴以包含于内，而后气不散；时乎阴也，包含密焉，然必得阳以主宰于中，而后理不昏。此阴中有阳，阳中有阴，所谓道也。《易》言：通乎昼夜之道而知。知即乾知大始之知，正谓主宰。昼之知，主宰之应乎外也，虽当纷扰而一贞自如；夜之知，主宰之藏乎内也，虽入杳冥而一警即觉。此惟阴阳合德者能之。知主宰之为知，则知乾刚之为理矣。知理则知阳，知阳则知阴矣[③]（《说理会编》卷一《性理》）。

自然者，流行之势也，流行之势属于气者也。

夫坤，自然者也，然以承乾为德，则主乎坤者，乾也[④]（《说理会编》卷一《性理》）。

理气二者，理为阳，为主宰，白昼应于外，夜间藏于内；气为阴，包含于内，阴阳二者阴中有阳，阳中有阴，阴阳合德。赵献可以先后天、体用、主宰流行阐述命门，将这些范畴都统一在一个命门之中。命门元神为体，为先天之主宰，命门相火（元气）、真水（元精）为元神之用，日夜潜行不息，流行于后天五脏六腑、四肢百骸。朱子论“体用一源，显微无间”，说：

浩浩大化之中一家自有一个安宅，正是自家安身立命主宰知觉处，所以立大本，行达道之枢要，所谓体用一源，显微无间者乃在于此[⑤]（《朱文公文集》卷三十二《答张敬夫》）。

朱子以心为主宰，天命流行不息，心体流行不息，体用一源，显微无间。赵献可以命门代替心为主宰，以两肾之间为其安宅，是人身“安身立命主宰之处”，命门立人身之大本，命门水火流行不息，行达道之枢要，体用一源，显微无间。

命门为君主，然“心为无用之物耶”？“心外之道”是否还可以称为“至道”？赵献可将心肾二脏比作帝王的宫殿，二脏只是帝王工作、休息的场所：

皇极殿是王者向明出治之所也，乾清宫是王者向晦晏息之所也，指皇极殿而即谓之君身可乎？盖元阳君主之所以为应事接物之用者，皆从心上起经纶，故以心为主；至于栖真养息而为生生化化之根者，独藏于两肾之中，故尤重于肾，其实非肾而亦非心也[⑥]。

《淮南子·精神训》云：“心者，形之主也，而神者，心之宝也”[⑦]。心只是一个形，其功能作用在于所藏之神。张果《太上九要心印妙经·橐龠秘要》亦云：“心者神之宅，肾者气之

①吴震：《王畿集》，凤凰出版社，2007，第133~134页。
②张学智：《中国儒学史·明代卷》，北京大学出版社，2011，第228~230页。
③季本：《说理会编》，黄琳点校，天津古籍出版社，2017，第5页。
④季本：《说理会编》，黄琳点校，天津古籍出版社，2017，第10~11页。
⑤朱熹：《朱文公文集》第3册，《四部丛刊》涵芬楼影印本，商务印书馆，1919，第501页。
⑥赵献可：《医贯》，晏婷婷校注，中国中医药出版社，2009，第10页。
⑦刘安：《淮南子》，顾迁译注，中华书局，2009，第114页。

府”“凡是有相，皆为虚妄，无相之相，是谓真相”[①]。心为宅，肾为府，二脏均不是真相，何谓真相？“真相者，神气也。神者心之主，气者肾之本”（同上）。真相不是心肾，而是其中所藏神气，是主宰人身功能活动的真正的君主、帝王。心如皇极殿，帝王向明而治于此处，肾若乾清宫，是帝王向晦晏息之所，即心肾二脏是元阳君主——元神出入之处，是元神工作与休息的场所。朱子云：“人精神飞扬，心不在壳子里面，便害事”“人常须收敛个身心，使精神常在这里”[②]（《朱子语类》卷十二《学六》）。“皆从心上起经纶”，出自邵雍《伊川击壤集·观易吟》“一物其来有一身，一身还有一乾坤。能知万物备于我，肯把三才别立根。天向一中分体用，人于心上起经纶。天人焉有两般义，道不虚行只在人”[③]。天地人是为三才，孟子说“万物皆备于我”[④]（《孟子·尽心上》），以心为万物之本，天地以“一”“中”“太极”为本，人以心为本，天道、地道、人道统为一理，“心”，如如不动之“真心”，即天地人之主宰、根本。日间元神处理日常事务，故将心比作皇极殿，晚间于肾间休养生息，故将肾比作乾清宫，皇极殿与乾清宫皆不是帝王，故心肾二脏也都不可称为君主，心肾只是帝王不同活动状态的代称。

在命门水火之中，赵献可尤为重视相火，将之比喻为鳌山走马灯中之火，宋元明元宵节有用彩灯堆叠成山的习俗，像传说中的巨鳌形状，故称作“鳌山”，明代画作《南都繁会图》和《明宪宗元宵行乐图》中绘有元宵节观鳌山灯的画面。赵献可以灯喻人身躯壳，以灯中之火喻命门相火：

拜者，舞者，飞者，走者，无一不具，其中间惟是一火耳。火旺则动速，火微则动缓，火熄则寂然不动。而拜者，舞者，飞者，走者，躯壳未尝不存也。故曰汝身非汝所有，是天地之委形也。余所以谆谆必欲明此论者，欲世之养身者、治病者，的以命门为君主，而加意于火之一字。夫既曰立命之门，火乃人身之至宝[⑤]。

火旺盛，则灯之动迅速，火微弱，则灯之动缓慢，若火熄灭则灯不动，归于寂然。灯之动犹人之动，拜舞飞走皆有赖于灯中之火，有赖于命门相火，相火旺盛，则人之行动迅速，相火微弱，则人之行动缓慢，若相火熄灭则人亦归于寂灭。故曰“汝身非汝所有，是天地之委形也”，此句出自《庄子·知北游》：

舜问乎丞曰：道可得而有乎？曰：汝身非汝有也，汝何得有夫道？舜曰：吾身非吾有也，孰有之哉？曰：是天地之委形也；生非汝有，是天地之委和也；性命非汝有，是天地之委顺也；子孙非汝有，是天地之委蜕也。故行不知所往，处不知所持，食不知所味；天地之强阳气也，又胡可得而有邪！[⑥]

人的身体、性命、子孙都不为人自己所拥有，而是天地所给予的，人的行走、居处和饮食都不过是天地之间气的运动而已。其中所说的“强阳气”，天地之气，于人，即命门动气，命门相火，是君主之火，人身生命的主宰，人身生命的至宝，故云“加意于火之一字”。这一命门相火，是养生立命“一以贯之”的核心与关键，是儒释道成圣、成佛、成仙的根本，养身养

①张果：《太上九要心印妙经》，《道藏气功要集》，洪丕谟编，上海书店出版社，1991，第311页。
②黎靖德：《朱子语类》第一册，王星贤点校，中华书局，1986，第199，201页。
③邵雍：《邵雍集·伊川击壤集》卷十五，郭彧整理，中华书局，2010，第416页。
④焦循：《孟子正义》，中华书局，1987，第882页。
⑤赵献可：《医贯》，晏婷婷校注，中国中医药出版社，2009，第7页。
⑥庄周：《庄子》，冀昀主编，线装书局，2007，第243~244页。

生，保养节欲，其要都在于温养此火，不可戕贼，不可寒凉以灭之。

所谓一贯也，浩然也，明德也，玄牝也，空中也，太极也，同此一火而已。为圣为贤，为佛为仙，不过克全此火而归之耳①。

赵献可又引陈希夷《正易消息》，云坎为乾水。坎卦中为阳爻，一阳陷于二阴中，水潜行地中以润万物，是因其中含有一元乾气而得以流行，故云“坎，乾水也，气也”。此水藏于命门太极之中，为先天之气所化，亦因含有一元乾气而得以流行周身，昼夜不息，赵献可称之为“上池真水”。上池之水出自《史记·扁鹊仓公列传》，扁鹊以上池之水送服长桑君所予禁方（秘方），30日后即可“视见垣一方人”，隔墙看物，透视人体。司马贞解释说上池水指不落地的水，如露水及竹木上水，《名医别录》亦言是竹篱头水及空树穴中水，此处赵献可引以言此水之神妙。气本无形，故真水亦无形，相火无形之火妄动，自须无形真水以沃之，真水、真火升降既宜，而成既济，唯有悟先天太极之真体，才能穷无形水火之妙用。

对于水火的关系，赵献可以太极阴阳互根的关系论之。一方面，相火为原，真水为主，相火禀命于命门，真水又随相火而流行周身，“自寅至申行阳二十五度，自酉至丑行阴二十五度，日夜周流于五脏六腑之间”，循夹脊上行至脑中而为髓海，泌津液，向外灌注于脉，以荣养四肢，向内灌注于五脏六腑，支撑脏腑功能。另一方面，提出“命门君主之火乃水中之火”，无形之火配无形之水，命门相火与真水之间“相依而永不相离也”，二者是互根互用的关系。

先天水火，原属同宫，火以水为主，水以火为原。故取之阴者，火中求水，其精不竭；取之阳者，水中寻火，其明不熄②。

先天水火之病皆为不足，本无有余，不可泻，只能补，须从火中求水，水中寻火。若火盛，缘真水之不足，若水盛，缘真火之不足，故而火盛者补水而不可祛火，水盛者补火而不可泻水，即王冰所谓“益火之原以消阴翳，壮水之主以镇阳光”。

三、五行范畴的扩展与生克制化关系的重构

《黄帝内经》时期，五脏与五行属性的对应，使五脏之间产生了生克制化的相互关系，这些关系在很长的历史时期一直指导着临证辨证论治方式方法。命门太极本体论以命门元气为本体，先天为体，后天为用，赵献可对医学先后天范畴的界定，明确了命门真水、真火与五脏五行各自的作用，以及相互之间的关系。真水、真火主宰先天之体、流行后天之用，后天的功能活动皆依赖于先天水火，故而先天真水、真火的功能随即代替了五脏中的肾水和心火，进入五行生克制化的关系网络。五行范畴扩展为先天水火与后天五行的集合，使医学形成了两套五行体系，五脏五行之间的生克制化关系因而获得重构，这些变化也进一步影响了相关疾病的辨证论治。

阴阳交变化生五行，“行”的含义，宋代廖礼伯《五行精纪》说：“五行者，往来乎天地之间而不穷者也，是故谓之行”③。张介宾说是行阴阳之气，《类经图翼·五行统论》云：“五行

①赵献可：《医贯》，晏婷婷校注，中国中医药出版社，2009，第8页。
②赵献可：《医贯》，晏婷婷校注，中国中医药出版社，2009，第18页。
③廖中：《五行精纪》，郑同点校，华龄出版社，2010，第53页。

即阴阳之质，阴阳即五行之气，气非质不立，质非气不行。行也者，所以行阴阳之气也”“天地之间，无往而非水火之用”[①]。水火为阴阳之用，为阴阳二气功能的体现，阴阳二气既生五行，又以五行为归。随着先后天范畴的形成，赵献可将先天水火介入五行的生克关系中，专门作《五行论》，说 “五行各具一太极”，以水火为例详细阐述了“五行各有五”，并提出了水养火、水生金、水补土、木培土等新的五行关系。

以火言之，有阳火，有阴火，有水中之火，有土中之火，有金中之火，有木中之火。阳火者，天上日月之火，生于寅而死于酉；阴火者，灯烛之火，生于酉而死于寅，此对待之火也。水中火者，霹雳火也，即龙雷之火，无形而有声，不焚草木，得雨而益炽，见于季春而伏于季秋。原夫龙雷之见者，以五月一阴生，水底冷而天上热，龙为阳物，故随阳而上升；至冬一阳来复，故龙亦随阳下伏，雷亦收声，人身肾中相火亦犹是也。平日不能节欲，以致命门火衰，肾中阴盛，龙火无藏身之位，故游于上而不归。是以上焦烦热咳嗽等证，善治者以温肾之药从其性而引之归原，使行秋冬阳伏之令而龙归大海，此至理也……如灯烛火亦阴火也，须以膏油养之，不得杂一滴寒水，得水即灭矣[②]（《医贯》卷一《玄元肤论·五行论·论五行各有五》）。

赵献可以先天为本，故“于五行中独重水火”。以火而言，归纳了六种火，有阳火、阴火、水中火、土中火、金中火、木中火，有关内容多引自命理学，如《三命通会·论天干阴阳生死》[③]通论天干与阴阳五行的关系，说丙火为阳火，“丽乎中天，普照六合，在天为日为电，在地为炉为冶”，生于寅而死于酉，电即雷电，又称霹雳火、龙火、雷火；丁火为阴火，“在天为列星，在地为灯火”，生于酉而死于寅。阳火、阴火，赵献可称为“对待之火”，“对待”，相对之意，是对火阴阳属性的总分类。在脏腑，五行中火对应心火与小肠火，心与小肠相表里，在五行皆属火，与天干相配，即丙丁火。二者的阴阳属性，心为脏，属阴，为丁火；小肠为腑，属阳，为丙火。而赵献可则用相火代替了小肠火，与心火相对待，《五行论》说：“火有丙火属阳，丁火属阴，人身之相火属手少阳，心火属手少阴。”相火正常情况下温养周身，支持人体生命活动，正如日悬中天，普照六合。一旦命门火衰，阴寒内盛，则相火不能潜藏，妄动而发为龙雷之火，赵献可称为“阴虚火衰”。《三命通会》说霹雳火：“此火须资风水雷方为变化。”龙出于海，于春季风木气盛时随阳气上升，激发为雷电，即霹雳火。相火为龙雷之火，藏于肾水，出于肝木，发于上焦，见烦热咳嗽等火热之证，各方面显现的特征均符合霹雳火“资风水雷”而形成的变化，故相火符合“阳火”的特点。相火同时又有“阴火”的属性，相火需真阴、真水的滋养，符合灯烛之火“须以膏油养之”的特点。膏油指真阴、真水。若膏油不足，则“肾水（真水）干枯而火偏盛”，发为阴虚火旺证，也属于龙雷之火、霹雳火。龙雷之火的治疗赵献可提出两个途径，阴虚火衰者从其性而引之归原，用温肾药甘温除大热；阴虚火旺者补水以配火，壮水之主以镇阳光，总之不宜用苦寒之剂。简而言之，若命火衰为阳虚，即温阳；若阴火旺为阴虚，则养阴。

其余炉中火者，乃灰土中无焰之火，得木则烟，见湿则灭，须以炭培，实以温烬。人身脾

---

①张介宾：《张景岳医学全书》，李志庸主编，中国中医药出版社，1999，第624，626页。

②赵献可：《医贯》，晏婷婷校注，中国中医药出版社，2009，第22~23页。

③万民英：《三命通会》，陈明注释，中医古籍出版社，2008，第97页。

土中火，以甘温养其火而火自退。

空中之火附于木中，以常有坎水滋养，故火不外见。惟干柴生火，燎原不可止遏，力穷方止。人身肝火内炽，郁闷烦躁，须以辛凉之品发达之。经曰：木郁则达之，火郁则发之。使之得遂其炎上之性，若以寒药下之则愈郁矣，热药投之则愈炽矣。

金中火者，凡山中有金银之矿，或五金埋瘗之处，夜必有火光，此金郁土中而不得越，故有光辉发见于外。人身皮毛空窍中自觉针刺蚊咬，及巅顶如火炎者，此肺金气虚，火乘虚而现，肺主皮毛故也。经曰东方木实，因西方金虚也。补北方之水即所以泻南方之火，虽曰治金中之火而通治五行之火，无余蕴矣[①]（《医贯》卷一《玄元肤论·五行论·论五行各有五》）。

炉中火即土中之火，在脏应脾。炉中火属于无焰之火，“得木则烟，见湿则灭”，指此火若遇肝木旺则火起，脾土畏湿，若湿盛则土虚生寒。以炭培、以温烬，指脾土之火若有失常应当温养，予李杲甘温除热之法，“劳者温之，损者温之”。空中之火即木中火，在脏应肝。肝火需“坎水滋养”，意指肝火需肾水、真水的涵养方可伏藏而不外见，否则便如干柴生火，妄动而发为龙雷，“燎原不可止遏”。肝木又有生发的特性，若郁而不发，化生火热，见郁闷烦躁，应达之、发之，辛可发散，凉则去火，故云“须以辛凉之品发达之”，遂其性而愈。慎不可以寒凉药攻下，亦不可予热药助火，是肝郁之火与其他火证不同的特点。金中火指肺金亏虚，火乘之而起，主要表现为上焦、毛窍病变，如针刺蚊咬、巅顶如火等。“东方实，西方虚，泻南方，补北方”，出自《难经·七十五难》，主要讲五行相制之法。日人滕万卿《难经古义》注云：“东实西虚，即谓肝木实，肺金虚，皆是病之所在焉。泻南补北，即谓泻心火，补肾水，皆是治之所归焉”。[②]赵献可此处论肺火的由来，是肺金不足，无以制木，肝木亢盛而生心火，火又克金导致金虚火旺。治南北而不治东西，是一种权变之法，滕万卿说：“以五行相制之常为之治则，当补肺泻肝而平之。今弃东西而治南北者，非经常之法，犹之儒家有权，兵法有奇乎”（同上）。虚则补其母，实则泻其子，今肺虚火盛，不补肺补脾，而用滋水涵木之法，补肾水以泻火制肝，抑木扶金。

以水言之，有阳水，有阴水，有火中之水，有土中之水，有金中之水，有木中之水。阳水者，坎水也，气也。希夷先生《阴阳消息论》曰：坎以一阳陷于二阴，水气潜行地中，为万物受命根本，盖润液也，气之液也。《月令》于仲秋云：杀气浸盛，阳气日衰，水始涸。是水之涸，地之死也。于仲冬云：水泉动。是月一阳生，是水之动，地之生也。谓之火中之水可也，谓之土中之水可也。阴水者，兑泽也，形也。一阴上彻于二阳之上，以有形之水普施万物，下降为资生之利泽。在上即可谓雨露之水，在下即为大溪之水[③]（《医贯》卷一《玄元肤论·五行论·论五行各有五》）。

坎，乾水也，气也，即小而井，大而海也。兑，坤水也，形也，即微而露，大而雨也。一阳陷于二阴为坎，坎以水气潜行地中，为万物受命根本，故曰润万物者莫润乎水。一阴上彻于二阳为兑，兑以有形之水普施于万物之上，为资生之利泽，故曰：说万物者，莫说乎泽[④]（《医

①赵献可：《医贯》，郭君双整理，人民卫生出版社，2005，第19页。

②滕万卿：《珍本医书集成·难经古义》，裘吉生主编，上海科学技术出版社，1985，第65页。

③赵献可：《医贯》，晏婷婷校注，中国中医药出版社，2009，第23~24页。

④赵献可：《医贯》，晏婷婷校注，中国中医药出版社，2009，第77~78页。

贯》卷四《先天要论·水火论》)。

与火的分类相同，赵献可亦将水分为六类——阳水、阴水、火中水、土中水、金中水、木中水，阳水、阴水是对水阴阳属性的总分类。这两段内容如坎为乾水、井、海，兑为坤水、露、雨等皆引自陈抟注麻衣道者的《正易心法》,《阴阳消息论》疑即为此书。《正易心法》四十二章，由麻衣道者所传，陈抟又作了注释，反映了其先天易学思想，是道家象数派易学的代表作。上文主要摘录了《正易心法》的第十三章注文，是对“坎兑二水，明须识破，坎润兑说，理自不同”[①]的注解。阳水是无形之水，是水气，在卦为坎。坎卦中间阳爻，一阳陷于二阴之中，一阳，即一元乾气，坎卦的阳爻来自于乾父卦。水凭此一阳而化气，在地中潜行，出于井，出于海，发挥濡润作用。仲秋、仲冬之语出自《礼记·月令》,仲秋是秋季的第二个月，即农历八月，此时昼夜长短相等，故《礼记·月令》说：“是月也，日夜分，雷始收声。”仲秋之后阳气减少，逐渐昼短夜长，故曰：“杀气浸盛。”“水始涸”,郑玄注说水是指雨气，自然的变化，八月雨水未歇，“九月水始涸，不得在八月也”[②]。“地之死”,无水，土地亦失去生机。仲冬是冬季第二个月，农历十一月，一阳来复，水应之而动，郑玄注云：“水泉动，润上行”[③]。土地也开始焕发生机。按文中赵献可说雨露是有形之水，仲秋与仲冬所指皆为坎水，应属同一种水，故其所谓“水始涸”之水应指“水泉”。水为万物受命的根本，应阳气的消长而变化，故称“乾水”,是“气之液”。坎水无形，随阳气而动，故赵献可又称其为火中水，在地中潜行，故又为土中水。阴水是有形之水，应兑卦，兑为泽，包括雨露溪流之属。“说万物者，莫说乎泽”,出自《周易·说卦》,“说”,即悦，欣悦、和悦。

人之饮食入胃，命门之火蒸腐水谷，水谷之气上熏于肺，肺通百脉，水精四布，五经并行，上达皮毛，为汗，为涕，为唾，为津；下濡膀胱，为便，为液。至于血亦水也，以其随相火而行，故其色独红，周而复始，滚滚不竭。

夫水有如许之不同，总之归于大海。天地之水以海为宗，人身之水以肾为源，而其所以能昼夜不息者，以其有一元之乾气为太极耳[④](《医贯》卷一《玄元肤论·五行论·论五行各有五》)。

诸水与人身相类比，命门相火蒸腐所形成的水谷之气，所谓水精，即为坎水，输布于周身，化为有形之水，如汗、涕、唾、津、便、液之类。血亦是水，赵献可说血液之红是相火之色，相火推动血液流行，周而复始，这些都属于阴水。又有骨髓为金中水，关于木中水，赵献可未明确是人身何物，只说“巽木入于坎水而上出，其水即木中之脂膏”。若从肝阴论，乙癸同源，前亦述及肝火需坎水滋养，此水也即肾水、真水。无论何水，有形之水皆以肾为源，也就是以命门太极为源，都为无形真阴、真水所化，由真阳、相火推动，在水火互济中发挥滋养生命的作用，故云“一元之乾气为太极”。

在先天无形水火的参与下，赵献可提出了新的五行关系：

近世人皆曰水克火，而余独曰水养火。世人皆曰金生水，而余独曰水生金。世人皆曰土克

①陈希夷：《麻衣道者正易心法》,商务印书馆，1939，第4页。

②郑玄注，孔颖达疏：《十三经注疏·礼记正义》,龚抗云整理，北京大学出版社，1999，第529页。

③郑玄注，孔颖达疏：《十三经注疏·礼记正义》,龚抗云整理，北京大学出版社，1999，第556页。

④赵献可：《医贯》,晏婷婷校注，中国中医药出版社，2009，第24~25页。

水，而余独于水中补土。世人皆曰木克土，而余独升木以培土……讵知君相二火以肾为宫，水克火者，后天有形之水火也；水养火者，先天无形之水火也[1]（《医贯》卷一《玄元肤论·五行论》）。

在原有五行关系上，水克火、金生水、土克水、木克土，而赵献可用真水、真火代替原五行中的水火，故而出现了水养火、水生金、水补土、木培土的全新关系形态。

人之声音出自肺金，清浊轻重，丹田所系，不求其原，徒事于肺，抑末也。今之言补肺者人参、黄芪，清肺者黄芩、麦冬，敛肺者五味、诃子，泻肺者葶苈、枳壳，病之轻者岂无一效，若本原亏损毫不相干。盖人肺金之气夜卧则归藏于肾水之中，丹家谓之母藏子宫，子隐母胎。此一脏名曰娇脏，畏热畏寒。肾中有火则金畏火刑而不敢归，肾中无火则水冷金寒而不敢归，或为喘胀，或为咳哕，或为不寐，或为不食，如丧家之狗。斯时也，欲补土母以益子，喘胀愈甚；清之泻之，肺气日消，死期迫矣。惟收敛者仅似有理，然不得其门，从何而入?《仁斋直指》云：肺出气也，肾纳气也。肺为气之主，肾为气之本。凡气从脐下逆奔而上者，此肾虚不能纳气归元也，毋徒从事于肺，或壮水之主，或益火之原，火向水中生矣[2]（《医贯》卷一《玄元肤论·五行论》）。

金与水、肺与肾的关系，赵献可引杨士瀛《仁斋直指方论》阐发水生金之意，与孙一奎呼吸根于元气的意见一致。人声音虽出自肺，但皆系于丹田、命门，也就是肾。“母藏子宫，子隐母胎”是道教内丹家言，论金水关系，是成丹的重要因素，魏伯阳《周易参同契》云：“金为水母，母隐子胎。水者金子，子藏母胞。”无名氏注云：“金能生水，故曰母金。金在坎中，故曰隐子胎。坎为肾，肾虽金之子，必先藏于母之胞，而后有此身也”[3]（无名氏《周易参同契注》，见魏伯阳著，朱熹等注，《周易参同契集释》）。赵献可主要依据“母藏子宫”说，谓肺金之气夜卧休息时则归藏于肾水之中，此处肾水指命门。肺为娇脏，其性畏热畏寒，若命门火盛，“则金畏火刑而不敢归”；或命门火衰，“则水冷金寒而不敢归”，发为喘胀、咳哕、不寐、不食之症，即肾不纳气，肺气失归，赵献可喻此肺金之气为“丧家之狗”。上述肺病的常规治法，往往以人参、黄芪、黄芩、麦冬、五味、诃子、葶苈、枳壳之类，或补或清，或敛或泻，若病轻者尚可有效，但若肾不纳气，赵献可说是为命门本源亏损，不可补土，亦不可清金，若仅从肺论治则是舍本逐末，反而使喘胀愈甚、肺气日消。故须从先天水火入手，或壮水之主，或益火之源，是求本之治。

至于木也者，以其克土，举世欲伐之。余意以为木藉土生，岂有反克之理？惟木郁于下，故其根下克。盖木气者乃生生之气，始于东方……春升之气也，阳气也，元气也，胃气也，同出而异名也。我知种树而已，雨以润之，风以散之，日以暄之，使得遂其发生长养之天耳。及其发达既久，生意已竭，又当敛其生生之气，而归于水土之中，以为来春发生之本，焉有伐之之理?

张仲景立建中汤以建脾土，木曰曲直，曲直作酸，芍药味酸属甲木；土曰稼穑，稼穑作甘，甘草味甘属己土，酸甘相合，甲己化土。又加肉桂，盖桂属龙火，使助其化也。仲景立方

---

①赵献可：《医贯》，晏婷婷校注，中国中医药出版社，2009，第19页。
②赵献可：《医贯》，晏婷婷校注，中国中医药出版社，2009，第20页。
③魏伯阳著，朱熹等注，《周易参同契集释》，中央编译出版社，2015，第82页。

之妙类如此，又以见木生土之义[①]（《医贯》卷一《玄元肤论·五行论》）。

在肝木与脾土的关系上，赵献可持甲己化土之说，木借土而生，正常情况下并不会克土，而是木生土、木培土，引李杲之说，谓木气为春升之气，也是阳气、元气，与胃气“同出而异名”，都为同源之气。又以种树为喻，当予风雨、日照，顺其天性而长养，其气得以生伸，必不克土。木气若被寒邪所郁，“即萎软抑遏而不能上伸，不上伸则下克脾土，而金水并病矣”。又或肾水不足，“无以为发生滋润之本”，肝木失于濡养，亦使木燥克土。至秋冬萧瑟之时，亦当收敛其生气而“归于水土”，以待来年生发，又如何可以“伐之”？关于“伐肝”，张介宾《质疑录·论肝无补法》说，凡一切癖、瘕、痞气、奔豚之类皆为肝虚、金衰、木横之病，当滋肾水以救之，切不可用疏利伐肝之剂，否则“愈疏而愈虚”。疏利之剂是指柴胡、青皮、枳壳、香附、郁金、延胡索等品，有疏肝理气解郁的作用，但过用可耗气伤阴。赵献可引《黄帝内经》“木郁则达之”文，主张用“达之”之法，前文已有述及。“达者，畅茂条达之义。”指用升发轻扬之剂“举而散之”，也就是风升生药，是为风散。以雨润，指滋肾水，养肝阴；日暄，指温养元阳元气。又以张仲景小建中汤为例，芍药味酸属甲木，甘草味甘属己土，二药酸甘相合，是为甲己化土。又肉桂属龙火，意指其温养元阳的作用，全方反映了木生土之义。又如赵献可论郁证主方逍遥散，谓柴胡、薄荷能发散少阳，二药为风阳药，可畅达木之郁气。继用六味丸加柴胡、芍药以滋水生木，用“风以散之”“雨以润之”，使木郁既舒，不克脾土，而郁证得愈。

独土金随母寄生，故欲补土金者，从寄生处而补其母，是以东垣有隔二之治，是从母也；有隔三之治，又从母之外家也[②]。

若夫土者随火寄生，即当随火而补。然而补火有至妙之理，阳明胃土随少阴心火而生，故补胃土者补心火，而归脾汤一方又从火之外家而补之，俾木生火，火生土也。太阴脾土随少阳相火而生，故补脾土者补相火，而八味丸一方，合水火既济而蒸腐之[③]（《医贯》卷一《玄元肤论·五行论》）。

在先天水火的参与下，传统五行的心火生脾土转换为真火生脾土。五行寄生、返魂、归库等语多用于命理学，赵献可用来表示脏腑关系。五行之间皆有母子寄生关系，土寄生于火，金寄生于土。对土金、脾肺二脏，赵献可用一“独”字，说明二脏更依赖于“寄生”，是与他脏不同之处。土金随母寄生，故要补脾肺皆需补母，是为隔二、隔三之治。隔二补母，隔三“从母之外家”，即补母之母，或可通俗称为“补外祖母”。若肺虚，隔二当补脾，隔三当补火。补土当补火，赵献可提出脾与胃的不同补法，心火生胃土，相火生脾土，故补胃土者补心火、并补肝木；补脾土者补相火，并补真阴。按赵献可说“补胃土者补心火”，似不应从字面理解，下文所举方剂归脾汤主治心脾两虚，是心、脾、肝三经之药，赵献可自己也说此汤是“三经之方”，“远志、枣仁补肝以生心火，茯神补心以生脾土，参、芪、甘草补脾以固肺气”[④]，与胃并无关系。土在经脉应阳明胃经、太阴脾经，叶天士论二经的关系，说：“太阴湿土得阳始

①赵献可：《医贯》，晏婷婷校注，中国中医药出版社，2009，第21~22页。
②赵献可：《医贯》，晏婷婷校注，中国中医药出版社，2009，第19页。
③赵献可：《医贯》，晏婷婷校注，中国中医药出版社，2009，第20页。
④赵献可：《医贯》，晏婷婷校注，中国中医药出版社，2009，第69页。

运，阳明阳土得阴自安，以脾喜刚燥，胃喜柔润也”[①]。太阴、阳明也是划分土之燥湿的一种称谓。燥则阴虚，归脾汤主治阴血不足，此处“补胃土”或可解为滋阴、养阴较为合理。补脾土则须补相火，如八味丸，卷四《先天要论・八味丸方》说本方“治命门火衰不能生土，以致脾胃虚寒”[②]，见饮食少思、大便不实、下元衰惫、脐腹疼痛、夜多溲溺等症。八味丸中含有六味丸，既补命火，又补真阴，故称“水火既济”。真水生真火，又是为隔三之治，故能“益脾胃而培万物之母”。赵献可又评补中益气汤，谓柴胡、升麻的作用是升发先天之气，借人参、黄芪之功而使升提有力，是“所以补益后天中之先天也”[③]。故赵献可说：

是余于五行中独重水火，而其生克之妙用又从先天之原，而与世论不同[④]（《医贯》卷一《玄元肤论・五行论》）。

明清时期命门本体论的形成，改变了传统五行关系体系，使先天水火成为五脏五行关系的主要构成元素，极大地影响了临证辨证论治方式方法，为虚证、重大疾病的辨治带来了新途径、新方法。赵献可融摄三教对命门太极体系的建构，是医学哲学史上的重要事件，具有里程碑式的意义。这一体系从哲学角度明确划分了人的形体和功能，赋予了功能的形而上主宰地位，并主张疾病的辨证论治应从形而上入手，从先天论治后天。以赵献可为代表的明代医家在儒道佛三教之外建构了具有自身特征的完整的生命哲学，既是对中医历代发展的总结与超越，也标志着医学哲学体系的成熟与完善，彰显了医学对生命本原和维护生命之道的追求。

①叶桂：《临证指南医案》，艾军、戴铭主校，中国中医药出版社，2009，第138页。

②赵献可：《医贯》，晏婷婷校注，中国中医药出版社，2009，第75页。

③赵献可：《医贯》，晏婷婷校注，中国中医药出版社，2009，第136页。

④赵献可：《医贯》，晏婷婷校注，中国中医药出版社，2009，第19页。

第九节　张介宾

张介宾（1563~1640年），明代著名医学家，字会卿，号景岳，其室名“通一斋”，故别号通一子，生活于嘉靖、万历、崇祯年间。祖籍四川绵竹，据其外孙林日蔚《景岳全书》跋[①]所述，明初其先祖曾以军功世袭绍兴卫指挥，遂迁居山阴会稽（今浙江绍兴）。张介宾之父为定西侯门客，十四岁时随父到北京，师从京畿名医金英（字梦石），尽得其传。张介宾青年时性格豪放，康熙朝两广转运使贾棠《景岳全书》序云其“豪杰士也”，“仗策游侠，往来燕冀间，慨然有封狼胥、勒燕然之想”[②]。壮岁从戎，参军幕府，“出榆关，履碣石，经凤城，渡鸭绿”（林日蔚跋），足迹及于山海关、凤城和鸭绿江等地。当时北方异族兴起，辽西局势已不可为，数年戎马无所成就，使其功名壮志，消磨殆尽，而“亲益老，家益贫”，故尽弃功名之心，解甲归乡，潜心医道，医名大彰，“时人比之仲景、东垣”。黄宗羲曾与之有过一面之缘，惜失之交臂，后应其甥蒋一玖所请，作《张景岳传》[③]，其中言道：“是以为人治病，沉思病原，单方重剂，莫不应手霍然，一时谒病者辐辏其门，沿边大帅皆遣金币致之。”张介宾一生著述宏富，有《类经》《类经图翼》《类经附翼》《景岳全书》《质疑录》等。《类经》是对《黄帝内经》的注释，《内经》自唐以来注述甚丰，各家注本颇多未尽之处，张介宾将《素问》《灵枢》经文重新分类编排注释，“综核百家，剖析微义，凡数十万言，历四十年而后成，西安叶秉敬谓之海内奇书”（黄宗羲《张景岳传》）。《景岳全书》则是一部赅括理论、本草、成方、临床各科的综合医学著作，“博采前人之精义，考验心得之玄微”（林日蔚跋），自成一家。书成后因缺乏资金，未能刊行，及至张介宾去世以后，由广东布政使鲁超（谦庵）捐资付梓，得以广为流传，“凡言医之家，莫不奉为法守”[④]（查嗣瑮序）。“纸贵五都，求者不易”[⑤]（《景岳全书》范时崇序）。对后世影响深远，清代医家章楠《医门棒喝》云：“尝见诵景岳者，其门如市”[⑥]。

张介宾所学极博，鲁超称其“于书无所不窥”，黄宗羲谓其“象数、星纬、堪舆、律吕，

①张介宾：《张景岳医学全书·景岳全书》，李志庸主编，中国中医药出版社，1999，第817页。
②张介宾：《张景岳医学全书·景岳全书》，李志庸主编，中国中医药出版社，1999，第815页。
③严世芸：《中国医籍通考》第2卷，上海中医学院出版社，1991，第2666~2667页。
④张介宾：《景岳全书》，岳峙楼藏版影印本，上海科学技术出版社，1959，第2页。
⑤张介宾：《张景岳医学全书·景岳全书》，李志庸主编，中国中医药出版社，1999，第816页。
⑥章楠：《医门棒喝》，文杲、晋生点校，中医古籍出版社，1999，第124页。

皆能究其底蕴”，并记录了两则轶事：“在辽阳道中，闻御马者歌声聒耳，介宾曰：此恶声也，不出五年，辽其亡矣。已而言验。所亲问以近事，介宾曰：我夜观乾象，宫车殆将晏驾，天下从此亦乱矣。未几，神宗崩”（黄宗羲《张景岳传》）。

元代朱震亨以“阳有余阴不足”立论，其相火论、滋阴降火的医学思想在明代广为流传，反而造成滥用寒凉的时弊。张介宾早年推崇朱氏之学，后因见其流弊，故致力于补偏救弊，倡导温补，以理学太极为核心提出“阳非有余论”，以真阳为人身立命之本，并着力阐发阴阳互根、精气互生思想，提出“阴阳者一分为二”的哲学命题，建构了独具特色的命门学说。张介宾精于理学心性之学，认为医者须具备精敏之思、果敢之勇、圆融之智、坚持之守，四者缺一不可，而欲备此四者，必要求经明理，“惟有穷理尽性，格物致知，以求圣人之心斯可也”。“医者理也，理透心明斯至矣”[①]（《类经图翼・序》）。《景岳全书》一书六十四卷，各卷以人集、道集、须集、从集等名之，合之则为藏头诗一首：“人道须从性理，明心必贯天人，谟烈圣贤大德，图书宇宙长春。”反映了其医道从理，以及深厚的理学心性之学修养。

一、医易相通，天人一理

关于医易之间的关系，张介宾认为医易相通，天人一理，围绕一、中、太极、理、气、心等哲学范畴加以阐述。《类经附翼》首卷即《医易》，录有河图、洛书、伏羲八卦次序图、伏羲八卦方位图、伏羲六十四卦圆图、伏羲六十四卦方图、文王八卦次序图、文王八卦方位图八幅易图，并作《医易义》一文，发明医易关系。《类经图翼》开篇为《太极图论》，绘有太虚图和阴阳图。《景岳全书》第一卷《传忠录》，开篇即《明理》，谓：“万事不能外乎理，而医之于理为尤切。”[②]其言道天人之学，无出乎“精一执中之训”，引《素问・玉版论要》：“揆度奇恒，道在于一”，说《素问》《灵枢》二书立法垂训，“一”即是“中”，所述之道即“必欲求其得中者”[③]（《景岳全书》卷三《传忠录・误谬论》）。而“一”又名“太极”，“夫太极者，理而已矣”[④]（《类经图翼》卷一《运气・太极图论》）。太极既是理，言理必然不能离开气，在理气关系上，张介宾虽然引用了朱子理在气先的论断，如“朱子曰：象数未形理已具。又曰：未有天地之先，毕竟先有此理”。但又执理气合一论，说：“天下无理外之气，亦无气外之理。故理不可以离气，气不可以外理，理在气亦在，气行理亦行。”他说“天地之理具乎易”，医道与易道相通，“道本一源，理无二致”。

天之气，即人之气；人之体，即天之体……人身小天地，真无一毫之相间矣。今夫天地之理具乎易，而身心之理独不具乎易乎？矧天地之易，外易也；身心之易，内易也。内外孰亲？天人孰近？故必求诸己而后可以求诸人，先乎内而后可以及乎外；是物理之易犹可缓，而身心之易不容忽。医之为道，身心之易也，医而不易，其何以行之哉？[⑤]（《类经附翼・医易》）

人为万物之灵，得天地中和之气而生，参乾坤之化育而长养，天人相应，人身即一小天地。天有四象，人应之以四体（四肢）；天地阖辟，人应之以呼吸；天地有昼夜潮汐，人应之

①张介宾：《张景岳医学全书・类经图翼》，李志庸主编，中国中医药出版社，1999，第615页。
②张介宾：《张景岳医学全书・景岳全书》，李志庸主编，中国中医药出版社，1999，第877页。
③张介宾：《张景岳医学全书・景岳全书》，李志庸主编，中国中医药出版社，1999，第909页。
④张介宾：《张景岳医学全书・类经图翼》，李志庸主编，中国中医药出版社，1999，第621页。
⑤张介宾：《张景岳医学全书・类经附翼》，李志庸主编，中国中医药出版社，1999，第777页。

以脉息；北辰星居于天中，为群星拱卫，“为群动之本”，而人之心为五脏六腑之君主，为诸脏腑组织器官功能运行的主宰。天人一气，天人一体，故天地之理即人身之理，天地之易即人身之易，张介宾称天地之易为外易，人身之易为内易，医道即身心之易，即内易之道，是以医之理须从易理中寻求，从太极、理气中寻求，用心体悟，而使“理归一心”。医者一心，病有万象，而万病一理，“必期以我之一心，洞病者之一本”，“既得一真，万疑俱释”，故医者须“执中心学”，即曰传中、传心，合之则为“忠”，故《景岳全书》第一卷即名《传忠录》。

张介宾虽从太极、理气论医道，但其医理的落脚点则在阴阳，他说“道者，阴阳之理也”，医易同原，这个“原”就是阴阳。综观其医学理论的发挥，皆从阴阳出发，“凡诊病施治，必须先审阴阳，乃为医道之纲领”，阴阳范畴是其医学哲学体系建构的基石。

天地之道，以阴阳二气而造化万物；人生之理，以阴阳二气而长养百骸。《易》者，易也，具阴阳动静之妙；医者，意也，合阴阳消长之机。虽阴阳已备于《内经》，而变化莫大乎《周易》。故曰天人一理者，一此阴阳也；医易同源者，同此变化也。岂非医易相通，理无二致，可以医而不知易乎！[①]（《类经附翼·医易》）

天人一理，天地以阴阳二气造化万物，人以阴阳二气长养形骸，万物生于一，“一分为二，二分为四，四分为八”，由太极而两仪，而八卦，以至于六十四卦，三百八十四爻，皆由阴阳相互交感而化生，故阴阳动静消长，为万物生成变化之“原”、之“机”，“无往而非阴阳”。张介宾这一思想应源于朱子，《朱子语类》云：“易字义只是阴阳”“易，只消道阴阳二字括尽”“易只是一阴一阳，做出许多般样”[②]（《朱子语类》卷六十五）。天人之理皆在于阴阳，《黄帝内经》言阴阳，而阴阳之变化皆在于《周易》，易之理即医之理，医者不可不通易，不知易则不可以言医，理气阴阳之学，实医道开卷第一义。

医之理寓于易之理，四象相交，八卦相荡，万象毕具，“人物由之而大成”。易理为人身生理、病理之纲领，张介宾以人身会通易理，从爻象、藏象、形体、生育、精神、动静、升降、神机、屈伸、变化、常变、鬼神、死生、疾病十四个方面详细论述了人身中所蕴含的易理，涵盖了脏腑、气血、经络、病机、诊法、治则、用药、预后等方方面面。如在脏腑，以心为太极，伏羲先天图，太极运于其中，在人为心君之象，“象心为一身之主也”。叶秉敬《类经序》说：“太极者，天地人之心也。”[③]一心生八卦，复生六十四卦，计三百八十四画（爻），“病在于三百八十四画中求活计，而不知一画为总”，即便历经千万世，此“一画”“一心”“一太极”皆是千万病之“病原”，是医学所应追寻的根本。从人的生命历程而言，以四象划分，六十四卦与人的寿命相对应，分为四个阶段，复至同人卦，属阴中之少阳，在人为初生至二八一十六岁；自临至乾卦，为阳中太阳，在人为十六到三十二岁；自姤至师卦，为阳中少阴，为三十二到四十八岁；自遁至坤卦，为阴中太阴，为四十八到六十四岁。此处张介宾是按《内经》中男子生命以每八年为一个阶段，八八六十四岁，对应六十四卦。故由复至乾三十二卦应前半生，姤至坤三十二卦应后半生，前半生始于复之一阳，阳气升发，逐渐增加，至乾卦时阳盛至极，主春夏之发生，于人即自少小至壮盛；后半生始于姤之一阴，阳

①张介宾：《张景岳医学全书·类经附翼》，李志庸主编，中国中医药出版社，1999，第777页。

②黎靖德：《朱子语类》第四册，王星贤点校，中华书局，1986，第1605~1606页。

③张介宾：《张景岳医学全书·类经》，李志庸主编，中国中医药出版社，1999，第3页。

气收降，逐渐衰减，主秋冬之收敛，至坤卦时阳尽，于人则表示盛年之后逐渐衰老。从人体构造而言，乾南坤北，为头与腹之象；离东坎西，为耳目之象；兑为口，巽为股，艮为手，震为足。藏象中脏阴腑阳，脏应坤卦，则自初六至上六依次应命门、肾、肝、脾、心、肺；腑则应乾卦，初九至上九应膀胱、大肠、小肠、胆、胃、三焦。以生育言，乾父坤母，震坎艮是三男，巽离兑是三女。以精神言，则天一生水，肾主藏精；地二生火，心主藏神。从论病而言，识动静，察阴阳，动者为阳盛，须镇之以静；静者阴亢，须胜之以阳。从生机而言，阳升阴降，阳升者生，阴降者死，故夜半子时后阳升，升则向生，午后阳降，降则向死。至于阴阳升降的关键，张介宾说："宜降不宜升者，须防剥之再进；宜升不宜降者，当培复之始生。畏剥所从衰，须从观始；求复之渐进，宜向临行。"[①]剥、复、观、临四卦均属于十二消息卦，表示一年十二个月气候阴阳消长的变化规律。从复卦开始，一阳来复，至临卦有两阳爻，春天将至，二卦表示阳气逐渐上升的过程，预示人体逐渐恢复生机。阳气不足者宜升不宜降，此时培扶阳气，是最好的时间。观卦至剥卦表示阳气逐渐衰减，观卦四阴爻，阴气胜于阳气，剥卦五阴剥一阳，一阳将尽，生机渐逝，入坤纯阴则为死地。故张介宾说"生必生于复""死必死于坤"。剥、复、观、临即阴阳消长之机，其中蕴含死生之道，医"欲拯其死"，此四卦是为关键。故《易》明天地之变化，医以之为运用，"是以《易》之为书，一言一字，皆藏医学之指南；一象一爻，咸寓尊生之心鉴"[②]（《类经附翼·医易·医易义》）。

二、以阴阳为太极之理

张介宾在医学哲学上的起点与孙一奎、赵献可一致，均从太极而论，《类经图翼》卷一开篇即《太极图论》，综论太极、阴阳、理气关系，并绘有太虚图（图2-10）一幅，引用了《素问·天元纪大论》所云"太虚廖廓，肇基化元"，说明太虚即太极，太极本无极，"太虚者，太极也，太极本无极，故曰太虚"。其目的显然在于以太极解释太虚，将《黄帝内经》的宇宙生成论赅括到太极范畴之中，以使医学之理与理学紧密结合。

> 太虚之初，廓然无象，自无而有，生化肇焉，化生于一，是名太极，太极动静而阴阳分。故天地只此动静，动静便是阴阳，阴阳便是太极，此外更无余事[③]（《类经图翼》卷一《运气·太极图论》）。

张载的气本论以太虚为气之本体，又谓气一物两体，太极一物两体，张介宾对太虚、太极、气的关系认识显然源于张载。太虚无象，由无生有，这个"无"即气，其谓"无者先天之气"，化生于一，"一"即"一气"，"先天之气"。"先天者太极之一气"，太极之气动而生阳，静而生阴，动静之间分出阴阳二气，又引朱子语曰："太极分开，只是两个阴阳"，将一气二分为阴气、阳气，阴气之流行则为阳，阳气之凝聚则为阴，阴阳二气消长进退，相互化生，变化万千，"做出天地间无

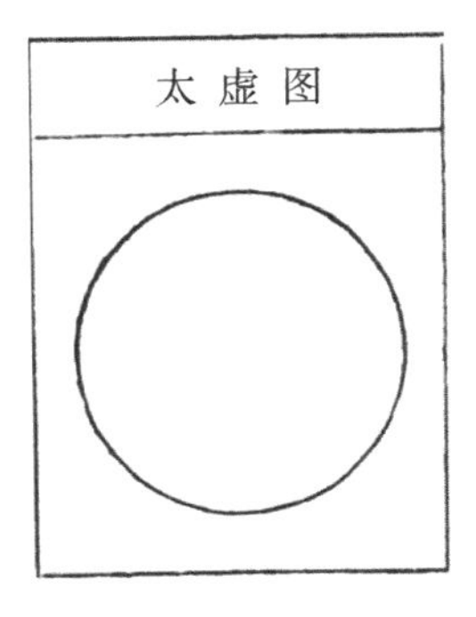

图2-10　太虚图

①张介宾：《张景岳医学全书·类经附翼》，李志庸主编，中国中医药出版社，1999，第779页。
②张介宾：《张景岳医学全书·类经附翼》，李志庸主编，中国中医药出版社，1999，第781页。
③张介宾：《张景岳医学全书·类经附翼》，李志庸主编，中国中医药出版社，1999，第621页。

限事来，以故无往而非阴阳，亦无往而非太极”。张介宾说太极即理，在理气关系上继承朱子理在气先思想，引朱子语曰：“未有天地之先，毕竟先有此理。”但又说：“天下无理外之气，亦无气外之理”，认为理气不可相离，理在则气在，气行则理行，又以太极为先天之气，故而其太极思想实质还是以气为本，气的运动变化即为阴阳，阴阳既是气运动变化的方式，阴气、阳气同时也是气运动变化产生的结果，以“阴阳”为太极的核心概念，太极则是将气及气的运动变化（阴阳）统一于一处的概念。太极一气运动而两仪阴阳肇分，因两仪而气有清浊、升降、消长之动静变化，因而成天地，因而分四象、五行，因而生人，因而化生万物。“物各一太极，包两仪于子粒”，大而天地日月星辰，小而蚊虱蜉蝣，“大不可量，小不可测，何莫非阴阳之至德”，故云“阴阳便是太极”，阴阳之外更无余事。

在太极与人体的对应关系上，张介宾与赵献可相近，亦将其落于心和命门。其云：“心同太极，德契两仪，故能斡旋造化，燮理阴阳”①（《类经》卷一《摄生类》）。心神统御精气而为运用，为灵明之化，无非理气而已，理气之所至即阴阳之所居，即神明之所在。心肾相交，命门亦为太极，“命门居两肾之中，即人身之太极”，命门为水火之府，所藏真阴真阳即太极所生之两仪，“水火具焉，消长系焉，故为受生之初，为性命之本”②（《类经附翼》卷三《求正录·真阴论》）。以心为太极，在于心神统御精气，以命门为太极，在于其藏有先天精气，其实质与赵献可的大心本体论基本一致。

三、水火互藏，坎离交媾，精气神三位一体

对于精气神的关系，张介宾持三者合一，三位一体思想，这一思想主要源自道家，所引用的道教文献有《契秘图》《胎息经》《龙虎经》《珠玉集》《钟吕集》等，以及吕纯阳、张紫阳等语。精气神三位一体，以水火互藏，坎离交媾为构成模式。张介宾以先后天划分精气神，有先天者，有后天者，先天者称为元气、元精、元神，是“精气神化生之初也”，明确了精气神的含义与范畴。

凡人之阴阳，但知以气血、脏腑、寒热为言，此特后天有形之阴阳耳。至若先天无形之阴阳，则阳曰元阳，阴曰元阴。元阳者，即无形之火，以生以化，神机是也，性命系之，故亦曰元气。元阴者，即无形之水，以长以立，天癸是也，强弱系之，故亦曰元精。元精、元气者，即化生精气之元神也③（《景岳全书》卷之一《入集·传忠录·阴阳篇》）。

心者君主之官，神明出焉，此即吾身之元神也。外如魂魄志意五神五志之类，孰匪元神所化而统乎一心④（《类经》三卷《藏象类九·本神》）。

元气又称真气、真阳、元阳、真火、相火，元精又称元阴、真阴、天一、天癸、坎水、真水，“真阴之义，即天一也，即坎水也，丹家谓之元精”。先天真一之元气化生元精，元精又构成形体，“此气自虚无中来”。后天之气化于水谷，是因形化气，“此气自调摄中来”。心君所主神明即元神，后天神、魂、魄、意、志五神则为元神所化。精以化气，气以化神，精气合而生

---

①张介宾：《张景岳医学全书·类经》，李志庸主编，中国中医药出版社，1999，第20页。
②张介宾：《张景岳医学全书·类经附翼》，李志庸主编，中国中医药出版社，1999，第800页。
③张介宾：《张景岳医学全书·景岳全书》，李志庸主编，中国中医药出版社，1999，第878页。
④张介宾：《张景岳医学全书·类经》，李志庸主编，中国中医药出版社，1999，第45页。

神，神又统御精气，先后天相互交融，合称精气神。张介宾引《契秘图》《钟吕集》及吕纯阳语论精气神的关系与运行方式：

《契秘图》曰：坎为水为月，在人为肾，肾藏精，精中有正阳之气炎升于上。离为火为日，在人为心，心藏血，血中有真一之液流降于下。此言坎离之交构也。吕纯阳曰：精养灵根炁养神，此真之外更无真[①]（《类经》卷一《摄生类》）。

水火者，即阴阳之征兆；阴阳者，即水火之性情。凡天地万物之气，无往而非水火之运用，故天以日月为水火，易以坎离为水火，医以心肾为水火，丹以精炁为水火。夫肾者水也，水中生气，即真火也；心者火也，火中生液，即真水也。水火互藏，乃至道之所在，医家首宜省察[②]（《类经》卷二《阴阳类·阴阳应象》）。

《钟吕集》亦云真气为阳，真气即真阳；真水为阴，真水即真阴。真气、真阳藏于真水中，气主升；真阴、真水藏于真气中，水主降。气中有真水，水中有真气，阴阳互藏，水气互涵，升降相因[③]（《类经》卷二《阴阳类·阴阳应象》）。按道教内丹家心肾气液说，肾藏精，精中有正阳之气上升，上交于心；心藏血，血中有真一之液下降，下交于肾。心肾关系在卦象上合于坎离关系，坎离交即心肾交，心肾交即精气交。坎离、心肾、精气在五行皆归于水火，肾水所生之气即真火，心火所生之液即真水，心肾相交的实质是精气相交，水火互藏的内涵是精气互藏。张介宾又以天地云雨比拟精气关系，“天地者，阴阳之形体也。云雨者，天地之精气也。”[④]地气升为云，天气降为雨，天地之间通过云雨相交，精升则化为气，气降则化为精，天人一理，天地之升降谓之云雨，人身之升降则谓之精气，升已而降，降已而升，如环无端，“此正精气互根之妙”。精气之升降按昼夜运行，阳气子夜生于坎位，至日中升至离位，而后化为阴精再下降，“坎者升之始，离者降之始”“即一月一节，一时一刻，靡不皆然”[⑤]。神由精气所生，又统驭精气以为运用，三者合一，若心神有所妄动，则气随神散，精逐气亡。故张介宾说养生者，太上养神，其次养形。

四、君道虚，相道实，君相相成

对于君相二火，《素问·天元纪大论》云：“君火以明，相火以位。”“明”，王冰注改作“名”，张介宾是用原“明”字阐发其义，作《君火相火论》（《景岳全书》卷之二《入集·传忠录》）着重从“君相明位”四字阐述二火精义，说君相是为一火，其实质即元气、元阳，“元气惟阳为主，阳气惟火而已”，“君相之火，正气也，正气之蓄为元气”，君火、相火是元气温煦与光明的作用体现。

君者上也，相者下也。阳在上者，即君火也。阳在下者，即相火也。上者应离，阳在外也，故君火以明。下者应坎，阳在内也，故相火以位。火一也，而上下幽显，其象不同，此其所以有辨也。

是以君火居上，为日之明，以昭天道，故于人也属心，而神明出焉。相火居下，为原

①张介宾：《张景岳医学全书·类经》，李志庸主编，中国中医药出版社，1999，第21页。
②张介宾：《张景岳医学全书·类经》，李志庸主编，中国中医药出版社，1999，第27页。
③张介宾：《张景岳医学全书·类经》，李志庸主编，中国中医药出版社，1999，第31页。
④张介宾：《张景岳医学全书·类经》，李志庸主编，中国中医药出版社，1999，第27页。
⑤张介宾：《张景岳医学全书·类经》，李志庸主编，中国中医药出版社，1999，第457页。

泉之温，以生养万物，故于人也属肾，而元阳蓄焉[①]（《类经》二十三卷《运气类三·天元纪》）。

君火属心，在上应离卦，即元阳在上在外；相火属肾，在下应坎卦，即元阳在下在内。火一而上下幽显，二者之名反映了一火的不同位置、不同作用、不同表象。又引《周易·说卦传》曰："离也者，明也，万物皆相见，南方之卦也。""明者，光也"，"明"的含义是光明，是"火之气"，火向外散发的气焰光芒。"位者，形也"，"位"的含义是物质、形质，是"火之质"。张介宾以灯、炭为譬喻，如一寸之灯，其光可照亮屋室，"此气之为然也"；又如炉中之炭，有热度而无光焰，"此质之为然也"。灯焰与炉炭皆为火，"然焰明而质暗，焰虚而质实，焰动而质静，焰上而质下"，由此可见，火之气与质自有上下之分，君火、相火亦是如此。君火在上，相火在下；君火为火之焰，其性质为明、虚、动；相火为火之质，其性质为暗、实、静。离卦有光明之义，君火应离卦，同样具有光明之义，且君主如圣人向明而治，故君火的作用即其心主神明的功能，如日之光明，如灯焰之光明，是火之气发散于外，"天得之而明照万方，人得之而明见万里"，此即"君火以明"的含义。君火在上，相火在下，相火涵养于肾中，故应坎卦，为坎中之元阳。君火是火之光，火之气；相火是火之形，火之质，如炉中炭，如温泉水，以温暖而生养万物，温养人身。君相之别实际是一火的气质之别，气轻而质重，气明而质暗，气虚而质实，气动而质静，气上而质下，从轻重、明暗、虚实、动静、上下等角度对二者的位置、性质、作用、运行方式作以综合分析解构，描摹出一幅立体的君相之火的形态图。

君道惟神，其用在虚；相道惟力，其用在实。故君之能神者，以其明也；相之能力者，以其位也。明者明于上，为化育之元主；位者位于下，为神明之洪基。此君相相成之大道，而有此天不可无此地，有此君不可无此相也明矣[②]（《景岳全书》卷之二《入集·传忠录·君火相火论》）。

君道在虚，相道在实。心神的灵智作用建立在火之光明的基础上，建立在相火火之实质的基础上，"明即位之神，无明则神用无由以着；位即明之本，无位则光焰何从以生"，二者互为运用，君相相成，"相强则君强"，"相火炽则君火亦炎"，"君火衰则相火亦败"，分之则二，合之则一。张介宾又谓脏腑各自皆有君相，"志意所出，无不从乎形质也"，五志即五脏之君火，五脏作为形质之器，其中皆含有相火，"五脏各有位，则五脏亦各有相"，五脏之君相归心君、命门相火总为统领。李杲、朱震亨以相火为元气之贼，张介宾认为君相之火属于正气，不可称之为贼。又以产业为譬喻，子孙贤者能固守祖上传下的产业，不肖者却可以抛废之，罪不在产业而在子孙。故相火如人身之基业，火之妄动须责之人有邪念，邪念所致之火动即为邪气、邪火，而不当责之相火本身，"邪火可言贼，相火不可言贼也"。

五、阴阳者一分为二，形体为器，气化为道

对于阴阳这一对范畴，张介宾提出"阴阳者一分为二"的思想。他说：

道者，阴阳之理也。阴阳者，一分为二也。太极动而生阳，静而生阴，天生于动，地生

---

①张介宾：《张景岳医学全书·类经》，李志庸主编，中国中医药出版社，1999，第443页。

②张介宾：《张景岳医学全书·景岳全书》，李志庸主编，中国中医药出版社，1999，第894页。

于静，故阴阳为天地之道[①]（《类经》二卷《阴阳类·阴阳应象》）。

阴阳之中又有阴阳，故有太阴太阳，少阴少阳[②]（《类经图翼》卷一《运气·阴阳体象》）。

然易道无穷，而万生于一，一分为二，二分为四，四分为八，八分为十六，自十六而三十二，三十二而六十四，以至三百八十四爻，万有一千五百二十策，而交感之妙，化生之机，万物之数，皆从此出矣[③]（《类经附翼·医易》）。

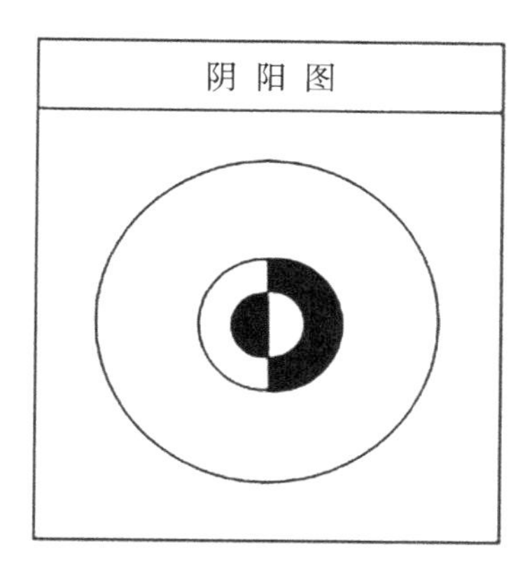

图2-11 阴阳图

阴阳之中又有阴阳，阴阳的无限可分，基础就在于“一分为二”。张介宾在《类经图翼》卷一《运气·阴阳体象》篇绘有阴阳图一幅（图2-11），文中未述及图示的具体含义，据文义分析，图的外圈应表示太极，内二圈应表示四象，内左半圈白、黑，为太阳、少阴，右半圈白、黑，为少阳、太阴。关于“一分为二”，最早应见于杨上善《黄帝内经太素》，第十九卷《知针石》云：

从道生一，谓之朴也。一分为二，谓天地也。从二生三，谓阴阳和气也。从三以生万物，分为九野、四时、日月，乃至万物。一一诸物，皆为阴阳气之所至，故所至处不可胜量[④]。

杨上善认为老子所说“一生二”是一分为二，是由道而生天地，万物皆为阴阳之气所化生。至邵雍宇宙生成论，其《观物外篇》以一分为二解释八卦和六十四卦的形成过程：

太极既分，两仪立矣。阳下交于阴，阴上交于阳，四象生矣。阳交于阴、阴交于阳而生天之四象；刚交于柔、柔交于刚而生地之四象，于是八卦成矣。八卦相错，然后万物生焉。是故一分为二，二分为四，四分为八，八分为十六，十六分为三十二，三十二分为六十四。故曰分阴分阳，迭用柔刚，故易六位而成章也。十分为百，百分为千，千分为万，犹根之有干，干之有枝，枝之有叶，愈大则愈少，愈细则愈繁，合之斯为一，衍之斯为万[⑤]。

太极生两仪，阴阳上下相交以生四象、八卦。八卦相错，再生万物，这一过程的演化方式正是“一分为二”。一分为二，二分为四，四分为八，八分为十六，犹树之枝干，合之为一，衍之为万，同时说明了宇宙的形成与分化过程。后朱熹说明太极、两仪、四象、八卦的衍生过程，提出“一分为二”是这一天地万物生成的基本规律：“此只是一分为二，节节如此，以至于无穷，皆是一生两尔”[⑥]（《朱子语类·卷六十七》）。朱熹说天地间数实质只有两个，即“奇偶之数”，“天一地二，是自然底数也”[⑦]（同上）。“三”是二生三，是“二”之子，“数只有二”，“扬子云是三数，邵康节是四数，皆不及易也”[⑧]（《朱子语类·卷六十五》）。在阴阳

①张介宾：《张景岳医学全书·类经》，李志庸主编，中国中医药出版社，1999，第26页。
②张介宾：《张景岳医学全书·类经图翼》，李志庸主编，中国中医药出版社，1999，第622页。
③张介宾：《张景岳医学全书·类经附翼》，李志庸主编，中国中医药出版社，1999，第777页。
④杨上善：《黄帝内经太素》，人民卫生出版社，1965，第327页。
⑤邵雍：《邵雍集》，郭彧整理，中华书局，2010，第107~108页。
⑥黎靖德：《朱子语类》第五册，王星贤点校，中华书局，1986，第1651页。
⑦黎靖德：《朱子语类》第五册，王星贤点校，中华书局，1986，第1649页。
⑧黎靖德：《朱子语类》第四册，王星贤点校，中华书局，1986，第1610页。

道器的界定上，朱熹基于二程以理为道，以阴阳之气为器的思想，认为理是形而上之道，是事物的根本，气是形而下之器，是构成事物的具体材料[①]，云："理也者，形而上之道也，生物之本也。气也者，形而下之器也，生物之具也"[②]（《朱文公文集》卷五十八《答黄道夫》）。认为阴阳有形有象，是形而下之器。陆九渊心学则将阴阳归于道的范畴，是宇宙间一切对立的事物或现象[③]，与朱熹有相关论辩，云：

易之为道，一阴一阳而已，先后、始终、动静、晦明、上下、进退、往来、阖辟、盈虚、消长、尊卑、贵贱、表里、隐显、向背、顺逆、存亡、得丧、出入、行藏，何适而非一阴一阳哉？[④]（《陆九渊集》卷二《与朱元晦》）

张载的气本论思想则以气为有形与无形的统一，《正蒙·太和篇》说："由气化，有道之名。"[⑤]气本体虽无形，但可以由无形之气转化为有形之物，无形之气即是道，气生生不已的变化过程亦是道[⑥]，"凡不形以上者皆谓之道，惟是有无相接与形不形处知之为难。须知气从此首，盖为气能一有无，无则气自然生，是道也，是易也。""一阴一阳不可以形器拘，故谓之道"[⑦]（《横渠易说·系辞上》）。张载所说的形而上之道是有象的，气是道的物质实体，有气即有象，无形有象亦是形而上之道[⑧]。气以无形生有形，也是有无之间相互衔接的中间状态、道器之间转化的中间状态，实应兼有形上、形下双重属性，是形上与形下的统一、道与器的统一。张介宾的道器观更倾向于张载的气即是道思想，根据人体生命特点，在《内经》有关理论的基础上提出了以形体为器，以气为道的人体生命道器论。《素问·六微旨大论》云："升降出入，无器不有。故器者生化之宇，器散则分之，生化息矣。"张介宾注云：

器即形也，凡万物之成形者，皆神机气立之器也。是以升降出入，无器不有。《易》曰：形乃谓之器。义即此也……宇者，天地四方曰宇。夫形所以存神，亦所以寓气。凡物之成形者皆曰器，而生化出乎其中，故谓之生化之宇。若形器散敝，则出入升降无所依凭，各相离分而生化息矣，此天地万物合一之道[⑨]（《类经》二十四卷《运气类九·上下升降，气有初中，神机气立，生化为用》）。

《周易·系辞上》云："见乃谓之象，形乃谓之器"[⑩]。有形者可以称为器，万物之有形者皆是器，器中蕴含神机气立，是气升降出入的承载之物。张介宾引用王冰语谓器是生化之器："王氏曰：包藏生气者，皆谓生化之器，触物然矣。"器中包含了生气，即升降出入之气，器中皆有孔窍，是气出入的通道，孔窍横向有去来之气，孔窍竖向则有升降之气。并举例说明，如门窗之间通行者是去来之气；以物投井，叶坠空中，翩翩而不疾于下落，皆是上升之气所

---

①葛荣晋：《中国哲学范畴通论》，首都师范大学出版社，2001，第184页。
②朱熹：《朱文公文集》第6册，《四部丛刊》涵芬楼影印本，商务印书馆，1919，第1044页。
③葛荣晋：《中国哲学范畴通论》，首都师范大学出版社，2001，第187页。
④陆九渊：《陆九渊集》，钟哲点校，中华书局，1980，第29页。
⑤张载：《张子全书》，林乐昌编校，西北大学出版社，2015，第3页。
⑥葛荣晋：《中国哲学范畴通论》，首都师范大学出版社，2001，第188页。
⑦张载：《张子全书》，林乐昌编校，西北大学出版社，2015，第223页。
⑧葛荣晋：《中国哲学范畴通论》，首都师范大学出版社，2001，第189页。
⑨张介宾：《张景岳医学全书·类经》，李志庸主编，中国中医药出版社，1999，第458页。
⑩朱熹：《周易本义》，廖名春点校，中华书局，2009，第240页。

阻碍；装满水的管子，捻住上窍，水则不下泄，是管中无升气因而水不能降；小口的空瓶，灌水不能入，是因内有气不出，故而水不能入。有升则有降，有出方有入，升降出入相互对待，“升无所不降，降无所不升，无出则不入，无入则不出”。有形之器，生化之气出于其中，故称“器者生化之宇”。只有气出入升降不失常守，才能够化生万物，生生不息，若器散则气散，气入升降无所凭据，生化自然终止。在人，身形、躯体即是为器，是阴阳二气升降出入的载体。张介宾引老子曰：“吾所以有大患者为吾有身，使吾无身，吾有何患？”谓：“吾所以有大乐者为吾有形，使吾无形，吾有何乐？”作《治形论》[①]讨论形体于人的重要意义，言动视听、俊丑美恶、勇怯愚智、死生安否皆在于此形，人事交往、建功立业皆赖于此形。“是可见人之所有者唯吾，吾之所赖者唯形耳。无形则无吾矣，谓非人身之首务哉。”故人生须善养形体，情志伤形，劳役伤形，“有是形则有是患”，若形体伤败，“其命可知”。善养生者先养此形，善治病者先治此形，“以为兴复之基”。

张介宾融会诸家的阴阳思想，在注释《素问·阴阳应象大论》“阴阳者，天地之道也”时，明确提出“阴阳者，一分为二也”，“道者，阴阳之理也”，以“一分为二”为阴阳的最基本特质。张介宾医学理论的建构皆从阴阳出发，从“一”“二”出发，阴阳即理、气的统一体，在形下学，先天太极一气化为阴阳二气，长养人身形骸；在形上学，“理只阴阳”，引朱子语说：

天下之万声，出于一阖一辟；天下之万数，出于一偶一奇；天下之万理，出于一动一静；天下之万象，出于一方一圆。方圆也，动静也，奇偶也，阖辟也，总不出于一与二也。故曰：天地形也，其交也以乾坤；乾坤不用，其交也以坎离。坎离之道，曰阴曰阳而尽之[②]（《类经附翼》卷一《医易·医易义》）。

天下之万声、万数、万象、万理，从形下到形上，从事物到原理，都包含在一与二中，包含在阴阳变化规律之中，阴阳既是气，也是道，道气合一。张介宾称此阴阳消长为“机”，为心神之机，人身生理上，从阴阳二气的升降、消长论生命运动的基本规律；病理上，以阴阳为诊断疾病的基本方法。

以神机言之，则存乎中者神也，发而中者机也；寂然不动者神也，感而遂通者机也；蕴之一心者神也，散之万殊者机也。知乎此，则财原其始，直要其终，我之神也……神之与机，互相倚伏。故神有所主，机有所从；神有所决，机有所断；神为机之主，机为神之使。知神知机，执而运之，是即医之神也矣[③]（《类经附翼》卷一《医易·医易义》）。

神发于心，存于中，寂然不动，“机为神之使”，心神通过阴阳消长之机而感知天地，把握天地，“机”如庖丁之刀，如斫郢人之鼻的匠石之斤（《庄子·郢人》），如轮扁斫轮之手（《庄子·轮扁斫轮》），神为主，机为使，神与机二者相互依靠，相互倚伏，如能知神知机，执机而运用，医道可以无往而不利。张介宾说医道之纲领就是阴阳，医道虽繁，一言以蔽之，“曰阴阳而已”，“凡诊病施治，必须先审阴阳，乃为医道之纲领”。张介宾将疾病统划为阴阳二纲，二纲之下再分六变，即表里、虚实、寒热，“阴阳既明，则表与里对，虚与实对，寒与热对，明此六变，明此阴阳，则天下之病固不能出此八者”[④]。证有阴阳，脉有阴阳，药亦有阴阳。

---

①张介宾：《张景岳医学全书·景岳全书》，李志庸主编，中国中医药出版社，1999，第897页。
②张介宾：《张景岳医学全书·类经附翼》，李志庸主编，中国中医药出版社，1999，第781页。
③张介宾：《张景岳医学全书·类经附翼》，李志庸主编，中国中医药出版社，1999，第779页。
④张介宾：《张景岳医学全书·类经附翼》，李志庸主编，中国中医药出版社，1999，第877页。

从证而言，表证为阳，里证为阴；热证为阳，寒证为阴；病在上为阳，在下为阴；气盛为阳，血盛为阴。以脉而言，浮大滑数为阳，沉微细涩为阴。以药而言，升散为阳，敛降为阴；辛热为阳，苦寒为阴；行于气分者为阳，行于血分者为阴；药性动而善走者为阳，药性静而固守者为阴。“此皆医中之大法”，“明此六者，万病皆指诸掌矣”。考其六变统于阴阳之纲领，应依据八卦间变化而立，邵雍《观物外篇》论卦变，云：“体者八变，用者六辨，是以八卦之象，不易者四，反易者二，以六卦变而成八也”[①]。张介宾比附八卦乾坤为父母，其余六卦为子女，借用“六变”之名，基于阴阳对待之义，演绎出二纲六变的辨证方法，并据此立法制方，“兵系兴亡，医司性命”，称为“八略”“八阵”，即补略、和略、攻略、散略、寒略、热略、固略、因略；补阵、和阵、攻阵、散阵、寒阵、热阵、固阵、因阵，“一而八之，所以神变化，八而一之，所以溯渊源”[②]（《景岳全书》卷之一《传忠录·明理》）。张介宾所创二纲六变今称为“八纲辨证”，是对时方医学辨证方法的历史性总结与升华，为医学理论体系的建构做出重大贡献。

六、阴以阳为主，阳以阴为本，总归于命门

在阴阳二气的关系上，张介宾与孙一奎、赵献可基本一致，均以阳气为主宰，先天之气为坎中之阳，命门藏精化气，兼具水火，作《大宝论》[③]论述阳气于人的重要意义。先天一气因气化形，“乾之象曰：大哉乾元，万物资始，乃统天。此言元贯四德，阳为发育之首也”。张介宾以乾卦卦义说明阳气的重要性，阳气是万物生长发育的主宰，“故伏羲作易，首制一爻，此立元阳之祖也”。此一爻即元阳，又称“一画”，叶秉敬《类经序》谓此一画为“天地人之总”[④]，文王衍《周易》，六十四卦皆发明阳气之德。在阳气的重要性上，张介宾提出三辨以为论证，即形气之辨、寒热之辨、水火之辨。所谓形气之辨，“阳化气，阴成形”，形体属阴，而能够运动肢体，保证脏腑神志的功能活动，保持通体温暖则有赖于阳气，故“一生之活者，阳气也”。若人之死，“则身冷如冰，灵觉尽灭”，形体犹存而阳气不在。寒热之辨，天地四时自然之变化，“春夏之暖为阳，秋冬之冷为阴”，当长夏暑热之时，“万国如炉”，凡草木昆虫之生物皆苦于酷热煎熬，“然愈热则愈繁，不热则不盛”。而夏去秋来，一夕风霜所过之处，“即僵枯遍野”，是热能生而寒则杀，过热虽可以致病，但过寒则伐尽生机，故“热无伤而寒可畏”。至于水火之辨，张介宾说“造化之权，全在水火”，水属阴，而水能生万物，然则“天一生水”，“夫天一者，天之一也，一即阳也”，春夏之水长养万物，“非有此一乎”？秋冬之水，“土得之而不生不长者，非无此一乎”？秋冬之水不仅不能够养长，反而因其中无阳而为冰冻，不为生，反为死水。故水之所以生，所以行，是因水中有阳，皆由阳气所主宰，故“凡阳气不充则生意不广”。张介宾又从天癸论人身之水，天癸的名称来源于天干，十天干与五行的配属，东方甲乙木，南方丙丁火，西方庚辛金，北方壬癸水，中央戊己土。壬癸皆配水，“干者支之阳，阳所以言气；癸者壬之偶，偶所以言阴”。天干地支，干属阳，支属阴，壬癸之间又壬为

---

①邵雍：《邵雍集》，郭彧整理，中华书局，2010，第52页。

②张介宾：《张景岳医学全书·景岳全书》，李志庸主编，中国中医药出版社，1999，第877页。

③张介宾：《张景岳医学全书·类经附翼》，李志庸主编，中国中医药出版社，1999，第798~800页。

④张介宾：《张景岳医学全书·类经》，李志庸主编，中国中医药出版社，1999，第3页。

阳数，癸为阴数，“故天癸者，言天一之阴气耳”，天癸是天一之气所化，因而名之。天癸来至的前提是肾气盛，即肾中元气充盛，方可以化生精血，精血旺盛，天癸才可以来至，故女子必二七而后天癸至，男子必二八而后天癸至，女子表现为月事，男子则精气溢泻。“天癸之未至本由乎气，而阴气之自半亦由乎气，是形虽在阴而气则仍从阳也。”

故阳惟畏其衰，阴惟畏其盛，非阴能自盛也，阳衰则阴盛矣。凡万物之生由乎阳，万物之死亦由乎阳，非阳能死物也，阳来则生，阳去则死矣……人是小乾坤，得阳则生，失阳则死[①]（《类经附翼》卷三《求正录·大宝论》）。

《素问·生气通天论》云：“凡阴阳之要，阳密乃固。”[②]又云：“阳气者若天与日，失其所则折寿而不彰，故天运当以日光明”[③]。张介宾以阳为本，谓天运、人命，“元元根本，总在太阳无两也”，故极力反对朱震亨所说“阳常有余”，谓苦寒之物戕伐阳气，是保生大忌，云：“天之大宝，只此一丸红日；人之大宝，只此一息真阳。”万物生死皆由阳气之存亡，人之生死亦决定于阳气之存亡，张介宾引《中和集》曰：“大修行人，分阴未尽则不仙；一切常人，分阳未尽则不死。”故死生之本全在阳气，阴必以阳为主，“故阳长则阴消，阳退则阴进，阳来则物生，阳去则物死”。张介宾说《周易》三百八十四爻，“皆卷卷于扶阳抑阴者，盖恐其自消而剥，自剥而尽，而生道不几乎息矣”。

张介宾以元阳真气为生命的主宰，又以真阴为真阳的根本，作《真阴论》[④]，论述真阴的重要意义。

不知此一阴字，正阳气之根也。盖阴不可以无阳，非气无以生形也；阳不可以无阴，非形无以载气也。故物之生也生于阳，物之成也成于阴，此所谓元阴元阳，亦曰真精真气也[⑤]（《类经附翼》卷三《求正录·真阴论》）。

太极先天一气化生元阴、元阳，又称真精、真气，因气以生形，因形以载气，真阳主生物，真阴主成物，于人而言，真阳生形，真阴养形，二者各司其职，缺一不可。张介宾将人之阴阳分为先后天，气血、脏腑是后天有形之阴阳，元阴、元阳为先天无形之阴阳。“元阴者，即无形之水以长以立，天癸是也”，元阴即天癸，又称元精。人之病多由于后天劳欲，进而伤及先天，而医者往往只知有形邪气，不知无形元气，不能把握致病之根源。张介宾以人身形体为真阴的外在表现，认为形体系存亡之本，欲知死生，“须察乎阳”，审察真阳衰与不衰；欲知存亡，“须察乎阴”，察真阴坏与不坏，是保生之要法，从真阴之象、真阴之脏、真阴之用、真阴之病、真阴之治五个方面予以阐述。所谓真阴之象，真阴的外在表象，即形体，人身血脉肌肉是否充盛丰满，是真阴充盈与否的标志。《素问·三部九候论》云：“形肉已脱，九候虽调犹死”[⑥]。九候为脉诊的一种方法，《素问》中全身遍诊法，以头部、上肢、下肢各分天、地、人三部，合为九候。今一般用寸口脉法，即以寸、关、尺三部各分浮、中、沉，合为九候。清代医学家汪宏《望诊遵经·诊肉望法提纲》记载有诊肌肉法，云：“观形当以肌肉为先”，肉坚则

---

①张介宾：《张景岳医学全书·类经附翼》，李志庸主编，中国中医药出版社，1999，第799页。
②《黄帝内经素问校释》上册，山东中医学院、河北医学院校释，人民卫生出版社，1982，第45页。
③《黄帝内经素问校释》上册，山东中医学院、河北医学院校释，人民卫生出版社，1982，第31页。
④张介宾：《张景岳医学全书·类经附翼》，李志庸主编，中国中医药出版社，1999，第800~803页。
⑤张介宾：《张景岳医学全书·类经附翼》，李志庸主编，中国中医药出版社，1999，第800页。
⑥《黄帝内经素问校释》上册，山东中医学院、河北医学院校释，人民卫生出版社，1982，第297页。

寿，脱肉者死，“大肉陷下，大骨枯槁者皆死”[①]。若肌肉过于消瘦，甚至于脱肉，即便脉候调和也必然预后不良。肌肉充实与否在于精血是否充盛，精血即真阴的物质体现，张介宾说“形以阴言，实惟精血二字足以尽之”，真阴–精血–肌肉–形体，由微及显，形成以真阴为基础的形体构成方式，故而形体、肌肉、精血即为观测真阴充盛与否的指标，是谓真阴之象。形肉已脱，真阴亏损，不能扶护元气，气脱则死，“观形质之坏与不坏，即真阴之伤与不伤，此真阴之象，不可不察也”。张介宾由真阴之象提出治疗虚证的基本法则，即调补精血，充实形体。祛外邪，固中气，交通心肾，使气机升降，皆须从精血入手，《治形论》云：“凡欲治病者，必以形体为主，欲治形者，必以精血为先，此实医家之大门路也”[②]。

所谓真阴之脏即命门。张介宾命门学说理论上皆源于道教丹道家，数引《黄庭经》《珠玉集》，及梁丘子、元阳子等语以为论证。梁丘子谓命门是男子藏精，女子约血之门户，元阳子说是精气出飞之处，张介宾又综合《脉经》所云子户等说法，认为藏精气之所即道家所说的下丹田，命门即下丹田之门户。下丹田在关元、气海之间，藏有先天真一之气，张介宾名之为“子宫”，为男女之通称，男精女血皆存于此处，在女子，医家又称为“血室”。子宫是“肾脏藏精之腑”，命门为子宫之门户，“北辰之枢”，主“锁钥之司”，命门闭固，以“蓄坎中之真阳，以为一身生化之原也”。男子用以闭藏精气，女子用以维系胞胎，故为先后天立命之门户。张介宾说命门穴在督脉之上，原本即属于肾，命门之气与肾相通，“命门与肾，本同一气”，故以命门代称子宫，代称肾藏精之腑，“肾有精室，是曰命门，为天一所居，即真阴之腑”。在命门的作用上，张介宾与孙一奎、赵献可主张一致，皆以之为太极，为坎中一阳。

精藏于此，精即阴中之水也；气化于此，气即阴中之火也。命门居两肾之中，即人身之太极，由太极以生两仪，而水火具焉，消长系焉，故为受生之初，为性命之本[③]（《类经附翼》卷三《求正录·真阴论》）。

坎卦内奇而外偶。肾两者，坎外之偶也；命门一者，坎中之奇也。一以统两，两以包一，是命门总主乎两肾，而两肾皆属于命门。故命门者，为水火之府，为阴阳之宅，为精气之海，为死生之窦。若命门亏损，则五脏六腑皆失所恃，而阴阳病变无所不至[④]（《类经附翼》卷三《求正录·三焦包络命门辨》）。

命门居于两肾之间，为人身之太极，太极生阴阳，阴阳在五行即水火，张介宾说，水火即阴阳之征兆，阴阳即水火之性情。天地以日月为水火，《易经》以坎离为水火，医学以心肾为水火，丹道家以精气为水火，天地万物之气皆为水火之运用，水火是阴阳作用的具体体现。张介宾说命门藏精化气，兼具水火，为水火之府，是化裁于丹道家言，命门藏有真阴、真阳，阴阳精气消长运行系于此处，为性命之本，故称为“死生之窦”。命门与两肾从形象上构成一个坎卦，两肾在外，为坎卦的二阴爻，命门在内，为坎卦的一阳爻，坎中之阳为主宰，“一以统两”；坎中之阴为根本，“两以包一”，两肾所藏阴精以养其阳，建构了一套以太极为核心的基于两肾命门的“脏腑–阴阳–水火–精气”的生命构成基础体系。在真阴、真阳的关系上，张介

---

①汪宏：《望诊遵经》，李海波校注，中国中医药科技出版社，2011，第86~87页。

②张介宾：《张景岳医学全书·景岳全书》，李志庸主编，中国中医药出版社，1999，第897页。

③张介宾：《张景岳医学全书·类经附翼》，李志庸主编，中国中医药出版社，1999，第800页。

④张介宾：《张景岳医学全书·类经附翼》，李志庸主编，中国中医药出版社，1999，第797页。

宾以真阳为主宰，真阴为真阳的根本，精血形体又是真阴的物质体现，故将元精称为“阴中之水”，元精所化元气称为“阴中之火”，在人体形体构成上又以真阴为根本，因此将命门称为“真阴之脏”。

在命门与脏腑的关系上，张介宾将上、中、下三焦分别比拟为太虚、灶釜、地土，“下焦之候如地土，化生之本也；中焦之候如灶釜，水谷之炉也；上焦之候如太虚，神明之宇也”[①]（《景岳全书》卷之三《道集·传忠录·命门余义》）。下焦如大地养育万物，以元阳、元精养育诸脏腑，命门为元气之根，为水火之宅，五脏阴精有赖于命门真阴滋养，五脏阳气有赖于命门真阳生发，一阳元气自下而升，普濩（布散）三焦，其中消长盈缩，“无不由此元阳之足与不足”，张介宾称为命门“火候”，是“生物之火”。中焦脾胃得后天之气，为水谷之海，脾胃运化水谷有如灶釜，命门元阳真火即如釜下之焰，“少一炬则迟化一顷，增一炬则速化一时，火力不到则全然不化”。脾胃后天之气全赖命门元阳之火以温煦，正如春天阳气始于地下，自地升天，“而后万物得以化生”。故而命门阳气在下，“正为脾胃之母”。脾胃之气不健，不能消化食物，或痞或胀，或隔或呕，或膨聚而不消，或吞酸嗳腐，或腹疼肚痛，或终日不饥，或清浊不分，或完谷不化，或为积为痰，如此等等，并非所谓“胃火”所致，实质是下焦命门火衰，元阳不足。上焦如太虚，张介宾主要从心神论证，其云：“凡变化必著于神明，而神明必根于阳气”，依据精气神三位一体的关系，从君相二火以论。相火以位，“阳之在下则温暖”，君火以明，“阳之在上则昭明”，“阳长则阴消，而离照当空”。命门真火旺盛，则气无处不至，“此火化神，则无神不灵”，人之灵明智慧，皆“阳德为之用”，此即上焦火候。

三焦火候各有所司，其功用皆归之于命门，先天真一之气藏于坎水之中，自下而上，真阳发于渊源，与后天脾胃之气相接，再上达于心肺，滋养神明。张介宾将此乾元一气又称为“生气”“神气”“少阳之气”，生气于人无所不在，脏腑、声音、脉息、四肢、七窍皆有生气，此气属少阳，主升发，有进无退，“始于下而盛于上，升则向生”，“降则向死”，“此实生生之本也，是以花萼之荣在根柢，灶釜之用在柴薪”。张介宾以复卦卦义论此气、此火的构成与作用，复卦的构成是地雷复，雷在地下，一阳来复，雷即喻龙雷之火，“可见火之标在上，而火之本则在下”，火之标为君火，火之本为相火，上中下三焦，一气、一火而已。

张介宾于此勾勒出一幅生命之树的存在方式，以命门真阴为根柢，脏腑为枝叶花萼，乾元一气、坎中一阳、命门相火流行于其中，自下而上，贯通三焦，先天之气充盈并支配后天形体，从而达到精气神的统一。人体以气为道，以形体为器，精气神三位一体，在气化运行中道器相合，体用一源，显微无间，人是道器合一的完美体现。至此，自宋至元明，历经三朝，以哲学太极学说为基础，医学最终完成了基于宇宙本体论的生命本体论形上学建构，同时也实现了从宇宙生成论到本体论的医学哲学理论体系转型。

命门为真阴之脏，真阴之用即命门的功用，故真阴之用涵盖了真阴、真阳两方面的作用，“凡水火之功，缺一不可”。张介宾以命门水火为十二脏之化源，心赖以施行君主职权，肺赖以行治节，脾胃赖以济仓廪，肝胆赖以资谋虑，膀胱赖以行气化，大小肠赖以施传导之责，此皆“真阴之用”。张介宾基于真阴之用，对虚损之证提出真阴之病的命题，亦同样涵盖了真阴、真阳两方面病变。真阴、真阳为先天水火，无有余，惟不足。若下焦有寒，是由于真阳不

①张介宾：《张景岳医学全书·景岳全书》，李志庸主编，中国中医药出版社，1999，第907页。

足，“阴胜于下者，原非阴盛，以命门之火衰也”。又将阳虚按五脏分为火脏之阳虚、土脏之阳虚、木脏之阳虚、金脏之阳虚、水脏之阳虚，病皆在于“阴中之火”，火不足则寒，即阳虚。若有热盛，是由于真阴不足，“阳胜于标者，原非阳盛，以命门之水亏也”，如戴阳、格阳、五心烦热、吐血衄血、中风瘈疭，凡此等等，或属于无根之火，或属于火不归元（二者皆是坎中之阳、龙雷之火离开下焦本位而上腾），均为真阴亏虚不能涵养真阳相火，“病在阴中之水”，水不足则热，即阴虚。对于阳虚，张介宾说“精无气不行，气无水不化”，阳以阴为根，故阴虚与阳虚又统称“阴虚之病”，并引王冰语以为据：

王太仆曰：寒之不寒，责其无水；热之不热，责其无火。无火无水，皆在命门，总曰阴虚之病，不可不察也。所谓真阴之治者，凡乱有所由起，病有所由生，故治病必当求本。盖五脏之本，本在命门，神气之本，本在元精，此即真阴之谓也。王太仆曰：壮水之主，以制阳光；益火之源，以消阴翳。正此谓也[①]（《类经附翼》卷三《求正录·真阴论》）。

“寒之不寒，责其无水；热之不热，责其无火”，应化裁于王冰注《素问·至真要大论》：“岐伯曰：诸寒之而热者取之阴，热之而寒者取之阳，所谓求其属也”。王冰注云：“言益火之源，以消阴翳，壮水之主，以制阳光，故曰求其属也。夫粗工褊浅，学未精深，以热攻寒，以寒疗热，治热未已而冷疾已生，攻寒日深而热病更起”[②]。指某些热病，用寒药而热不退，反因寒药过度生寒病；寒病用热药而寒不除，反因热药过度生热病，皆因未能“求其属”，未能寻求疾病本质所致。张介宾说求本之治在命门，在元精，用寒药而热不退的，“非火之有余，乃真阴之不足也”，宜补阴而配阳，是谓“壮水之主，以制阳光”；用热药而寒不除的，“非寒之有余，乃真阳之不足也”，宜补阳而寒自消，是谓“益火之源，以消阴翳”，此即“真阴之治”。真阴之治的经典方，张介宾较为推崇仲景八味丸，谓为“益火之剂”；钱乙六味丸，谓为“壮水之剂”。六味丸为钱乙化裁八味丸，减去附子、肉桂而成，八味丸中包含了六味丸，故张介宾说：“治水治火，皆从肾气，此正重在命门，而阳以阴为基也”。并引老子《道德经》“知其雄，守其雌”语，谓：“夫雄动而作，雌静而守，然动必归静，雄必归雌，此雄之不可不知，雌之不可不守也。”又引邵雍诗：“三月春光留不住，春归春意难分付，凡言归者必归家，为问春家在何处。”说识阳春之所归，则可藏可留，“而长春在我矣”，以阳春喻真阳，其所归藏之地即命门，即真阴，“人能知雄之有雌，春之有家，则知真阴之为义矣”。张介宾又以八味丸、六味丸补力不足，对真阴大损，年老力衰者制二归丸、二归饮方。左归丸治真阴不足，壮水之主，培补左肾元阴，用药八味；右归丸治真阳不足，益火之源，培补右肾元阳，用药十味。右归丸组成为左归丸去龟胶、牛膝，加当归、杜仲、附子、肉桂，两方计有六味药相同。左归饮治命门阴衰阳盛，为壮水之剂，用药六味；右归饮治命门阳衰阴盛，为益火之剂，用药八味。右归饮组成为左归饮去茯苓，加杜仲、附子、肉桂，两方计有五味药相同。右归丸、饮均为左归丸、饮加减而成，充分反映了张介宾真阴之治的思想。

---

①张介宾：《张景岳医学全书·类经附翼》，李志庸主编，中国中医药出版社，1999，第801页。

②《黄帝内经素问》，王冰注，《中国医学大成续集》影印本，上海科学技术出版社，2000，第1305页。

第十节　郑寿全

郑寿全（1824~1911年），字钦安，清代医家，四川邛州（今四川邛崃）人。生于道光四年，卒于宣统三年。从学于宿儒刘止塘先生，习《周易》《黄帝内经》《伤寒论》诸书，道光中叶悬壶于成都，名噪西南各地。郑寿全深明医易之理，以易解医，“穷究天地生人生物，盈虚消长这个道理”[①]（《医法圆通》自序），从先天真气立论，持阴阳一体、阳主阴从思想，主张先后天一太极，“人生立命全在坎中一阳”，治病立法重在扶阳，用药多为姜、附、桂等辛温之品，人称“姜附先生”“郑火神”。其友人敬知非评价云：“钦安之学，渐臻圆通之境”[②]（《医法圆通》敬序）。著有《医理真传》《医法圆通》《伤寒恒论》。郑寿全医学哲学思想主要承续于张介宾，在其基础上有所细化，力图将医学宇宙生成论体系融合于本体论体系，更关注哲学思想的医学运用，将医学哲学理论与临床实践紧密结合，从而使医学形上与形下之间更好地交通，从理论上会通经方与时方，创立了以形上指导形下的辨证论治模式，使医学哲学理论在应用上充分发挥效用。

一、先后天一太极，形命合一，一元合聚

郑寿全亦从太极论人身生命的形成，其思想内涵基本与孙一奎、张介宾一致，源于道教胎元、祖气说，皆以先天祖气为受胎之基，作《胎元图说》，并绘有胎元图一幅（图2-12）。

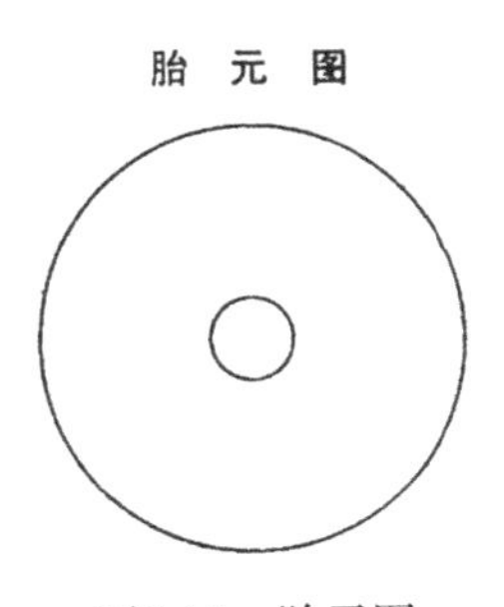

图2-12　胎元图

今以一大圈喻人一身之真气，中一小圈，喻人身受胎之始基。始基之谓胎元之消息也，称为祖气，号曰先天。先天，即父母精血中一点真气，二气浑为一气，一气中含五气，五气发生万物……一物一太极，一物一阴阳。阳之用从昼，阴之用从夜，此坎离之功用所由分，而万物之功用所由出，由一而万理攸分，由万而一元合聚。故曰一粒粟藏大千世界，即此之谓也[③]。

郑寿全胎元图应脱胎于张介宾阴阳图，将其中央四象改为小圆圈，表示祖气。胎元图将

---

①郑钦安：《郑钦安医书阐释·医法圆通》，唐步祺阐释，巴蜀书社，2006，第229页。
②郑钦安：《郑钦安医书阐释·医法圆通》，唐步祺阐释，巴蜀书社，2006，第230页。
③郑钦安：《郑钦安医书阐释·医法圆通》，唐步祺阐释，巴蜀书社，2006，第425~426页。

人身生命分为先后天两部分，中央小圆圈象征先天，源于父精母血之真气，父母之二气合一，称为先天祖气，是受胎始基；外圆圈象征人出生以后的后天真气。先天生后天，一气含五气，五气在天为青、黄、赤、白、黑，在地为金、木、水、火、土五行，在人即心、肝、脾、肺、肾五脏。阴阳相合，化生万物。“一粒粟藏大千世界”，源于佛教世界的“涉入平等”说。《维摩诘经·不思议品》谓：“以须弥之高广，内芥子中，无所增减”[①]。宇宙由无数的三千大千世界组成，如微尘，如恒河沙数，诸世界皆在心中，在一念之中[②]。郑寿全又引孟子所云“万物皆备于我”（《孟子·尽心上》）以为依据，这一点先天祖气中藏有大千世界，已具备世上万事万物之理，是谓“太极真体”，故可以生万物，可以生人身。“二五之精，妙合而凝”，乾坤颠倒化育，化生五脏六腑，百脉经络，“颠倒乾坤化作身”。人未出生以前，五行含在乾坤之中；既生以后，乾坤寓于五行之内。世上一切有形之质皆属于后天，人身血肉躯壳也属于后天。“一物一太极，一物一阴阳。”阴阳变化，坎离交济，天地一阴阳，分之为亿万阴阳，合之为一阴阳。一理摄万理，万理归一理，皆由此“一点胎元消息”。天地之真气与人身真气本同一气，天人合一，先后天合一，“万物、我身、天地，原本一气也”，故谓之“一元合聚”。

此身无处非先天，亦无处非后天，先与后又浑然一太极也……先天一气造成五官百骸，后天也，先天一气即寓于中。先天为体，后天为用，先天立命，后天成形。形合乎命，命合乎形，神宰乎中，性命乃成。合之则生，散之则亡[③]。（《医法圆通》卷四《分脾肾为先后二天辨解》）

先天生后天，先有真气，后有人身。先天者无为、无臭、无声，后天者有为、有形、有质。先天一气流行六合，一气充周，无所不在，真气与躯壳合一，无处非先天，无处非后天，先天即后天，后天亦先天。先天为体，后天为用，形命相合，先后天浑然一太极。真气与躯壳合则生，真气散亡于躯壳之外则死。郑寿全据此对肾为先天、脾为后天的说法提出质疑。两肾有形有质，为先天所生。先天真气化生真水，灌溉周身，一气流行，无所不在，无一脏无水，亦无一脏无火。肾虽然配为水脏，先天“究竟不是腰中两肾之谓”。对真气立极之所在称为“真窍”，即所谓命门，道教又有“宥密”“元关（玄关）”“天根月窟”“黄庭黄中”等称谓，均指此真窍所在。脾胃主运化水谷，为后天之本，郑寿全谓脾胃的运化功能皆有赖于真气运动，饮食虽然入于脾胃，若非真气鼓动，则不能腐熟水谷。“真气鼓动，则一切饮食立刻消溶，脏腑一身立刻俱受其泽，又何尝是脾之功乎。”真气之运动不仅养脾胃，还能养周身，故“后天非仅在脾胃也”。先天之本在肾，指肾为“真阳之寄处”，后天之本在脾，即脾胃为“水谷之寄处”。真气虽由先天而生，却需借后天水谷之精气而立，二者相依而行，周流上下四旁，“无先天而后天不立，无后天而先天亦不生”。

《黄帝内经》宇宙生成论按五行配属五脏，五脏按五行各司一气，各主一经，各有生克制化。郑寿全从二气浑一气，一气含五气出发，以为不应仅从方位论五行，如此则割裂了五行之间的关系，使“五行之实义渐不明矣”。

天地以五行之气塞满乾坤，人身以五脏之气塞满周身，何也？骨本属肾，而周身无处非

①鸠摩罗什译：《维摩诘经》，宋先伟主编，大众文艺出版社，2004，第147页。
②方立天：《方立天文集-第四册-佛教哲学》，中国人民大学出版社，2012，第144页。
③郑钦安：《郑钦安医书阐释·医法圆通》，唐步祺阐释，巴蜀书社，2006，第453页。

骨；筋本属肝，而周身无处非筋；血本属心，而周身无处非血；肌肉本属脾，而周身无处非肌肉；皮毛本属肺，而周身无处非皮毛。以此推之，五行原是一块，并非专以左肝、右肺、心表、肾里、脾中为主。盖以左肝、右肺、心表、肾里、脾中者，是就五行立极之处言之也[①]。（《医理真传·五行说》）

肝木主东方春令，肺金主西方秋令，心火主南方夏令，肾水主北方冬令，脾土主中央湿令。“若执五方以求五行，而五行之义便失，以五行作一块论五行，而五行之义即彰。”阴阳生五行，五行之气在阴阳二气之中，二气在五气之内，二气浑为一气，五气亦总归为一气。肾主骨，周身无处不有骨；肝主筋，周身无处不有筋；心主血脉，周身无处不有血脉；脾主肌肉，周身无处不有肌肉；肺主皮毛，周身无处不有皮毛。人身本为一个整体，五行亦须作一块而论，若拘泥于一脏一行，反而失去了划分五行的意义。郑寿全这一《五行说》反映了其将宇宙生成论融会于本体论的思想，医学哲学宇宙本体论的建立，使医学形成了两套哲学体系，直至明末清初，两套体系仍未能很好地相互融合，故而出现了医学哲学理论的割裂现象，郑寿全对两套体系的弥合具有划时代的哲学意义。

二、坎离水火互为其根，皆在乾元一气，坎中一阳

郑寿全以易解医，八卦之中最重坎离二卦，《医理真传》开篇《乾坤大旨》即论坎离二卦的重要性，并作《坎卦解》《离卦解》及《坎卦诗》《离卦诗》，论二卦于人的重要作用。乾坤交媾，化生其余六卦，“乾分一气落于坤宫”，阴阳互根，变出坎离二卦，坎卦由乾卦第二爻乘于坤卦第二爻而生，为中男；离卦由坤卦第二爻乘于乾卦第二爻而生，为中女。乾坤六子之中，“长少皆得乾坤性情之偏，惟中男中女，独得乾坤性情之正”[②]。故郑寿全以坎离为人生立命之根。

坎为水，属阴，血也，而真阳寓焉。中一爻即天也，天一生水，在人身为肾，一点真阳含于二阴之中，居于至阴之地，乃人立命之根，真种子也。诸书称为真阳[③]。

真阳二字，一名相火，一名命门火，一名龙雷火，一名无根火，一名阴火，一名虚火。发而为病，一名元气不纳，一名元阳外越，一名真火沸腾，一名肾气不纳，一名气不归源，一名孤阳上浮，一名虚火上冲，种种名目，皆指坎中之一阳也[④]。（《医理真传·坎卦解》）

坎为水，在人为阴血，在脏为肾，中间一爻即天一，即真阳。天一生水，二阴即二肾，“一点真阳含于二阴之中”，是人立命的真种子、根本。坎中之阳本源于乾父卦中爻，乾为天，为真龙，坎中之阳爻亦称为“龙”。一阳落于二阴之中，可比附为龙潜于水中。郑寿全说坎中之龙是初生之龙，潜龙在渊，以水为家，安于下位，不能飞腾而兴云布雨。若龙腾于上即为病，如虚火上冲等症，故坎中之阳即“一阳潜于水中”。郑寿全梳理了真阳的有关名谓，有相火、命门火、龙雷火、无根火、阴火、虚火等；若发而为病，又名元气不纳、元阳外越、真火沸腾、肾气不纳、气不归源、孤阳上浮、虚火上冲等，种种名目，实质皆为坎中一阳。

---

①郑钦安：《郑钦安医书阐释·医理真传》，唐步祺阐释，巴蜀书社，2006，第208页。

②郑钦安：《郑钦安医书阐释·医理真传》，唐步祺阐释，巴蜀书社，2006，第8页。

③郑钦安：《郑钦安医书阐释·医理真传》，唐步祺阐释，巴蜀书社，2006，第10~11页。

④郑钦安：《郑钦安医书阐释·医理真传》，唐步祺阐释，巴蜀书社，2006，第11页。

离为火，属阳，气也，而真阴寄焉。中二爻，即地也。地二生火，在人为心，一点真阴藏于二阳之中，居于正南之位，有人君之象，为十二官之尊，万神之宰，人身之主也。故曰心藏神。坎中真阳，肇自乾元，一也；离中真阴，肇自坤元，二也。一而二，二而一，彼此互为其根，有夫妇之义。故子时一阳发动，起真水上交于心，午时一阴初生，降心火下交于肾。一升一降，往来不穷，性命于是乎立[①]。

离卦为火，在人为阳气，在脏为心。离卦中爻为阴爻，故谓“一点真阴藏于二阳之中”，坎中真阳源自乾卦，离中真阴源自坤卦，二者互为根。郑寿全并用坎离二卦解释气血，一生二，气生血，无形之气寓于血中，是为一合二，构成坎卦；有形之血藏于气中，是二合一，构成离卦。故气血合之可作一坎卦解，也可作一离卦解；分之亦可以作坎离二卦解。是以人身一团血肉之躯，全赖一团真气运于其中而立命，真气流行于脏腑百骸之中，人身亦构成一个坎卦。在阴阳气血的关系上，郑寿全持水火互根、阳主阴从思想。“要知元阴即血也、水也，真火寓于其中则为太极，则为气血相依，又为水火互根。”[②]气属阳，“阳行一寸，阴即行一寸；阳停一刻，阴即停一刻。可知阳者，阴之主也”[③]。阳气流通则阴气无有滞碍，若阳气不足，稍有阻滞，则百病丛生。此处阴阳的含义，阳指先天元阳真气，阴即指后天精血等水液，其云“气法乎上，故从阳”，“血法乎下，故从阴”，阳主阴从，亦即气主血从。

郑寿全极为重视气机升降，从六经三阴三阳、上中下三焦的人身全局角度做了全面阐释，

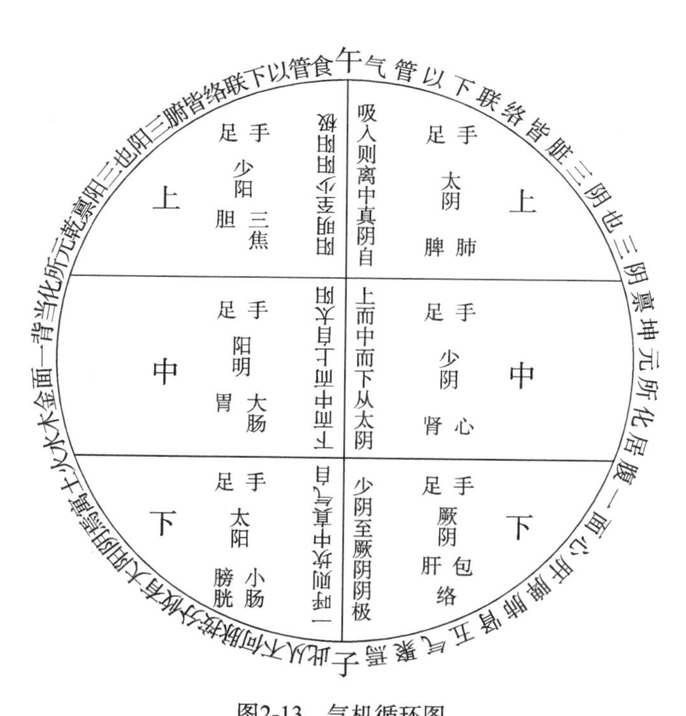

图2-13　气机循环图

①郑钦安：《郑钦安医书阐释·医理真传》，唐步祺阐释，巴蜀书社，2006，第13页。
②郑钦安：《郑钦安医书阐释·医理真传》，唐步祺阐释，巴蜀书社，2006，第168页。
③郑钦安：《郑钦安医书阐释·医理真传》，唐步祺阐释，巴蜀书社，2006，第102页。

其谓真气运行六步，历经三阴三阳六经，并作《气机循环图》（图2-13）说明其升降模式，指明六经只是一经，三焦还是一焦，张仲景《伤寒论》虽然分六经，“亦不过将一气分布上下左右四旁之意”①。

其中这一点真消息逐日运行，无刻休息，子时发动，由下而中而上，由上而中而下，循环不已。然由下而中而上，三阳已分，由上而中而下，三阴已定，合之二三如六，故曰六步而成位。六爻之义于此分，六气六经之所由判，亦无非这一点胎元流行充周之所化育也②。（《医法圆通·胎元图说》）

“六爻之义”，出自隋代王通《中说·述史篇》：“薛收问一卦六爻之义。子曰：卦也者，著天下之时也。爻也者，效天下之动也。趋时有六动焉，吉凶悔吝所以不同也。收曰：敢问六爻之义。子曰：六者非他也，三才之道，谁能过乎”③。爻者，动也。人身真气运行，效天地真气运行，其动贯通三焦，三焦即三才。真气自下而上，由三阳转向三阴。图中文字，左半圈云：“食管以下联络皆腑三阳也。三阳禀乾元所化，当背一面，金木水火土寓焉。阴阳大有攸分，按脉何不从此。”右半圈云：“气管以下联络皆脏三阴也。三阴禀坤元所化，居腹一面，心肝脾肺肾五气聚焉。”子午线左纵列云：“一呼则坎中真气自下而中而上，自太阳、阳明至少阳，阳极。”子午线右纵列云：“吸入则离中真阴自上而中而下，从太阴、少阴至厥阴，阴极。”阳主上升，下中上为三部，即手足太阳经、阳明经、少阳经疆界。阴主下降，上中下为三部，三阴即手足太阴、少阴、厥阴经疆界。阳从背面升，阴从腹面降，计六步而成一循环。上焦心肺，中焦脾胃，下焦肝肾，坎中之阳分布于三焦，郑寿全称之为上阳、中阳、下阳，心肺得上阳，脾胃得中阳，肝肾得下阳，合称三阳。“下阳为上、中二阳之根”，无下阳即无上中二阳。下阳本乎先天所生，中阳却又是先天所赖，中阳不运，上下即不相交。故曰：“中也者，天下之大本也。”后天以中土立极，三焦各有专司，分之而为三，合之而为一。

夫人身立命，本乾元一气落于坤宫，二气合一，化生六子，分布上中下，虽有定位，却是死机，全凭这一团真气运行，周流不已。天开于子，人身这一团真气即从子时发动，自下而中而上，上极复返于下，由上而中而下，循环出入，人之性命赖焉④。（《医理真传·拙见解》）

真气流行，化为真阴真阳，二气浑为一气，真阳与真阴合为一元真气，“凡天地之数起于一，一属阳，气也”⑤。“一也者，真气也，天之体也。”⑥真气从子时发动，自下焦而中焦而上焦，上极复返于下，再由上而中而下，循环出入。“天开于子”，子时一阳发动，起于子宫。郑寿全引用了张介宾命门“子宫”的概念，并谓“子为一，乃数之首也”，子宫即坎水之宫，真阳之宫。坎中潜龙腾飞于上，至巳时龙体浑全，极则生阴，至午时化离阴而下降，至亥时龙体化为纯阴，阴极则又生一阳。阴阳升降之要，在于一元真气循环往复，周而复始，历经三焦，自肾而心，由心而肾，因而心肾相交，坎离互济，为“人身一付全龙”。郑寿全将真气流行、气机升降又按时间划分为六步。第一步，真气初生，行于太阳经，五日一候，一候而一阳

①郑钦安：《郑钦安医书阐释·医法圆通》，唐步祺阐释，巴蜀书社，2006，第229页。
②郑钦安：《郑钦安医书阐释·医法圆通》，唐步祺阐释，巴蜀书社，2006，第426页。
③王通：《中说》，王雪玲校点，辽宁教育出版社，2001，第33页。
④郑钦安：《郑钦安医书阐释·医理真传》，唐步祺阐释，巴蜀书社，2006，第204~205页。
⑤郑钦安：《郑钦安医书阐释·医理真传》，唐步祺阐释，巴蜀书社，2006，第15页。
⑥郑钦安：《郑钦安医书阐释·医理真传》，唐步祺阐释，巴蜀书社，2006，第19页。

气足；第二步，真气行于阳明经，又五日一候，真气渐盛，而二阳之气足；第三步，真气行于少阳经，又经五日，合三步共十五日，阳气盈满，是月圆之际，此时真气旺盛之极，极则生一阴。第四步，真气行于太阴经，五日而真气衰一分，阴气旺一分；第五步，真气行于少阴经，又五日而真气衰二分，阴气旺二分；第六步，真气行于厥阴经，又经五日而真气衰极，三阴合三步亦十五日，阴气旺极。三阳十五日，三阴十五日，共计一月三十日，而六步成位。"一月为一小周天，一岁为一大周天。"①一日为一小候，故有一年之气机、一月之气机、一日之气机。一年之中，上半年属三阳，下半年属三阴；一月之中，上半月属三阳，下半月属三阴；一日之中，上半日属三阳，下半日属三阴。"三五而盈，三五而缩，盛衰循环不已，人身气机亦然。"②阴极生阳，阳极生阴，真气由盛而衰，由衰而复盛，人身气血往来升降，皆为真气流转之功用。

郑寿全以气机升降理论为基础，进一步论及人身气化。在运气学说中，冬季的主气是太阳寒水，太阳与寒水何以相配，其云坎为寒水，太阳即坎中一阳，是人身立极的真种子，至尊无二，为三阳三阴之首，故称"太阳"。

太阳从水中而出，子时一阳发动，真机运行，自下而上，自内而外，散水精之气于周身，无时无刻无息不运行也。故经云：膀胱者，州都之官，津液藏焉，气化则能出焉。气化二字乃《伤寒》书一部的真机。要知气化行于外，从皮肤毛窍而出水气，水即阴，气即阳，外出是气上而水亦上也。气化行于内，从溺管而出水气，内出是水降而气亦降也。外出者，轻清之气，如天之雾露也。内出者，重浊之气，如沟渠之流水也③。(《医法圆通·伤寒溯源解》)

子时一阳发动，太阳出于坎水之中，气机运行，贯通上下内外，水精之气亦随气机流行散布于周身。《内经》以膀胱为州都之官，储藏津液，张介宾说膀胱是三焦水液所归之处。太阳经络属于膀胱，即足太阳膀胱经，随太阳真气的运行，膀胱所储藏的水液散布于周身。张仲景《伤寒论》一书核心就在于"气化"，水随气行，周流全身，贯通上下内外。气运行于外，则水液随之蒸腾为轻清之气而化行于外，水气从皮肤毛窍而出。气运行于内，则水液随之而化行于内，重浊之水气从溺管而出。气上则水上，水降气亦降。

三、万病发于一元真气，治病即是治气

郑寿全以真气为人生立命的根本，以此为基础，在疾病的原理上则推导出万病发于一元真气，作《万病一气说》予以论证。

病有万端，发于一元。一元者，二气浑为一气者也。一气盈缩，病即生焉。有余即火，不足即寒④。(《医法圆通·万病一气说》)

天地一阴阳耳，分之为亿万阴阳，合之为一阴阳。于是以病参究，一病有一病之虚实，一病有一病之阴阳。知此始明仲景之六经还是一经，人身之五气还是一气，三焦还是一焦，万病总是在阴阳之中⑤。(《医法圆通·自序》)

①郑钦安：《郑钦安医书阐释·医理真传》，唐步祺阐释，巴蜀书社，2006，第63页。
②郑钦安：《郑钦安医书阐释·医理真传》，唐步祺阐释，巴蜀书社，2006，第64页。
③郑钦安：《郑钦安医书阐释·医法圆通》，唐步祺阐释，巴蜀书社，2006，第384~385页。
④郑钦安：《郑钦安医书阐释·医法圆通》，唐步祺阐释，巴蜀书社，2006，第422页。
⑤郑钦安：《郑钦安医书阐释·医法圆通》，唐步祺阐释，巴蜀书社，2006，第229页。

郑寿全说万病一气，皆为一气之盈缩，盈缩即盛衰，气有余便是火，气不足便是寒，此为疾病的总病机。如从脉象而言，脉来洪大数实浮滑，是气之盈，表明气实火盛，为有余；若脉来迟细短小虚弱，是气之缩，表明气虚火衰，为不足。从饮食起居而言，食健力健，好动者为气之盈；食少力少，好卧者为气之缩。从身体而言，肌肉丰隆，皮肤润泽，是气之盈；形瘦如柴，肌肤干瘪，则是气之缩。“虽各处发病，形势不同，总在一气之中。”“用药以治病，实以治气也。”气旺者宜平，气衰者宜助，气升者宜降，气陷者宜举，气滞者宜行，气郁者宜解，气脱者宜固，气散者宜敛。“知其气之平，知其气之变，用药不失宜，匡救不失道，医之事毕矣。”①阴阳二气合为一气，周流不已，无脏不行，无腑不到。阴阳二气原本的状态是“均平”，均平之气为正气，郑寿全称之为“阴阳太和之气”，可弥纶六合，氤氲化育，充溢人身，而使百体安舒。太和之气有亏则为邪气而变生疾病，“二气均平，自然百病不生，人不能使之和平，故有盛衰之别”②。一气分为阴阳二气，水火为阴阳之征兆“二气即阳精、阴精也”③。阳精不足，则水盛火衰，阴精不足，则火旺水弱，故郑寿全将疾病分为两类，即阴症与阳症。阴症者阳不足而阴有余，故着重回阳；阳症者阴不足而阳有余，故着重存阴。二症之间，郑寿全极为重视君相二火的作用，其君相的相关理论与张介宾基本一致，皆以相火为体，君火为用，二火合一，寓于浑然一气之中。君火为神明主宰，昼出而听政以从阳，“阳在上也，曰离”；夜入而休息以从阴，“阴在下也，曰坎”④。相火为体，体则本也，“如灶心中之火种子也”；君火不仅具有神明作用，同时也具备火的温煦功能，君火为用，用，末也，“即护锅底之火，以腐熟水谷者也”⑤。先有相火而后有君火，君火依赖于相火而存在，相火存则君火亦存，相火灭则君火亦灭。人与天地相参，天人一理，故病亦须与天地相参。天地一阴阳，分之为亿万阴阳，一病有一病之虚实，一病有一病之阴阳。张仲景《伤寒论》所云之六经，分之为六经，合之则为一经；人身五脏气，分之为五气，合之还是一气；三焦分而为上中下，合之还是一焦，万病总是在阴阳之中。探求六经本意，亦不过是将一气分布于六经，分布于周身上下左右四旁，以之探客邪之伏匿。辨析六经病，舍阴阳之外，别无他法。在病位上，郑寿全又按三焦划分，上焦归君火统摄，下焦为相火统摄，中焦中宫则依赖二火往来熏蒸，化生中气。若上焦君火弱，不能统上身关窍精血，可致上窍不能统摄津液，见流清涕、流口水、目泪出、鼻齿出血诸症。若下焦相火弱，不能统下身关窍精血，可致下窍不能统摄津液，见遗尿、滑精、女子带下、二便不禁等症。又若中宫不得二火熏蒸，不能腐熟谷水，则可见完谷不化，痰湿痞满诸症。郑寿全以“辨明内外，判以阴阳”之法论病，从哲学的角度辨证论治，将经方、时方皆纳于内，经方、时方均归于一理，统归于一套辨证论治方法，亦是对医学道术合流的一个重要贡献。

在疾病治疗上，郑寿全以阳为本，治气为总则，立足于阴阳互根、坎离互济、心肾相交，极为推崇张介宾的阴阳相济法，“只在这先天元阴、元阳上探取盛衰，不专在后天之五行生克

①郑钦安：《郑钦安医书阐释·医法圆通》，唐步祺阐释，巴蜀书社，2006，第422~424页。
②郑钦安：《郑钦安医书阐释·医理真传》，唐步祺阐释，巴蜀书社，2006，第118页。
③郑钦安：《郑钦安医书阐释·医法圆通》，唐步祺阐释，巴蜀书社，2006，第322页。
④郑钦安：《郑钦安医书阐释·医法圆通》，唐步祺阐释，巴蜀书社，2006，第244页。
⑤郑钦安：《郑钦安医书阐释·医理真传》，唐步祺阐释，巴蜀书社，2006，第118页。

上追求”[①]。

人身上下四旁，全凭元阴、元阳二气充塞，元阴不足，无论在于何部，元阳之气即旺于元阴不足之部而成病。元阳不足，亦无论在于何部，元阴之气即旺于元阳不足之部而成病。然二气寓于凡精凡气之中，凡精气盛，元阴元阳自盛，凡精气衰，元阴元阳自衰，此二气盈虚消息机关，发病主脑[②]。（《医理真传·阴虚症门问答》）

元阴不足，元阳之气即旺，其病为阴虚症。郑寿全将阴虚症按上中下分为三部，分别为真阴不足于上、真阴不足于中、真阴不足于下，论治当扶上之阴、中之阴、下之阴。元阳不足，元阴之气即旺，其病为阳虚症。阳虚症亦按上中下分为三部，分别为真阳不足于上、真阳不足于中、真阳不足于下，论治当扶上之阳、中之阳、下之阳。三阴不足、三阳不足，即为“病之主脑”，致病之根本，当扶不足之阴阳而“使之和平”。郑寿全又引《经》言，云：“善补阳者，于阴中求阳；善补阴者，于阳中求阴。”[③]考此条出自张介宾《景岳全书·新方八阵·补略》，原文为“善补阳者，必于阴中求阳，则阳得阴助而生化无穷；善补阴者，必于阳中求阴，则阴得阳升而源泉不竭”[④]。论虚损的补益法则，按阴阳互根的关系，从阳治阴，从阴治阳。郑寿全说时人皆不明此理，一见阳虚症，用药就着重于补心，而不知着重于补肾；一见阴虚症，用药即着重于补肾，而不知着重于补心。总体而言，其错误在于只知有后天，不知有先天，只知后天形体，不知先天真气，“着重在后天坎离之阴阳，而不知着重坎离中立极之阴阳”[⑤]。《景岳全书·传忠录·阳不足再辨》中又云：“善治精者，能使精中生气；善治气者，能使气中生精”[⑥]。郑寿全说先天元阴元阳寓于后天精气之中，精气充盛，元阴元阳即充盛，精气衰少，元阴元阳即衰弱，故须按张介宾之阴阳相济法，从阳治阴，从阴治阳；以气治精，以精治气。郑寿全以此为基础又进一步提出由肾治心，由心治肾。如心脏之病，古云心君不受邪，以心包代之，郑寿全反对这一说法，认为五脏六腑及周身经络骨节皮肤，皆为有形之躯壳，是谓后天，全赖先天真气以养，若真气不足，“无论在何部，便生疾病，何得有心无痛证之说？”[⑦]痛者，逆也。气顺则气血流通，气逆则气血壅滞而不通，故伤心作痛。此病之所伤，“其实非伤有形质之心，实伤无形中所具之真宰也”。所伤为道而非器，故不可拘执于有形质之心。邪犯心包即是“犯心章本”，不必说邪不犯心，“犯心二字，是犯心君居处气也”（同上）。

郑寿全在气一元论的基础上提出万病一气说，将疾病总病机归根于真气的盛衰。邪气所伤，伤在先天真气，而非后天形体，伤在道而非器，以治气治道为治疗总则，将辨证论治纳入医学理论体系的去实体化范畴，深入推进了医学哲学化进程，使医学哲学化路向的归属更为彻底，中国医学从理论到实践最终完美统一于中国哲学之中。

对于心脏疾病，郑寿全将其按阴虚、阳虚分为两类，心血不足，即阴虚，心阳不足，即

---

①郑钦安：《郑钦安医书阐释·医理真传》，唐步祺阐释，巴蜀书社，2006，第118~119页。
②郑钦安：《郑钦安医书阐释·医理真传》，唐步祺阐释，巴蜀书社，2006，第125页。
③郑钦安：《郑钦安医书阐释·医理真传》，唐步祺阐释，巴蜀书社，2006，第139页。
④张介宾：《张景岳医学全书·景岳全书》，李志庸主编，中国中医药出版社，1999，第1575页。
⑤郑钦安：《郑钦安医书阐释·医理真传》，唐步祺阐释，巴蜀书社，2006，第139页。
⑥张介宾：《张景岳医学全书·景岳全书》，李志庸主编，中国中医药出版社，1999，第906页。
⑦郑钦安：《郑钦安医书阐释·医法圆通》，唐步祺阐释，巴蜀书社，2006，第293页。

阳虚，二症皆责之于君火为病，“皆宜专在下求之”，水火互根，“其实皆在坎也”。相火旺则君火自旺，“心阳不足自可愈”，真气升则真水亦随之而升，“心血不足亦能疗”。因而制补坎益离丹，补先天之火以壮君火。补坎益离，化裁于道教内丹家取坎填离法，“是盗取坎中一点金气也”[①]。坎中一点金气即坎中之阳，此一阳得之于乾卦，乾在五行属金，故云金气，又寓有金生水之义。《中和集·金丹妙诀》论内药，云：“内药，先天一点真阳是也，譬如乾卦中一画，交坤成坎水是也。中一画本是乾金，异名水中金，总名至精也”[②]。郑寿全依据内丹学坎中一阳属乾金之意，对补金生水的含义作以全新解读，认为并非按五行关系所谓补肺金生肾水，而是教人补先天真金所化之真气。补坎益离丹用药有附子、桂心、蛤粉、炙甘草、生姜五味。

乾分一气，落于坤中而成坎，乾即金也，坎即水也。坤中得阳即是火，火曰炎上，故能启水上升而交于心。心属火为离，离中得水，水曰润下，又能燮火而下降，全是一金为之斡旋。桂、附辛归金而热归火，大能升水降火，交接心肾[③]。（《医法圆通·心病不安》）

附子、桂心为君药，二药大辛大热，“辛即金之味，热即纯阳之性也”。辛在五行属金，故云金之味。热即火，火性炎上，故可以上交于心。升水降火，交接心肾，全在坎中一阳、“一金为之斡旋”。附子味辛，性大热，诸药热不过附子，故郑寿全称之为“一团烈火”，力能补“先天欲绝之火种”，挽垂绝之阳，又有“坎中一阳画”之誉，可以疗生而救死，起死回生。附、桂补坎中之阳气，蛤粉味咸，入肾滋阴，补坎中之阴血，“气行血随，血行气附，阴阳合一，升降不乖”。方中生姜、炙甘草调中，交通上下。郑寿全以三焦为天地人三才，又称三元。一方面，土为万物之母，先天之气、诸脏腑百骸均需要中土的滋养化育；另一方面，土居于中，是上下阴阳交通的中转之处。天气下降，水气上升，皆由地而入，由地而升，“地也者，调和阴阳之枢机也”“故曰中也者，调和上下之枢机也”。脾胃居于中焦，在上运精液上而交心，在下运精液下而交肾，以调和上下，交通心肾。其腐熟运化水谷，有赖于君相二火的熏蒸，二火又依靠其转输水谷精微的滋养，脾肾先后互赖，郑寿全将脾肾先后天关系称为水土合德。

乾分一气落于坤宫，化而为水，阴阳互根，变出后天坎离二卦，人身赖焉。二气往来，化生中土，万物生焉，二气亦赖焉。如坎宫之龙，初生之龙也，养于坤土之中，故曰见龙在田，虽无飞腾之志，而有化育之功。是水也，无土而不停蓄；龙也，无土而不潜藏。故土覆水上，水在地中，水中有龙，而水不至寒极；地得龙潜，而地即能冲和。水土合德，世界大成矣[④]。（《医理真传·真龙约言》）

龙潜于水中，其性质属阳，可使坎水不过寒。土能涵水，使水不至于泛滥，水能滋土，土亦不至于干燥。水土交融，草木生发，世界因此而焕发勃勃生机。郑寿全以“见龙在田”喻水土关系，脾土位于中焦，肾水位于下焦，正应“土覆水上”。阳在下焦为潜龙在渊，出于中焦即见龙在田，升于上焦则为飞龙在天。地得龙潜而水土合德，化育万物。脾肾互相增益，肾中

---

①郑钦安：《郑钦安医书阐释·医法圆通》，唐步祺阐释，巴蜀书社，2006，第244~245页。
②李道纯、萧廷芝：《中和集》，影印本，上海古籍出版社，1989，第35页。
③郑钦安：《郑钦安医书阐释·医法圆通》，唐步祺阐释，巴蜀书社，2006，第246页。
④郑钦安：《郑钦安医书阐释·医理真传》，唐步祺阐释，巴蜀书社，2006，第19页。

真气与脾胃后天之气相依而行，周流全身，无处不照，孕育了人体生机，故水土合德，世界大成。脾肾生理上互相辅助，病理上亦互相影响，故论治即重在补土伏火，交会中宫。火有土伏护，则不至于僭越上冲，又得以保留其温煦作用，郑寿全以炉火为譬喻，炉火若不覆之以灰，不久即灭，若覆之以灰，火得土伏，即可久存。附子即火，甘草即土，“热不过附子，甜不过甘草”，二者皆具药中一性之至极，用以“补人身立命之至极”，二物并用，相须相扶，既寓有回阳之义，亦寓有先后并补之义；既寓有水土相生之义，同时亦寓有以土伏火之义。

第十一节　黄元御　邵同珍

黄元御，清代著名医学家，一名玉璐，字坤载，号研农，别号玉楸子，山东昌邑人。出身于簪缨世家，少年时代习举子业，遍览经史，常欲奋志青云，以功名高天下，弱冠时考中邑庠生。三十岁时患眼疾，庸医误过用寒泄之剂大伤元气，致左目失明，因而仕途中断，后弃儒从医。中年时因治愈乾隆皇帝之疾，获其手书“妙悟岐黄”，供职于太医院。五十四岁时劳累过度而溘然长逝，乾隆皇帝深感痛惜，亲书“仁道药济”四字予以缅怀。黄元御尊岐伯、黄帝、秦越人、张仲景为“四圣”，重视中气，主张扶阳抑阴，用药偏于温补。其医学、道学、经学造诣皆相当深厚，勤于著述，著作甚丰，医学著作有《四圣心源》《四圣悬枢》《素灵微蕴》《伤寒说意》《伤寒悬解》《素问悬解》《灵枢悬解》《难经悬解》《长沙药解》《玉楸药解》等。另有《周易悬象》《道德悬解》存世。

一、以中气为太极本体

黄元御医学哲学思想以中气为太极本体，其太极理论围绕中气这一核心而建构。《道德悬解》对《道德经》部分章节做了注释，其中较为明确地阐述了有关天地生成的太极思想。黄元御谓太极是未有天地之前，阴阳未分之时，是“无”。

未有天地之前，太虚寥廓，阴阳不分，所谓无也。无者，天地之太极，太极包含阴阳，阴阳之内有中气焉，冲虚灵妙，以至无而备万有，特未经发泄耳。此无中之真宰也。中气运转，阴降阳升，积阳为天，积阴为地，天地之初自此无中生化，是名天地之始也。既有天地则万物皆生，无化而为有，是名万物之母也①（《道德悬解》第一章）。

这一段注解《道德经》第一章，主要针对“无名天地之始”一句经文，天地从无中生，从太极中生，太极包含阴阳，阴阳内有中气，含有太极即气之意。黄氏以中气为太极先天本体，是《道德经》所说的“众妙之门”，“此太极中间白圈，所谓众妙之门、玄牝之门，皆是此处。此处虽是无物，然实有中气在焉”。“太极中间白圈”，应指周敦颐太极图第二层水火匡廓图，中央小白圈，朱熹称为“本体”，黄氏称为“真宰”。虽然此气尚未化为形质，“却是一切形质之祖”，是“无”，但是“非空”。考黄元御的中气说应源于子华子，子华子论宇宙生成，云：“夫

---

①黄元御：《周易悬象，道德悬解》，任启松等校注，中国中医药出版社，2012，第314页。

混茫之中，是名太初。实生三气，上气曰始，中气曰元，下气曰玄”[①]（《子华子》卷上）。太初生上中下三气，上气为始气，中气为元气，下气为玄气。黄元御不论上气与下气，仅保留中气，并置之于太极本体的地位，可见其明显是以中气为元气。中气冲虚灵妙，未发之前为中气，运转起来以后即生阴阳二气，升者为阳，降者为阴，然后生天地。《素灵微蕴·脏象解》引《子华子》文云：“太真剖判，离而为两，各有专精，是名阴阳”[②]（《子华子》原文：太真剖割，通三而为一，离之而为两，各有精专，是名阴阳）。故此中气是天地之始、万物之母。

二、中气为土德，为升降之枢轴

中气的五行属性，黄元御从“土居中央”的关系而论，以中气为土德。《道德经》说“道之为物，惟恍惟惚，惚兮恍兮”，谓其中有象、其中有物、其中有精、其中有信，黄元御注释侧重发挥“中”字，说：

其中有象，有物，有精。其精甚真，非是虚言，以其中有信也。信为土德，其位当中，众妙之门于是焉在，是以含孕诸有，真实无妄也。三曰其中，道家玄机于此露矣。土居无处，故寄旺四维而无专宫。然而至虚至实，是故有信，以其有信，故自古及今其名不去，名不去者，实不爽也。土德主化，生物之本，以阅众甫，皆根于此[③]（《道德悬解》第六章）。

黄元御说恍惚即是无，其中有象，有物，有精，象、物、精不是虚无，是有，万有皆“无”所化，“无”中生有，“无”是万有之原，此为信。而信为土德，土主化育，位居中宫，寄旺四维，中宫土即众妙之门所在处，是“生物之本”。黄元御以中宫土位为众妙之门、玄牝之门，是丹道家所言之玄关、黄庭、洞房、鼎器，是交媾龙虎、结仙胎、产灵丹，培养先天祖气之处。阳自此门而升，阴自此门而降，玄牝之门为阳升阴降之关。己土左旋则门开而阳升，戊土右转则门阖而阴降。

中气化生五行的机制全在于升降，黄元御以中气、中土为“升降之枢轴”，其云：

枢轴运动，清气左旋，升而化火，浊气右转，降而化水。化火则热，化水则寒。方其半升，未成火也，名之曰木。木之气温，升而不已，积温成热而化火矣。方其半降，未成水也，名之曰金。金之气凉，降而不已，积凉成寒而化水矣。水火金木是名四象，四象即阴阳之升降，阴阳即中气之浮沉。分而名之则曰四象，合而言之不过阴阳；分而言之则曰阴阳，合而言之，不过中气所变化耳[④]（《四圣心源·阴阳变化》）。

木温、火热、水寒、金凉，四象之气也。木青、金白、水黑、火赤，四象之色也。木臊、水腐、金腥、火焦，四象之臭也。木酸、金辛、火苦、水咸，四象之味也。土得四气之中，四色之正，四臭之和，四味之平[⑤]（《长沙药解·甘草》）。

太极中气左旋而化己土，己土上行阳生，阳半升化木，阳全升而化火。中气右旋而化戊土，戊土下行阴降，阴半降化金，阴全降而化水。黄元御将金木水火四行合称四象，温热寒凉是四象之气，青白黑赤是四象之色，臊腐腥焦是四象之臭，酸辛苦咸是四象之味。惟土得四象

①子华子：《子华子》，王云五主编，商务印书馆，1936，第1页。
②黄元御：《黄元御医学全书·素灵微蕴》，孙洽熙主校，中国中医药出版社，1996，第817页。
③黄元御：《周易悬象，道德悬解》，任启松等校注，中国中医药出版社，2012，第319页。
④黄元御：《黄元御医学全书·四圣心源》，孙洽熙主校，中国中医药出版社，1996，第698页。
⑤黄元御：《黄元御医学全书·长沙药解》，孙洽熙主校，中国中医药出版社，1996，第868页。

之中正和平，为四象之母，土合四象而为五行。太极生两仪，两仪生四象，实质是中气生阴阳，阴阳生四象，阴阳、四象都是中气、中土的变化。五行实质是气，是气升降变化不同状态的称呼。中土为“升降之枢轴”之说亦源于子华子：“上赤下黑，左青右白，黄潜于中宫，而五运流转，故有轮枢之象焉”[①]（《子华子》上卷）。子华子以五色代五行，中央土为黄色，五行运动流转，土为升降之中轴，故有轮枢之象。《性命圭旨·法轮自转图》释《子华子》云：“上赤之象，其宫成离。下黑之象，其宫成坎。夫两端之所以平者，以中存乎其间故也。”并做法轮自转图（图2-14，摘自尹真人高弟《性命圭旨》，中央编译出版社，2013，第111页。）以示之。“何为立极？即前所谓心中之仁，安于中心之中而为土。中者，以敦养之，自有消息真机。而身心性命相为混合矣”[②]。

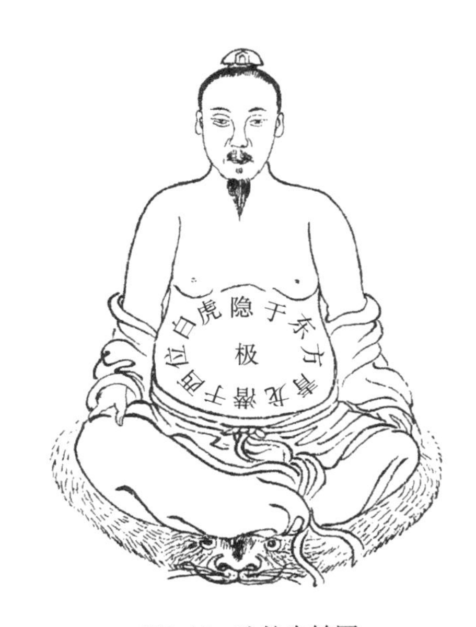

图2-14 法轮自转图

三、中气为脾胃之气

中气属土德而居中宫，在五脏则直接与脾胃相联系。黄元御以“谷神”为介质、纽带，将二者合一。谷神，出自《道德经》第六章，原文为：“谷神不死，是谓玄牝。玄牝之门，是谓天地根。绵绵若存，用之不勤。”《道德悬解》第八章注解“谷神不死，是谓玄牝”，云：

谷神在中，先天之祖气也。人之初生，先结祖气，此气方凝，阴阳未判，混沌鸿蒙，是谓太极。阴阳之内有中气焉，中气左旋而化己土，右转而化戊土。……己土为脾，戊土为胃，中气在戊己二土之间，冲虚灵动，众妙皆含，是曰谷神。脾胃者，仓廪之官，赖榖气培养，使此先天之祖气不至亏败，是曰穀神。以其先天祖气之虚灵，谓之谷神；以其后天谷气之冲和，谓之谷神。其实总是中气而已，非有二也[③]。

①子华子：《子华子》，王云五主编，商务印书馆，1936，第1页。

②尹真人高弟：《性命圭旨》，中央编译出版社，2013，第112页。

③黄元御：《周易悬象，道德悬解》，任启松等校注，中国中医药出版社，2012，第320~321页。

黄元御将“谷神”释为先天祖气，祖气冲虚灵动，此处释“谷”为虚空之义，故谷神是祖气的别名。黄元御谓谷、穀二字相通，“谷与穀义异而原同，总是先天祖气所化”，祖气在人体需要水穀（水谷）之气的培养，脾胃运化转输水穀之气，亦可以称为“穀神”。脾胃在五行分属戊己土，由中气所化生，祖气凝为太极，太极中气左旋化生己土，右转化生戊土。谷神与穀神则为一气，即中气、土气、脾胃之气。脾胃居人身中央，脾胃之气本就有“中气”之称，黄元御将太极中气与脾胃中气合一，精神血气皆由此中气所化生，是一身之母。

四、脾胃中气生四脏，是升降交济之权

黄元御从“人与天地相参”的关系出发，以祖气为太极，说：“祖气者，人身之太极也。”

祖气之内，含抱阴阳，阴阳之间，是谓中气。中者，土也。土分戊己，中气左旋则为己土，中气右转则为戊土。戊土为胃，己土为脾。己土上行，阴升而化阳，阳升于左则为肝，升于上则为心；戊土下行，阳降而化阴，阴降于右则为肺，降于下则为肾。肝属木而心属火，肺属金而肾属水。是人之五行也[①]（《四圣心源·脏腑生成》）。

祖气内之中气左旋化为已土脾，右转化为戊土胃，已土为阴，脾气上行，阴升化阳，阳气升于左为肝，升于上为心；戊土为阳，胃气下行，阳降化阴气，阴气降于右为肺，降于下为肾。五脏各部，心上肾下，肝左肺右，脾于中位，心肺之阳为谷气之阳升，肾肝之阴为谷精之阴降。肾为纯阴，阴极则阳生，心为纯阳，阳极则阴生。五脏、五行气化，构成人身太极，以脾胃中土为轴心。黄元御赞同内丹家的脾为黄婆之说，谓其为婴儿、姹女之媒，心肾相交的介质，可以使坎离交媾，龙虎回环，交际水火，升降金木之权总在于土。

黄元御以脾胃中气为人身脏腑之本，故在疾病的有关机制上皆责之于脾胃中气。在病因上以土湿为首要，“一切外感内伤杂病，尽缘土湿也”；病机上，总由“中气不运，升降反作”；论治上扶阳抑阴，“首在中气”。

土为四维之中气，木火之能生长者，太阴己土之阳升也；金水之能收藏者，阳明戊土之阴降也。中气旺则戊己转运而土和，中气衰则脾胃湿盛而不运[②]（《四圣心源·六气偏见》）。

中气衰则升降窒，肾水下寒而精病，心火上炎而神病，肝木左郁而血病，肺金右滞而气病。神病则惊怯而不宁，精病则遗泄而不秘，血病则凝瘀而不流，气病则痞塞而不宣。四维之病，悉因于中气[③]（《四圣心源·中气》）。

中气是升降之权，阴阳之交，脾升胃降，脾胃的消化、受盛皆有赖于中气旺盛，腐熟水谷，滋养精气。若中气不足，脾胃土湿之气过盛，失于升降，因而五脏升降失常，肾水不升，下焦寒盛，而致遗精、滑泄等精病；心火不降，上焦热而致惊悸、胆怯等神病；肝木不升，肝气被郁，则致血瘀等血病；肺金不降，气痞塞不通则致相应气滞之病。诸般种种，黄元御称为“四维之病”，皆由中气衰弱，脾胃湿盛而致，其以湿邪为病为多，十居八九而不止。无论阴虚阳虚，皆为中气之败。湿盛中气不运，升降反作，“人之衰老病死，莫不由此”，故而提出“医家之药，首在中气”。补中气之法即是补土，补脾胃，“土生于火而火死于水，火盛则

① 黄元御：《黄元御医学全书·四圣心源》，孙洽熙主校，中国中医药出版社，1996，第699页。
② 黄元御：《黄元御医学全书·四圣心源》，孙洽熙主校，中国中医药出版社，1996，第705页。
③ 黄元御：《黄元御医学全书·四圣心源》，孙洽熙主校，中国中医药出版社，1996，第717页。

土燥，水盛则土湿”。火生土，水又克火，故须“泻水补火，扶阳抑阴，使中气轮转，清浊复位”。黄元御极力反对朱震亨滋阴泻火法，认为此法伐削中气，病者不因病死而因药亡，“病不皆死而药不一生”。黄元御根据四维之病的原理，制四维之根本方黄芽汤，药用人参、炙甘草、茯苓、干姜四味，崇阳补火，培土泻水，以治中气之衰。黄芽，丹道家语，指先天一气萌生的状态。针对四维之专病又制诸专方，如治疗阴虚的地魄汤、治阳虚的天魂汤、治阴脱的乌肝汤、治阳脱的兔髓汤、治惊悸的金鼎汤、治遗精的玉池汤等，可见其受道教思想影响甚深。诸汤皆以甘草为君药，甘草味甘气平，性缓色黄，故其“气色臭味，中正和平，有土德焉”。甘草可走中宫，入脾胃，是调剂气血，交媾精神的主药。

甘草……备冲和之正味，秉淳厚之良资，入金木两家之界，归水火二气之间，培植中州，养育四旁，交媾精神之妙药，调济气血之灵丹[①]（《长沙药解·甘草》）。

甘草一药秉乘土气，具备五行之五德，可令脾升胃降，化生气血。若辅以补血药，则补脾阴而养肝血，肝血温升而化神气；若佐以补气药，则补胃气而入肺，肺气清降而化精血。甘草补脾胃，脾胃生精神气血，故《长沙药解》将甘草列为全书第一药。

综观黄元御中气太极说，是在明代广泛流传的命门太极说之外另立之说，其目的显然是为了强调脾胃在五脏中的主宰作用，为其从脾胃论治用药寻找理论支持。但是其说从哲学的角度而论，则存在较为明显的问题。一者，中气太极说混淆了阴阳五行的层次。周敦颐《太极图说》论阴阳、五行的关系，云：“阳变阴合，而生水火木金土。”五行由阴阳交变而生，虽然说五行一阴阳，五气总为一气，但亦说“五行之生，各一其性”[②]（《周敦颐集》卷一《太极图说》）。五行是阴阳流转的不同状态，周敦颐太极图两仪在第二层，五行置于第三层，阴阳化生五行，高于五行，二者之间的关系极为清晰，不能混同。而中气太极说以中气运转先生戊己土，二土升降，再生阴阳二气，将五行中之土行凌驾于阴阳之上，不符合《太极图说》的宇宙生成模式，并使整个宇宙生成关系产生混乱，出现了土生阴阳，阴阳又生五行的逻辑谬误。土为其余四行之母，而火又生土，五行之间的生克关系也因而错乱。二者，中气太极说混淆了先后天关系。在五脏生成上，黄元御以中气先生脾胃，脾胃再生四脏，实际是用脾胃代替了命门先天之本体的地位，否认了明代医学的命门为先天、脾为后天的关系。然而又说脾胃之气是“后天穀气”，通过“谷神”将先后天“中气”合一，在脾胃先后天的定位上出现明显矛盾之处。三者，中气本体的建构不完善。命门学说命门本体主要由真水、真火构成，真水真火、元精元气形成先天太极，再由心肾相交、脾为中转，构成脏腑后天太极图，先后天的关系与太极的构成模式均较为完善，符合本体论的哲学模式。而中气本体则由脾胃转输的水谷精微所化气血构成，肾精、心神亦由气血所化，气血源于水谷精微，源于后天，因而难以与中气本体的先天属性相匹配。四者，中气太极说回避了命门、真水、真火、元气、元精等有关先天的核心范畴，而在升降问题上又不得不提到“心肾相交”“坎中之阳”“君火”“相火”，却未能充分说明中气与坎中之阳、君相二火的关系，亦未能解释“心肾相交”的有关机制。

总而言之，黄元御中气太极说出现的问题，实质是用宋以前哲学宇宙生成论套用宋以后本体论体系导致的结果。按冯友兰先生所绘制的宇宙生成论图例，其基本构成以五行为基础，土

---

①黄元御：《黄元御医学全书·长沙药解》，孙洽熙主校，中国中医药出版社，1996，第867页。

②周敦颐：《周敦颐集》，陈克明点校，中华书局，1990，第4~5页。

居中央。而以周敦颐为代表的本体论体系，其中关系相较生成论体系的内涵远为复杂。故而黄元御试图在宇宙生成论的水平上建立人体脏腑的本体论体系，必然使这一体系出现各种难以解决的逻辑问题，其中气太极说的建构实际并不成功。

五、邵同珍脾胃中宫太极说

清末邵同珍的脾胃中宫太极说，可谓黄元御中气太极思想的延续。邵同珍，光绪年间人，字葆诚，号四九居士，湖北江夏（今武昌）人。世业儒，兼习岐黄，其姻弟王景彝言其为邵雍后人，曾官居“刺史”，然终“弃官而济人”（《医易一理》陈璚谨序），“每半日送诊而不以为疲”（王序）。邵同珍精研《易》理，“邃于《易》，精于医”（陈序），晚年闲居无事，取周敦颐、邵雍及《周易参同契》等理论与医理互证，谓“医之理即易之理，易之用即医之用”，二者“贯通比附，不爽纤毫”（自序），著有《医易一理》一卷。《医易一理》以太极、两仪、四象、八卦配人身脏腑，以脾胃、中宫为太极，绘有“太极两仪四象八卦配五脏周身图”“太极两仪四象八卦督任呼吸天根月窟配人身图”等，云：“《易》之为书，一卦一辞，皆藏身体之形意；一象一爻，咸寓尊生之心鉴”[①]。

邵同珍以人身为一小太极，包含了两仪、四象、八卦，脾土太极居于中央，为诸脏资生之本。

天地一大太极，人身一小太极，即两仪、四象、八卦，人身亦具焉。脾土色黄，居中，主静，藏意，为诸脏资生之本，太极也。肝属木，居下为地，主血，藏魂，为果敢之主。木性上浮，为升气之主。木居东方，其气从左而上升，是阳育于阴，于两仪为阴仪，于四象为太阴也。肺属金，居上为天，主气，藏魄，司清肃之令。金性下沉，为降气之主。金居西方，其气从右而下降，是阴根于阳，于两仪为阳仪，于四象为太阳也。心属火，居上为日，藏神，主性。性者，神之未动，在肺之中，为灵明之府，阳中阴精，于四象为少阴也。肾属水，居下为月，藏精，主命。命者，精之未动，在肝之内，为化育之主，阴中阳精，于四象为少阳也。此五脏配太极、两仪、四象之义。乾为首，为肺；坤为腹，为肝；离为火，为心；坎为水，为肾，四卦配诸四脏。兑为左手，巽为右手，震为左足，艮为右足。四卦又为脾土，土居四维，脾主四肢。此太极生两仪，两仪生四象，四象生八卦之义。盖以人身脏腑气血之升降动静言之也[②]。

邵同珍用五脏配太极、两仪、四象、八卦。脾居于中央配太极，肝、肺配两仪，肝为阴仪，肺为阳仪。四脏又分别配四象，肝为太阴，肺为太阳，心为少阴，肾为少阳。很明显，这种配属方法是将太极、两仪、四象放在了同一个层级上，完全忽视了太极生两仪、两仪生四象的生成递进关系，从其绘制的太极两仪四象八卦配五脏周身图（图2-15）看，似乎是将太极图作为一个几何的平面图看待，用五脏对其进行切分，因此才出现这样的结果。

---

①马培之，李文荣，邵同珍：《马氏医论·知医必辨·医易一理·和缓遗风合集》，山西科学技术出版社，2013，第151页。

②马培之，李文荣，邵同珍：《马氏医论·知医必辨·医易一理·和缓遗风合集》，山西科学技术出版社，2013，第150~151页。

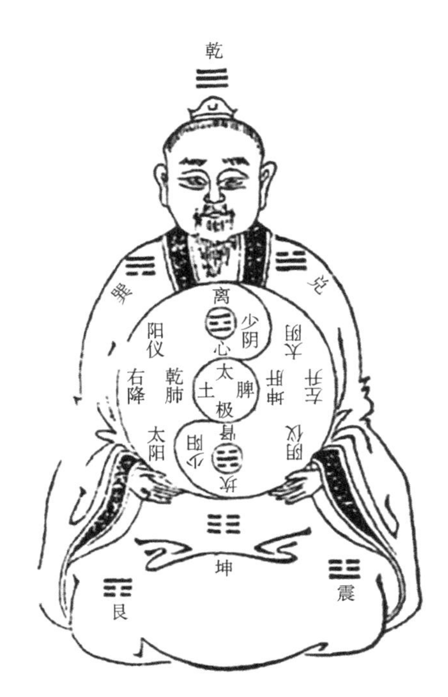

图2-15　太极两仪四象八卦配五脏周身图

在四脏与四象的配属关系上，中医传统的配属，是肝为少阳，肺为少阴，心为太阳，肾为太阴（见《素问·六节藏象论》），邵同珍的配属方法则不知所本，很可能是为了和他所画的人身太极图相对应。太极图中肝左升，肺右降，若要将图和人体左右方位相对应，人体应该是背向纸面，或坐或立，气血运行自左至右，从肝到心，再到肺，到肾，循环往复。邵同珍绘制的是人体朝向正面图（这一画法可能是受《性命圭旨》的影响，见前黄元御一节中所附《性命圭旨》法轮自转图），太极图的肝左升只好画在右侧，肺右降则画在左侧，而心肾的上下位置不变，阴阳鱼的位置、方向也不变，整个图变成了一个反面的镜像，肝左升却是向下，图中的字也是倒着的，肺右降则是向上，看起来整个图变得十分怪异。因为阴阳鱼的位置、方向未变，四象在太极图中的位置也不变，就使得五脏和四象的配属关系出现错位，因而不得不重新修改。综合看来，邵同珍的五脏太极图既不符合医理，于易理上也不通顺，难以准确表示气机升降的轨迹与原理。

脾太极的作用，邵同珍仿赵献可命门学说“主宰先天之体，流行后天之用”之论，也以体用关系进行阐述，其云：

一图以脾胃为太极者，明其体，言主宰之理，先天也。一图以中宫为太极者，明其用，言流行之气，后天也[①]（自序）。

先后天的概念是随着命门学说建构而形成的一对医学哲学范畴，医学上一直以命门及其中所含真水、真火无形者为先天，脾胃和其他脏腑组织器官有形者为后天，故有肾为先天之本、脾胃为后天之本的说法。邵同珍将脾胃的属性从后天提升为先天，脾胃为太极之体，是真元之

①马培之，李文荣，邵同珍：《马氏医论·知医必辨·医易一理·和缓遗风合集》，山西科学技术出版社，2013，第145页。

所，主宰先天，又将其所居之处中宫作为太极之用，为后天，主气之流行，将先后天统一在一个脾胃太极之中，谓中宫内藏真火，实际是将命门的结构与功能置换到脾胃之中。

盖人身全赖中宫真元为之主宰。中宫在震卦之前，艮卦之后，坤卦之上，离卦之下。圣经之致中和，天地位，万物育；禅家之金鼎玉炉，胎息之所，皆谓此也。内藏真火，化精化髓，生气生血，贯脊注脑，资养脏腑，化神生智，无形而生形，为人生性命之本，太极也。真火系气血交感，精神会聚，呼吸鼓煽，气甚即火也[①]。

邵同珍以中宫为太极，是致中和之处，中宫使天地得其位，万物得其育。圣经指《中庸》，原文为："喜怒哀乐之未发，谓之中；发而皆中节，谓之和。中也者，天下之大本也；和也者，天下之达道也。致中和，天地位焉，万物育焉"[②]。中宫太极是儒家之中、和，是佛道鼎炉成丹、胎息之处，是化精髓、生气血之处，是人身性命之大本。中宫太极无形，内藏真火，用以资养脏腑，化生神智。其所绘制的太极两仪四象八卦督任呼吸天根月窟配人身图（图2-16），以人身为太极图，中宫太极是图的核心。在两仪，脑精脊髓系先天之阳精，灌注五官百体，"充脏腑，外绕周身，无微不到"，"为人身天柱之根"，故为阳仪；心脏系先天之阴精，为神之宫，所主血脉主一气流通，"为资生之本"，故为阴仪。在四象，脑、脊髓为太阳，心为太阴，面部为少阴，命宫为少阳。图中命宫在中宫太极的左下位置，是聚精之处，可化育延嗣，按位置和作用推测，应即命门宫。

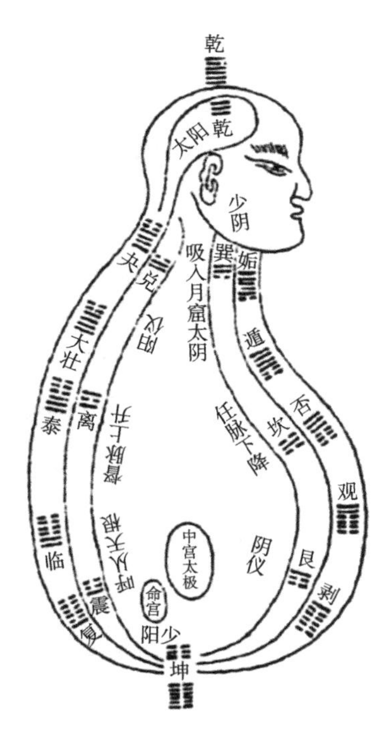

图2-16　太极两仪四象八卦督任呼吸天根月窟配人身图

①马培之，李文荣，邵同珍：《马氏医论·知医必辨·医易一理·和缓遗风合集》，山西科学技术出版社，2013，第153页。

②朱熹：《四书章句集注》，中华书局，1983，第18页。

图中人体的外两圈是卦象与身体的配属，内圈右侧的正向文字为“吸入月窟 太阴 任脉下降 阴仪”，左侧反向文字为“少阳 呼从天根 督脉上升 阳仪。”其中阴仪、阳仪指两仪，太阴、少阳指四象，前文已经述及。吸入月窟、任脉下降；呼从天根、督脉上升，是说明呼吸的机制。天根、月窟即引自邵雍的《观物吟》诗，邵同珍引用这首诗说明君子养生需重视先天精气，应“窒欲养元精，以培元气”。诗云：“耳目聪明男子身，洪钧赋与不为贫。因探月窟方知物，未蹑天根岂识人。乾遇巽时观月窟，地逢雷处看天根。天根月窟闲来往，三十六宫都是春。”[①]此处邵同珍用天根、月窟喻呼吸之气的阴阳升降，天根指阳升，月窟指阴降。唇下为巽卦，吸气时气从巽入，顺任脉下降，头部为乾卦，正是“乾遇巽时观月窟”，故云“吸入月窟”。气下行止于艮卦，艮即有“止”之意。呼气时从震卦处始，顺督脉上升，震有“动”之意，震之下又为坤卦，正是“地逢雷处看天根”，故云“呼从天根”。呼吸吐纳之间鼓动真火，熏蒸饮食，资养周身，皆以中宫元气为本。

命门太极学说以命门藏精化气，兼具水火，真水、真火统一在命门太极之中，因而二者之间形成了阴阳相济的关系。邵同珍将真火置于中宫，真水则仍归属命宫，作《先天神气论》，阐述元神、元气、元精、元阳、元阴、真水、真火的关系：

《内经》云：粗守形，上守神。又云：行神者昌，失神者亡。皆以先天无形之神气为重也。今之医但以脑气血脉脏腑为言，此特后天有形之阴阳耳。至若先天无形之阴阳，则阳曰元阳，阴曰元阴。元阳者，即中宫无形之火，以生以化，神机是也，性命系之，故亦曰元气。元阴者，即命宫无形之水，以长以立，化育是也，强弱系之，性命亦系之，故曰元精。元精、元气者，即生化精气之元神也。生气通天惟赖乎此。今之人多以后天劳欲戕及先天，今之医只知有形邪气，不知无形元气。夫有形者迹也，盛衰昭著，体认无难；无形者神也，变幻倏忽，挽回非易。嗟乎！又安得有通神明而见无形者，与之共谈斯道哉！

阴根于阳，阳根于阴。凡病有不可正治者，当从阳以引阴，从阴以引阳，各求其属而衰之。如求汗于血，生气于精，从阳引阴也。如引火归元，纳气归肾，从阴引阳也。此即水中取火，火中取水之义也[②]。

邵同珍这段论述，在先后天关系和阴阳互根思想上明显取自张介宾，只把命门无形之火改为“中宫无形之火”，如无形之火即元阳、元气，无形之水即元阴、元精，元精、元气化生元神；从阳引阴、从阴引阳；阴阳互根、精气互生；水中取火、火中取水，等等，皆为张介宾的代表性学说。这些思想的理论基础根植于命门太极理论，是从阴阳一太极、水火一太极、精气一太极的关系演绎而来，命门藏精化气，兼具水火，是这些学说成立的前提条件。邵同珍将无形之火置于中宫，无形之水仍在命门之中，似乎是弥补了黄元御脾太极忽略真水火的不足，但是实际上却割裂了真水与真火二者之间的关系，二者不再属于同一太极，便自然而然地失去了水火既济的关系；相应地，上述元精、元气化生元神，阴阳互根、精气互生等关系也同样不

---

①邵雍：《邵雍集》，郭彧整理，中华书局，2010，第435页。

②马培之，李文荣，邵同珍：《马氏医论·知医必辨·医易一理·和缓遗风合集》，山西科学技术出版社，2013，第168~170页。

能成立。同时，中宫太极仅有真火，不包含真水，这个太极是不完整的，其缺陷也是非常明显的。邵同珍又说元精、元气本为一体："元精即元气，所化精与气一也。"[①]可见其理论自相矛盾之处。

---

①马培之，李文荣，邵同珍：《马氏医论·知医必辨·医易一理·和缓遗风合集》，山西科学技术出版社，2013，第154页。

后　记

关于本书的书名，原本称为《宋元明清医学哲学史》，又考虑到本书是从中医学说出发，展现的是医学家学说的哲学思想内涵，对医学哲学背景、文化等方面的内容涉及不多，因而觉得还是称作《思想史》为宜。将宋元明清医学哲学作为一个整体体系进行研究，一方面是因为历代医学皆随着哲学思潮的变革而变化，宋元明清医学在宋明理学影响下已经自成体系，不可分割；另一方面，在目前中医四大经典已经基本代表、代替中医古籍的情况下，为宋以后典籍发出一点微弱的声音，让大家注意到这些典籍不可也不应忽视的理论和应用价值，这也是本书写作的一个初衷。

本书是国家社科基金"宋元明清哲学对医学思想影响研究"的项目成果，2019年结项，之后又做了很多修改，勉强觉得可以出版。本书与其他中医哲学作品的不同之处，是从文本解释出发，对宋元明清经典医学学说予以哲学的细致剖析，与医学家们进行沉浸心灵的对话，尽力呈现一个系统、完整、清晰的宋元明清医学哲学思想体系，而并非仅仅是从哲学的视角俯瞰医学。由于我的哲学学养根基浅薄，没有经过专业训练，大量时间用于学习和思考，留给写作的反而不多，从哲学专业角度看，本书也许尚显粗糙，只希望能够展示千虑之一得，望各位专家学者能够谅解，并多提宝贵意见，便于未来更好地进一步补充完善。

我从1997年开始从事中医各家学说的教学科研工作，研究主体是历代医学家的学说思想，其中蕴含了大量的中国传统哲学知识，若不能充分理解其哲学意蕴，就难以揭示其医学内涵，这些使我产生了极大的兴趣，去追究医学背后的哲学意义。在我的学术旅途中，有几位学者从不同角度给了我很多启发和帮助，他们既是我的老师，也是兄长和朋友，在这里请允许我一一做以说明，以表达对几位先生的由衷感激和谢意。

我在教学工作之初即主讲中医各家学说课程，这也是我科研工作的起点，这门课是公认的很有难度的中医学专业课，对新教师而言是一个很大的挑战。在最初几年的磨合中，我一直跟随原辽宁中医药大学中医医史文献所所长、学科带头人刘庚祥教授听课学习。刘教授在中医思维研究方面有很深的造诣，也十分注重医学学说的哲学内涵研究，在本科课中设立了易经与阴阳分形、运气学说等专题讲座，系统介绍与中医有关的哲学理论，这些课程在当时的中医院校课堂中也属于凤毛麟角，不可多得。刘教授几年后便离开教研室，就任更为重要的岗位，现在回想起来那时是极为珍贵的学习机会，也使我初窥医学哲学的研究门径，确立了我彼时尚显模糊笼统的研究方向。为了进一步提高自己的专业素质，我于2003年考入中国中医科学院中国医史文献研究所，跟随研究所所长柳长华教授攻读博士学位，主要进行中医古籍文献数字化研究。恩师长期从事中医医史文献研究，学养极为深厚，当时的古籍数字化工作正在起步阶段，恩师将传统古籍文献研究与现代数据库技术相结合，提出古籍数字化就是古籍整理的理念，开创了一个中医古籍整理的新时代。我有幸跟随恩师见证了这个历史性过程，不仅全面锻炼了中医文献学术素养，并扩展了学术视野，极大地提升了自身学术研究能力和水平。2008年我又跟随合作导师辽宁中医药大学梁茂新教授做博士后研究，题目是“隋唐时期脏腑辨证文献研究”。梁教授在方药文献与实验研究上很有建树，并且十分注重中医现代研究的科学性和逻辑性，他的著作《中医证研究的困惑与对策》，非常敏锐深刻地指出了中医现代化研究中出现的种种问题。博士后项目可以说是我学术生涯的一个重要节点，明确了我的未来科研方向，即中医古籍文献的藏象体系化研究，我后来的研究工作和所带研究生的课题主要都是基于这一方向。

2013年中标的国家社科基金项目，是我科研事业的一个重要成绩，这个项目能够立项，一方面是得益于前面几位导师帮我打下的中医文献专业的良好基础，另一方面也得到了原中华中医药学会医古文分会主任委员、北京中医药大学王育林教授的热心支持。王先生治学秉承乾嘉学派，是中医古籍语言与训诂学研究领域的带头人。我本是中医学专业出身，在社科方面学识有限，对社科研究的了解也不全面，在项目申报中王先生不厌其烦为我指点迷津，提出了很多重要意见，项目研究中遇到种种问题，也是王先生提供了很多参考书目以及研究线索，为本书的写作倾注了很多心血。王先生在中医文献研究上视野极为宽阔，也使我对医学与哲学的关系有了更加深刻的理解，最终尽力跳出医学的藩篱，从而获得新的领悟。

因而本书不仅是我一人的成果，同时也是在几位先生指导下的共同成果。本书成书与出版过程中也得到了很多同事、同行们的帮助，感激之情难以言表，惟以此书献给诸位先生和各位同道。

谷建军

辛丑年端午于北京中医药大学中医学院